视网膜血管性
疾病多模影像图谱

Multimodal Atlas of Retinal Vascular Diseases

名誉主编　董方田

主　　审　陈有信

主　　编　戴荣平　于伟泓

副 主 编　曲进锋　张　潇　吴　婵

编　者（以姓氏拼音为序）：

陈　欢	北京协和医院	谭　柯	北京协和医院
陈　哲	北京协和医院	王尔茜	北京协和医院
陈有信	北京协和医院	王旭倩	北京协和医院
戴荣平	北京协和医院	吴　婵	北京协和医院
董方田	北京协和医院	许卓再	北京朝阳医院
杜　虹	北京协和医院	杨景元	北京协和医院
高　斐	北京协和医院	杨治坤	北京协和医院
韩若安	北京协和医院	叶俊杰	北京协和医院
贺　峰	北京协和医院	尹心恺	深圳爱尔眼科医院
李　略	北京协和医院	于伟泓	北京协和医院
李东辉	北京协和医院	张　潇	北京协和医院
林海燕	香港大学深圳医院	张辰茜	北京协和医院
马芙蓉	北京爱尔英智眼科医院	张枝桥	北京协和医院
闵寒毅	北京协和医院	赵　潺	北京协和医院
曲进锋	北京大学人民医院	周丽佳	北京和平里医院
随闻达	北京市大兴区人民医院	邹　绚	北京协和医院

人民卫生出版社

图书在版编目（CIP）数据

视网膜血管性疾病多模影像图谱 / 戴荣平，于伟泓
主编 . —北京：人民卫生出版社，2020
ISBN 978-7-117-29783-7

Ⅰ . ①视… Ⅱ . ①戴…②于… Ⅲ . ①视网膜疾病-
血管疾病-影象诊断-图谱 Ⅳ . ①R774.104-64

中国版本图书馆 CIP 数据核字（2020）第 019583 号

| 人卫智网 | www.ipmph.com | 医学教育、学术、考试、健康，
购书智慧智能综合服务平台 |
| 人卫官网 | www.pmph.com | 人卫官方资讯发布平台 |

视网膜血管性疾病多模影像图谱

主　　编：戴荣平　　于伟泓
出版发行：人民卫生出版社（中继线 010-59780011）
地　　址：北京市朝阳区潘家园南里 19 号
邮　　编：100021
E - mail：pmph @ pmph.com
购书热线：010-59787592　　010-59787584　　010-65264830
印　　刷：北京盛通印刷股份有限公司
经　　销：新华书店
开　　本：889×1194　1/16　　印张：17
字　　数：539 千字
版　　次：2020 年 3 月第 1 版　　2020 年 3 月第 1 版第 1 次印刷
标准书号：ISBN 978-7-117-29783-7
定　　价：189.00 元

打击盗版举报电话：010-59787491　　E-mail：WQ @ pmph.com
质量问题联系电话：010-59787234　　E-mail：zhiliang @ pmph.com

前　言

　　视网膜血管性疾病是眼底病的重要组成部分，认识和理解视网膜血管性疾病是每个眼科医生的必备技能。"九曲黄河万里沙，浪淘风簸自天涯"，视网膜血管恰似黄河，携带血细胞至眼底，供给视网膜氧气和营养。一旦视网膜血管出现炎症、缺血、堵塞等病变，视网膜就会出现各种各样的病变表现。传统的眼底彩照、荧光素眼底血管造影、吲哚青绿血管造影、相干光断层扫描等在视网膜血管性疾病的诊断中发挥了重要的作用，随着眼底影像技术的进步，新的眼底检查技术如OCTA、广角或超广角眼底照相和造影等也让视网膜血管性疾病的诊断越来越方便，对一些疾病发病机制的研究也越来越深入，如急性旁中心中层视网膜病变利用OCTA可以发现视网膜深层毛细血管究竟有没有闭塞。当前新的治疗方法也层出不穷，如新型抗VEGF药物，微脉冲激光等也逐渐改变了一些疾病的治疗思路，如增生性糖尿病视网膜病变以往采用全视网膜激光光凝治疗，现在则可以选择联合抗VEGF药物玻璃体腔注射治疗。

　　北京协和医院眼科眼底病专业组是中国医学科学院眼底病重点实验室、疑难眼底病诊治中心，诊疗力量雄厚、疾病资源丰富。本书编者有幸在各位眼底病前辈、专家的指导下学习了大量的眼底病知识。在近20年的临床工作中，本书编写团队积累了丰富的临床病例，其中尤以视网膜血管性疾病为突出。将这些疾病的多模影像图片进行整理分类并加以解析编纂成书与各位眼科同道分享和交流，更有助于加深对视网膜血管性疾病的理解。在编纂过程中，国内眼科同道也提供了一些精美的图片，更进一步充实了本书的内容，在此一并表示感谢。

　　2021年是北京协和医院建院一百周年，这本书的出版也是协和眼科人向医院百年华诞的微薄献礼。

　　本书纯文字约十万字，图片1 200余幅，针对每一种视网膜血管性疾病进行了详细的解读和分析，相信对于眼科医生、眼底病医生和医学生均具有重要的参考价值。但由于编者资历尚浅，对有些疾病的认识可能不够深入，某些罕见的疾病也未能一一收录，在编撰之中也难免有疏漏或遗漏之处，还请各位同仁和专家进行批评指正。

戴荣平

2020年1月

Multimodal Atlas of Retinal Vascular Diseases

目　录

Multimodal Atlas of Retinal Vascular Diseases

第一章
正常眼底及其检查方法

一、正常眼底

眼底（ocular fundus）是一个专有名词，指在临床上用肉眼无法窥见的眼球后段球内组织，包括中间葡萄膜、玻璃体、视网膜、脉络膜、视神经球内段等。自1851年Helmholtz发明检眼镜，医生才能在活体上观察到眼底正常结构及其病理改变。检查眼底，不仅可以看清楚眼底各种结构的病变，还可以见到某些全身性疾病在眼底的表现，为疾病的诊断、治疗、预后提供帮助。

（一）睫状体平坦部（pars plana）

睫状体平坦部是睫状体后部的扁平部分，从睫状突后缘延伸至视网膜神经上皮的锯齿缘，宽度约3.5～4.5mm。睫状体平坦部为双层上皮细胞，内层的无色素上皮细胞与视网膜神经上皮层相延续，外层的色素上皮细胞与视网膜色素上皮层相延续。上皮细胞间存在紧密连接。睫状体平坦部是玻璃体视网膜手术入路的部位。

（二）锯齿缘（ora serrata）

锯齿缘是视网膜神经上皮的前界。从形态上讲，也是内直肌和外直肌在球壁的止端。锯齿缘在颞侧位于Schwalbe线后6.5mm，较平滑，在鼻侧位于Schwalbe线后5.7mm，呈锯齿状。此处视网膜神经上皮层和色素上皮层粘连紧密，不易分离。

（三）涡静脉与睫状神经（vortex and ciliary nerve）

涡静脉与睫状神经位于眼球的赤道部。通常每个象限有一条涡静脉，它位于相邻两条直肌止端之间。涡静脉汇入眼上静脉和眼下静脉。睫状后长神经有2条，睫状后短神经有10～20条，这些睫状神经走行于脉络膜上腔中。两条睫状长神经分别走行在鼻侧和颞侧，其中的自主神经纤维支配瞳孔和睫状体，分别负责调节瞳孔的大小和房水的分泌。睫状后短神经中的交感神经纤维能够调节脉络膜的血流量。

（四）黄斑（macula）

黄斑在临床上指的是颞侧血管弓内的区域，位于视网膜后极部中央，呈横椭圆形扁平浅漏斗状凹陷，直径约3mm。在组织学定义里黄斑具有以下特征：双层或多层节细胞，含有大量叶黄素，视网膜色素上皮细胞呈高柱状、含有较多色素颗粒。由于黄斑视网膜内层最薄，其下色素上皮层较为浓厚，脉络膜毛细血管稠密以及射入眼内的光线在浅漏斗状倾斜面处不能完全反射到达检查者眼内，因此整个黄斑为后部眼底色泽最暗处。

（五）黄斑中心凹（fovea）

黄斑中心凹是直径为1 500μm的圆形区域，位于视盘的颞下方。由于神经纤维层、神经节细胞层、内丛状层和内核层的移位，表面呈凹陷状。中间直径500μm的区域没有毛细血管网即中心凹无毛细血管区（foveal avascular zone，FAZ）。中心凹中央直径350μm区域叫中心小凹（foveola）。中心小凹处只有视锥细胞和Müller细胞。

（六）视网膜神经上皮层（neurosensory retina）

视网膜神经上皮起源于神经外胚层，神经上皮共分为9层，从内向外依次是：内界膜、神经纤维层、神

1

经节细胞层、内丛状层、内核层、外丛状层、外核层、外界膜层和光感受器细胞层。

视网膜神经上皮层内有 3 种细胞：神经元细胞、神经胶质细胞和血管细胞。神经元细胞包括光感受器细胞、双极细胞和神经节细胞，这些细胞将光线刺激产生的电信号进行垂直整合。水平细胞和无长突细胞进行水平整合，并协助其他神经元完成生理功能。胶质细胞包括 Müller 细胞、星形胶质细胞和小胶质细胞，它们协助血管和神经元完成新陈代谢，对于调节视网膜的细胞外环境起到了重要的作用。Müller 细胞几乎贯穿视网膜的全层，并参与组成视网膜的内界膜和外界膜。星形胶质细胞位于神经纤维层、神经节细胞、内丛状层和内核层。小胶质细胞是视网膜中的巨噬细胞。毛细血管内皮细胞构成视网膜血管壁。

（七）视网膜色素上皮（retinal pigment epithelium，RPE）

视网膜色素上皮由视杯的外层发生而来，从视盘的边缘延伸至锯齿缘，在锯齿缘处延续为睫状体平部的色素上皮。视网膜色素上皮细胞为排列整齐的单层六角棱柱状细胞，细胞间的闭锁小带和粘连小带构成紧密连接，细胞顶端具有微绒毛，细胞底部呈脑回状皱褶，细胞内含有黑色素颗粒和吞噬小体。视网膜色素上皮的功能包括：构成血 - 视网膜外屏障，支持视网膜，合成细胞外基质，降解光感受器细胞的外节膜盘，摄取和转运视黄醛，吸收散射的光线，营养外层视网膜等。

（八）视网膜血液循环（retinal blood flow）

血液流经颈内动脉的分支眼动脉后到达视网膜中央动脉，血液通过视网膜中央动脉及其分支，为视网膜内层提供氧气和营养。视网膜中央静脉与同名动脉伴行，经眼静脉回流。视网膜毛细血管像蜘蛛网一样分布于整个视网膜，介于动静脉之间。除视网膜中央动脉供血外，部分正常人有睫状视网膜动脉供应部分视网膜。视网膜动静脉的主十部分位于内界膜下，毛细血管最深可达内核层下方。视网膜毛细血管密度不一，黄斑部密度最高，而中心凹 500μm 范围为无血管区。毛细血管内皮无孔窗，细胞之间为紧密连接。

视网膜毛细血管的分布：视盘周围的毛细血管有 4 层，黄斑区有 3 层，中周部有 2 层，周边部有 1 层。目前比较公认的毛细血管分布是视网膜动脉分出毛细血管前小动脉，一部分向内至神经纤维层走行成为视盘放射状毛细血管（radial peripapillary capillaries，RPCs），一部分分布于神经节细胞层，为浅层毛细血管（superficial vascular plexus，SVP），RPCs 和 SVP 向下走行，至内核层内形成中层毛细血管（intermediary vascular plexus，IVP），这些血管继续向下走行，至内核层外形成深层毛细血管（deep vascular plexus，DVP）。深层毛细血管汇集成毛细血管后小静脉再引流至视网膜静脉。视网膜动脉周围一般有无毛细血管区，宽度在 50μm 以下，大的视网膜静脉周围也有窄的无毛细血管区。黄斑中心周围的毛细血管层次减少形成单层的拱环状排列，即为黄斑拱环。荧光造影时，在正常的黄斑暗区，暗淡的脉络膜荧光衬托出旁中心凹毛细血管网。

（九）Bruch 膜（Bruch's membrane）

Bruch 膜由衍生于脉络膜毛细血管和视网膜色素上皮的物质组成。电镜下 Bruch 膜可以分为五层，由内向外依次是视网膜色素上皮基底膜、内胶原层、弹力层、外胶原层和脉络膜毛细血管基底膜。随着年龄增长，Bruch 膜可发生增厚、钙化、玻璃膜疣及裂孔形成等。

（十）脉络膜（choroid）

脉络膜属于葡萄膜的后部，它从锯齿缘延伸到视盘。脉络膜来源于中胚层和神经外胚层，它是人体中血流最丰富的组织。视网膜外层由脉络膜提供血供。脉络膜还具有散热、遮光和暗房的作用。

血液流经颈内动脉后到达眼动脉的分支睫状动脉，睫状动脉分为睫状后长、后短和睫状前动脉回旋支。血液经过睫状动脉后到达脉络膜毛细血管网。脉络膜血液的静脉回流主要是经眼球赤道部的涡静脉。

脉络膜毛细血管网是脉络膜中富含毛细血管的组织。在眼底的后极部，脉络膜毛细血管网呈镶嵌的叶状分布，这种叶状分布是由中央毛细血管前小动脉和周围毛细血管后小静脉形成的。脉络膜毛细血管网的血管壁为窗孔式。

（十一）玻璃体（vitreous）

玻璃体为起源于神经外胚层的凝胶状物质，它大约占眼球容积的五分之四。玻璃体 99% 的成分是水,但由于含有透明质酸它的黏滞度是水的 2 倍,玻璃体还含有透明细胞和Ⅱ型胶原。

玻璃体基底部宽 6mm,骑跨在锯齿缘上,是玻璃体胶原浓度最高的部位。胶原纤维垂直连接睫状体平部无色素上皮细胞基底膜和视网膜内界膜。除了在基底部,玻璃体在视盘、视网膜血管、黄斑中心凹和旁中心凹处与视网膜相连比较紧密,随年龄增长,连接逐渐变得松弛。

二、眼底血管常用检查方法

(一)眼底照相

普通眼底照相是利用可见光进行彩色眼底照相(又称眼底彩照),图片色泽与眼底观察大致相同,有散瞳眼底照相和小瞳眼底照相等。

炫彩眼底照相是利用不同波长的 3 种激光,到达视网膜不同深度获得眼底图像后进行叠加,属于伪彩眼底成像。短的波长(488nm)作用于玻璃体视网膜交界面和视网膜表层,中间波长(515nm)作用于视网膜血管层,长的波长(820nm)作用于视网膜色素上皮层和脉络膜层。

超广角眼底成像术是以激光共聚焦扫描检眼镜为基础,眼球正位一次成像可达赤道前部至锯齿缘范围的技术。成像原理以 Optos 超广角激光扫描眼底检查技术为例进行介绍。椭圆形有两个共轭焦点,从一个焦点反射的光线必然通过另一焦点。超广角成像技术利用该原理,将激光扫描头和被检眼分别位于两个焦点,这样低能量激光光束即可射入瞳孔。随着激光扫描头精确而稳定围绕共轭焦点旋转,视网膜仿佛被置于眼内的激光扫描头扫描,从而实现小瞳孔(瞳孔直径 2mm 及以上)一次性扫描视网膜范围达 200°约 80% 视网膜面积,可观察到涡静脉以前的视网膜远周边部。从视网膜反射回的激光能量投射到椭圆镜面,通过同一扫描系统传入彩色探头转换频率后,转变成高分辨率的数字图像。

(二)荧光素眼底血管造影

1. 荧光素眼底血管造影　荧光素眼底血管造影(fundus fluorescein angiography,FFA)是检查视网膜血管病变的传统方法。荧光素钠是最普遍选用的荧光物质,为中性、橘红色结晶,其激发光波长在紫蓝色波段(465～490nm)。激发出的荧光波长在黄绿色波段(520～530nm)。荧光素一般通过肘静脉或手背静脉注入,60%～80% 的荧光素钠在血液中与血浆蛋白结合,不能发出荧光。大约 20% 游离荧光素钠可被蓝光激发出荧光,此荧光可以被相机捕获成像。

臂视网膜循环时间(arm-retina time,ART)是指荧光素注入至视网膜动脉刚充盈,一般为 10～15s。

脉络膜循环期或视网膜动脉前期(choroidal circulation phase):一般比视网膜中央动脉提前 0.5～1.5s。最早见到的动脉多在黄斑和视盘之间。动脉显得细而迂曲、荧光较弱。由于脉络膜的血液供应为分区状,当睫状后短动脉充盈后,眼底出现斑块状脉络膜荧光,可以联合成大片或地图式,但在各部位充盈时间可略有出入。两支睫状血管所供应区域的交界处通常充盈较晚,即所谓分水界区(watershed zone),多位于视神经乳头附近。此时视盘可出现淡的朦胧荧光,若受检眼存在睫状视网膜动脉,亦在此时显现。

视网膜动脉期(retinal arterial phase):视网膜动脉开始充盈到静脉充盈之前的阶段。动脉血流速度快,约 1～2s 后,全部动脉充盈。通常造影中看不到动脉充盈的过程,如能看到即为动脉前锋现象,表明动脉血流缓慢或阻塞。

视网膜循环时间(retina circulation time,RCT):是指视网膜动脉刚充盈到静脉层流刚出现,一般为 2～5s。

视网膜动静脉期(retinal arteriovenous phase),也称静脉期。当荧光素随血液从毛细血管后小静脉返回至较大分支静脉时,染料沿着管腔边缘充盈,形成清晰的层流外观。静脉主干上的荧光层流常持续一段时间,直至所引流的各小静脉血流汇集,荧光素充满全部管腔,层流现象自然消失,管腔内出现均匀一致的荧光。从视网膜动脉充盈到静脉出现层流,一般约需 2.5～3s。静脉荧光可持续 15～20s 以上。在这段时期内又可分为早、中、晚三期。早静脉期:可见分支静脉充盈及主干静脉一侧有荧光出现。中期:主干静脉接近完全充盈,此时静脉荧光强于动脉。晚期:静脉主干全部充满荧光,动脉内染料开始排空。

晚期或后期(late phase)是指静脉注入荧光素 10min 后。此时视网膜血管内的荧光明显减弱甚至消失,只能看到微弱的脉络膜背景荧光、巩膜和视盘边缘的一些残留荧光,而组织中异常渗漏的荧光染色更加明显,色素上皮脱离及囊样黄斑水肿等引起的染料积存在此期较以前增强,并可持续1～2h或更久。

2.吲哚青绿血管造影   吲哚青绿血管造影(indocyanine green angiogrphy,ICGA)是利用吲哚青绿(ICG)进行眼底血管检查。吲哚青绿又称靛青绿或福氏绿为水溶性结晶,最大吸收光谱795nm,最大激发波长835nm。ICG穿透力较强,显示脉络膜血管较好。

3.广角荧光素眼底血管造影(广角FFA)   广角荧光素眼底血管造影是利用广角镜头采集眼底图像的方法,一次成像可达102°。通过变换角度可以获得很大范围的图像。

4.超广角荧光素眼底血管造影(ultra-widefield fluorescein angiography,UWFA,又称超广角FFA)是运用共轭焦点激光扫描的技术,可以一次显示眼底约200°的范围,便于发现周边的视网膜病变和血管病变。

(三)相干光断层扫描

相干光断层扫描(optical coherence tomography,OCT)是一种重要眼底检查手段。该技术是采用超级二极管光源产生波长820nm红外线,以光的干涉现象检测生物组织不同深度层面对入射弱相干光的后向反射或后向散射能力,产生明暗灰阶变化的图像。早期的OCT为时域OCT,当前为频域或扫频OCT。

血流成像OCT即Angio OCT(optical coherence tomography angiography,OCTA)是利用动态血流在每次OCT成像中信号的差异进行血流的成像,具有不需要造影剂的优势,且成像清晰,在一定程度上可以替代FFA和ICGA检查,尤其适用于随访。

(四)眼底自发荧光检查

常用的眼底自发荧光(fundus autofluorescence,FAF)是由488nm的激光激发RPE细胞内的脂褐质发出的波长大于500nm的自发荧光。正常FAF表现为视盘弱荧光,视网膜血管内血液可吸收蓝光,也呈现弱荧光。黄斑中心凹富含叶黄素,能吸收蓝光,也呈现明显的弱荧光。旁中心凹区域FAF强度介于中心凹和正常脂褐素聚集区之间,呈现中弱强度荧光。

红外自发荧光(infrared autofluorescence,IRAF)是用ICG的激发光(787nm)激发眼底自发荧光,也叫红外自发荧光。主要荧光物质是黑色素,存在于RPE和脉络膜中。

详见图1-0-1～图1-0-16。

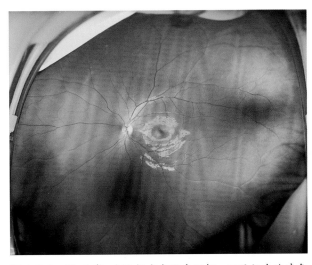

图1-0-1 男,9岁,左眼超广角眼底照相。可见视盘边清色正,后极部反光较强,黄斑区有一正常蝶形反光区,视网膜血管及周边视网膜未见异常。

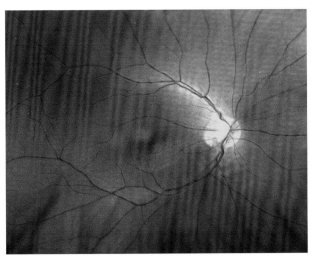

图1-0-2 男,42岁,右眼超广角眼底照相取后极部区域,可见视盘旁萎缩弧,黄斑中心可见蝶形片状反光,余未见明显异常。

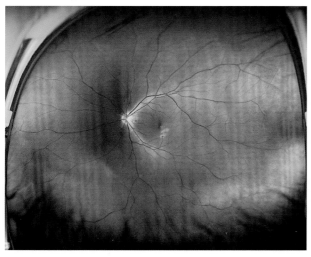

图 1-0-3A 女，30 岁，超广角眼底照相，可见视盘边清色正，颞侧少许萎缩弧，视网膜血管走行正常，黄斑区可见片状反光。

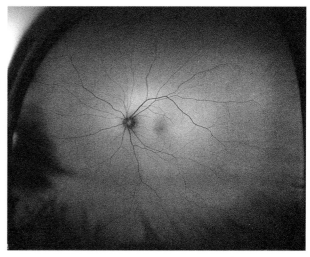

图 1-0-3B 同一志愿者超广角 FAF，可见视盘呈现低自发荧光，视网膜血管低自发荧光，后极部自发荧光较周边高，中心凹部位呈现低自发荧光。

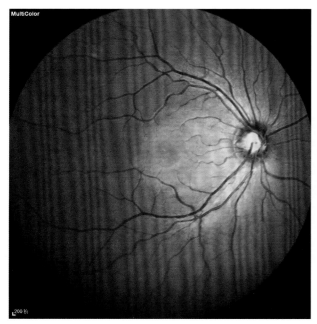

图 1-0-4 正常炫彩激光扫描眼底成像，属于伪彩图像，对视网膜血管显示更加清楚。

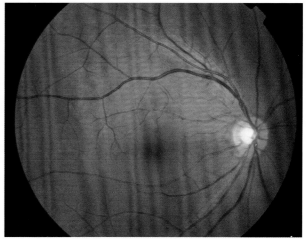

图 1-0-5A 女，58 岁，右眼底彩色照相可见视盘边清色正，视网膜血管走行正常，黄斑区暗红色。

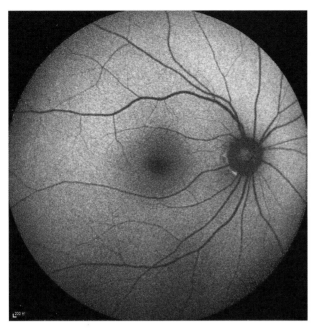
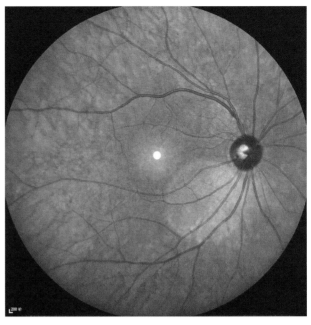

图 1-0-5B　FAF 显示视盘、黄斑区低自发荧光。视盘边缘少许高自发荧光。

图 1-0-5C　IRAF 显示眼底均匀一致的自发荧光,视盘及血管呈现低自发荧光。

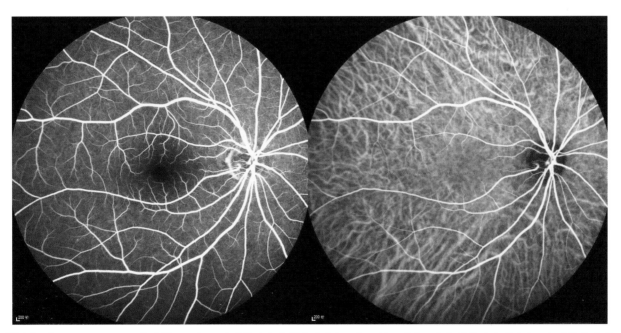

图 1-0-5D　FFA、ICGA 同步造影显示视网膜动静脉期血管充盈良好,黄斑拱环清晰,脉络膜静脉充盈良好,未见荧光素渗漏和高、低荧光。

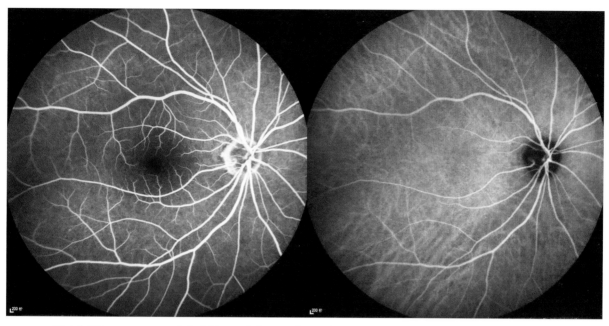

图 1-0-5E FFA、ICGA同步造影显示晚期视网膜仍呈均匀一致的荧光,FFA中视盘边缘轻度高荧光。

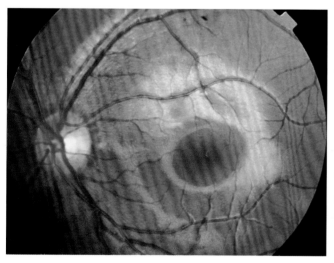

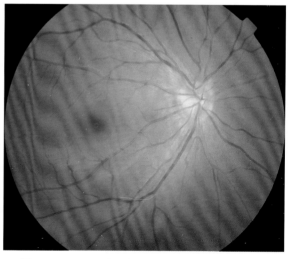

图 1-0-6 女,11岁,眼底视网膜血管走行正常,动静脉比例约 2:3。儿童视网膜内界膜平整,黄斑区反光较强。

图 1-0-7 男,29岁,青年男性的眼底反光仍较强。

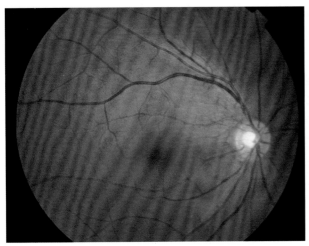

图 1-0-8　近视眼患者的视盘颞侧可见萎缩弧。

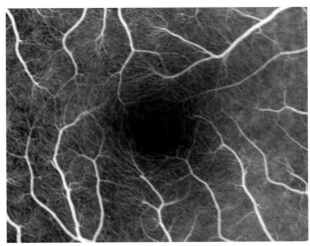

图 1-0-9　FFA 20s 左右可见清晰的黄斑拱环形态,周围毛细血管分布均匀。

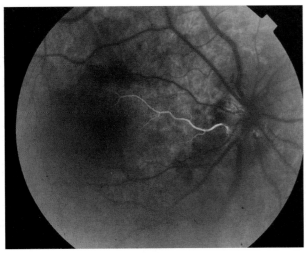

图 1-0-10　FFA 显示睫状视网膜动脉在视网膜中央动脉之前充盈,此时脉络膜荧光充盈仍不均匀,有片状低荧光。

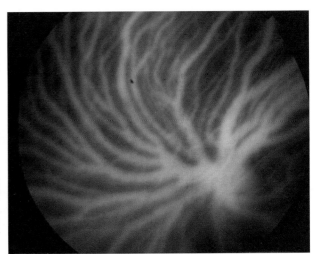

图 1-0-11　ICGA 中所见涡静脉。

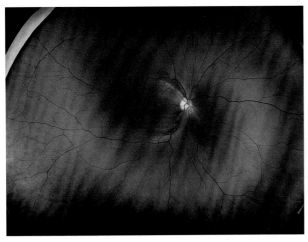

图 1-0-12A　男,34 岁,右眼超广角眼底成像未见明显异常。

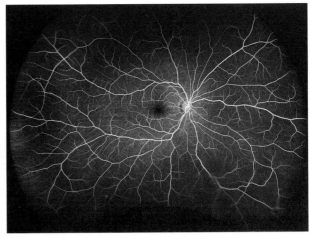

图 1-0-12B　超广角 FFA 静脉晚期可见静脉荧光强于动脉,整个视网膜呈现均匀一致的荧光。

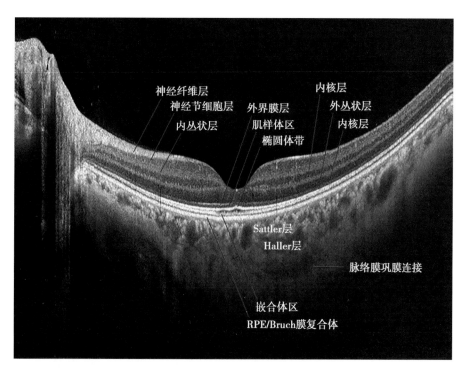

图 1-0-13 Topcon 扫频 OCT 显示视网膜各层结构和脉络膜的血管结构

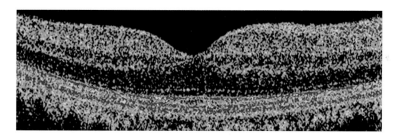

图 1-0-14 Topcon 频域 OCT 显示的黄斑区结构。

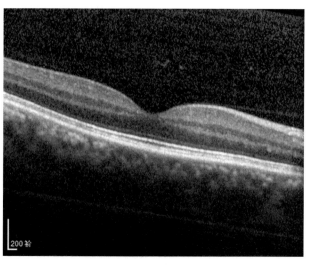

图 1-0-15 Heidelberg 频域 OCT 显示的黄斑区结构。

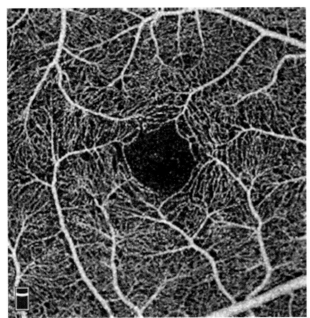

图 1-0-16A　女，28 岁，眼底无异常发现，Optovue OCTA 视网膜浅层血流显示黄斑视网膜血管密度均匀，黄斑拱环清晰连续。

图 1-0-16B　视网膜深层血流显示中心凹周围的深层血管呈小叶状结构。

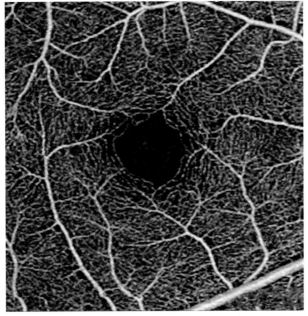

图 1-0-16C　同一位志愿者，Zeiss OCTA 浅层血流显示清晰的血流信号。

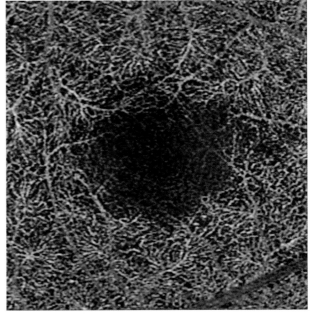

图 1-0-16D　视网膜深层血流信号。由于分层和算法原因，每种机器的图像不尽相同。

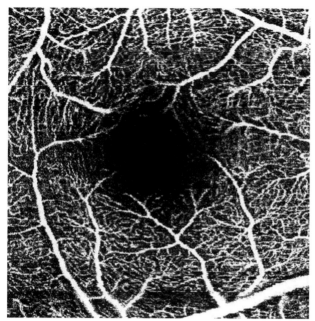

图 1-0-16E　同一位志愿者,Heidelberg OCTA 浅层血流显示清晰的血流信号。

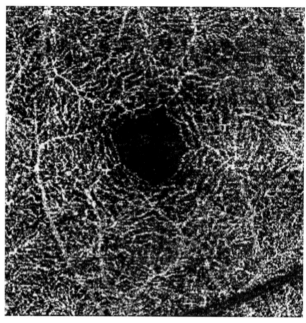

图 1-0-16F　视网膜深层血流信号,由于分层和算法原因,每种机器的图像不尽相同。

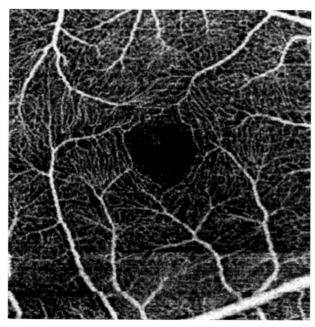

图 1-0-16G　同一位志愿者,Topcon OCTA 视网膜浅层血流显示清晰的血流信号。

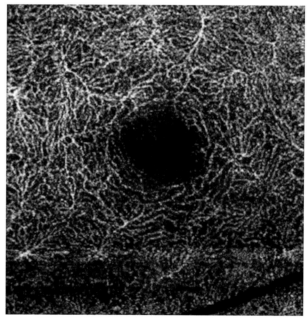

图 1-0-16H　视网膜深层血流信号。由于分层和算法原因,每种机器的图像不尽相同。

（戴荣平）

第二章
先天性、发育性和退行性视网膜血管异常

第一节　永存性胚胎血管

永存性胚胎血管（persistent fetal vasculature，PFV）是胎儿眼部血管退化异常相关的一组临床表现，如永存原始玻璃体增生症（persistent hyperplastic primary vitreous，PHPV）、瞳孔残膜、晶状体后纤维血管膜、Mittendorf 点、Bergmeister 乳头等。PHPV 由 Reese 于 1955 年提出。PHPV 最多见于足月婴儿，90% 为单眼发病，并由 Pollard ZF 等于 1997 年根据受累的结构分类，分为前部型、后部型和混合型（前部合并后部）。Goldberg 在 1997 年提议用更全面的强调病因的名称更名为永存性胚胎血管。

【临床表现】

前部型 PFV 在新生儿时就可表现为白瞳症。后部型 PFV 多数在儿童期表现为视力下降和斜视。

大多数患者是单眼发病，眼球较小。前部型可包括浅前房、晶状体后血管化纤维膜。晶体较小，可能发生白内障。肿胀的晶体可能引起继发性闭角性青光眼。膜上的异常血管可能出血，导致玻璃体积血，也可收缩导致视网膜脱离。

后部型 PFV 可见视盘上柄状物，视网膜牵拉性皱褶可能延展到黄斑表面。

最多见的是前、后部的混合型，包括一个或者多个异常，并出现一支从晶体后表面延伸到视盘的血管性柄样物。

【辅助检查】

B 超检查显示眼球较小，也可显示茎样组织（内含后玻璃体动脉）从晶状体后表面一直延伸到视神经。视网膜在位或者在血管茎样组织牵拉的部位出现隆起。多普勒检查可检测玻璃体动脉内的血流。

【病因和发病机制】

胚胎发育至 4.5mm 大小时，原始视泡和晶状体间充满由血管性中胚叶组织发育成的玻璃体动脉。玻璃体动脉从眼动脉分出，自视杯经玻璃体管到达晶状体泡后面。胚胎发育至 60mm 时玻璃体动脉开始萎缩，65～70mm（3 个月末或 4 个月初）时，视网膜血管开始从玻璃体动脉发育出来。玻璃体动脉分支从近侧端缩窄，最后脱离主干而悬浮于晶状体后方。至胚胎 8 个半月时，这些血管完全萎缩或仅存少许残余。如因某种原因，造成发育不规则或停止吸收，则在出生后引起一系列血管的异常。退化的原始玻璃体与发育中的视网膜相粘连，导致牵拉性视网膜皱褶。

尚不清楚本病与全身疾病的关系，也不清楚母体孕期何种疾病或环境会导致此病的发生。

【治疗和预后】

PFV 的预后总体不好。病情较轻的患者如单纯 Bergmeister 乳头可以定期观察无需治疗。仅有玻璃体残留动脉的可以手术切除。有闭角性青光眼风险的，可以手术切除晶体和晶状体后膜。术后应进行严格的针对弱视和青光眼的治疗。一般前部型的治疗效果较后部型好。

眼底表现如图 2-1-1～图 2-1-5。

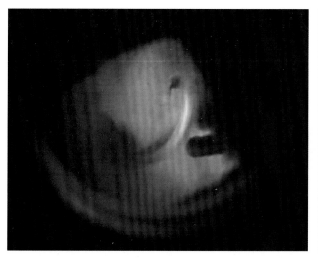

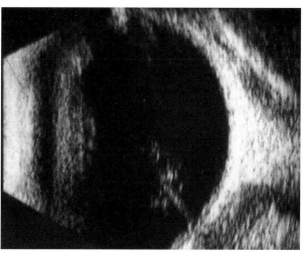

图 2-1-1A　女,2 岁 6 个月,发现白瞳症在外院行白内障摘除,术中发现晶体后囊异常血管,转入我院行玻璃体切除手术,术中发现永存玻璃体动脉,切除时少许出血。PFV 合并完全的原始玻璃体动脉比较少见。

图 2-1-1B　术前 B 超显示玻璃体动脉条索状与视盘相连。

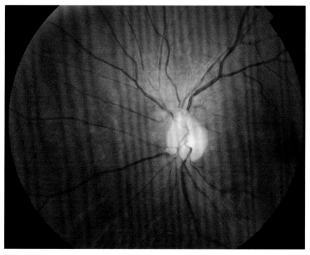

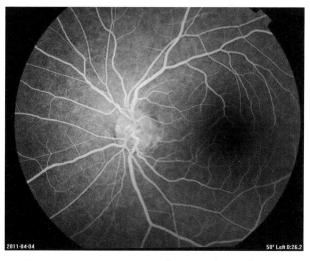

图 2-1-2A　Bergmeister 乳头表现为附在视盘顶端的膜状或短条带状病变,也是因为后部玻璃体动脉不完全退化所致。此患者的膜状物不影响视力,无需治疗。

图 2-1-2B　Bergmeister 乳头在 FFA 上未见异常荧光。

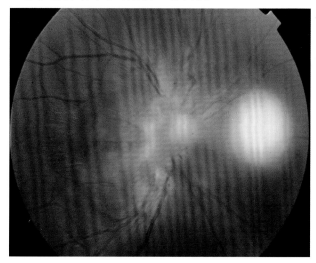

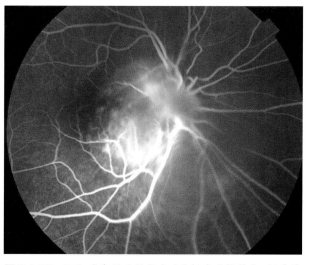

图 2-1-3A　女,13 岁,可见视盘与晶状体间原始玻璃体增生,视盘与黄斑之间牵拉皱褶。患者左眼正常。

图 2-1-3B　FFA 晚期显示原始玻璃体轻度遮挡荧光,视盘黄斑之间高荧光。

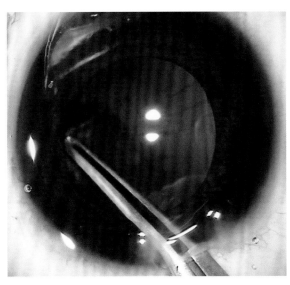

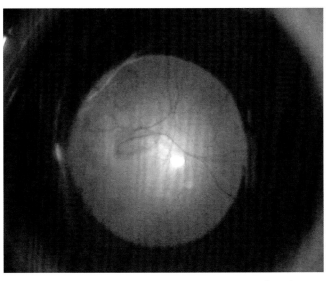

图 2-1-4　女，2 岁，因左眼白瞳诊断为先天性白内障。白内障术中发现晶体内新生血管。颞侧可见出血。检查眼底可见与视盘相连的玻璃体动脉。

图 2-1-5　男，3 岁，PFV 并发白内障，可见晶体后异常血管。

第二节　视网膜血管异常走行和分布

正常视网膜血管分布是视网膜中央动脉自筛板进入视盘后先分成上、下两支，再分成颞上、颞下及鼻上、鼻下四个主要分支。血管逐级分支形成毛细血管网。血液再回流至静脉，基本上与动脉伴行，汇聚成颞上、颞下及鼻上、鼻下静脉分支，在视盘处聚成上、下两支，最后进入视盘成为视网膜中央静脉。

视网膜血管走行和分布异常是指血管分布和走行的变异，包括睫状视网膜血管、迷行视网膜血管、先天性视网膜血管迂曲、视网膜粗大血管、视网膜血管反向、中心凹拱环缺失等。

睫状视网膜动脉血管直接从睫状后短动脉发出或从秦氏动脉环发出，发生率 6%～40%，14%～18% 为双侧。存在睫状视网膜动脉供养者，黄斑区视网膜可免于缺血性损伤而保留视功能。睫状视网膜静脉很少见。睫状视网膜血管的发生可能有一定的遗传倾向。

先天性视网膜血管迂曲包括家族性视网膜小动脉迂曲、视网膜动脉迂曲、视网膜静脉迂曲和视网膜动静脉迂曲等。视网膜血管迂曲可出现视网膜自发性出血，个别患者可出现视网膜毛细血管无灌注区。

中心凹拱环缺失（Absent FAZ）常见于白化病、黄斑发育不良等。随着 OCTA 的应用，中心凹拱环缺失也越来越多地被发现，甚至在一些视力完全正常的患者中也可出现。

【临床表现】

一般不影响视力。如果迷行视网膜血管经过黄斑中心凹，可有轻度视力下降。视网膜粗大血管引起局部毛细血管无灌注可导致视野缺损或视力下降。由白化病引起的中心凹拱环缺失往往视力不佳，合并眼球震颤。

【病因和发病机理】

病因不明，可能是胚胎发育时的血管异常。睫状视网膜动脉也认为是一种正常变异，不属于血管走行异常。

【治疗和预后】

无特殊治疗。如毛细血管无灌注较大或导致黄斑水肿，可以考虑激光或抗 VEGF 治疗等。

眼底表现如图 2-2-1～图 2-2-15。

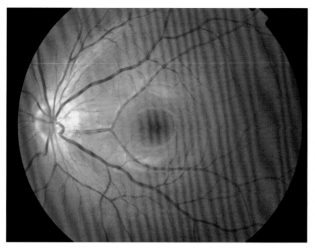

图 2-2-1 男,16 岁,可见左眼视盘颞下缘睫状视网膜动脉,向黄斑区走行,并分支于黄斑上、下方。

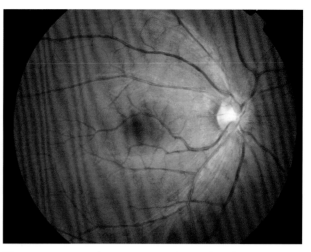

图 2-2-2 女,36 岁,右眼颞下静脉分支跨越中心凹上、下。这种血管可称为迷行视网膜静脉。

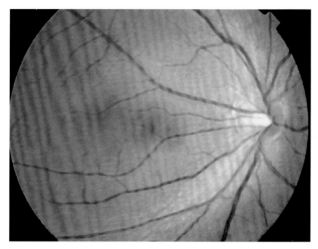

图 2-2-3A 女,22 岁。右眼矫正视力 0.7(-2.00DS),左眼 0.8(-2.25DS),小孔视力不提高。右眼可见视网膜动脉颞下一分支穿行于黄斑中心凹。

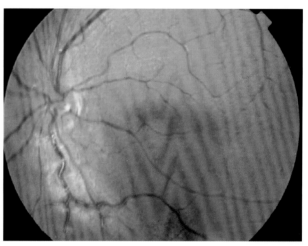

图 2-2-3B 左眼视网膜动脉一较大分支穿行于黄斑中心凹。颞下支视网膜静脉轻度迂曲。考虑为双眼先天性视网膜动脉小分支迷行于黄斑中心凹,未予特殊处理。

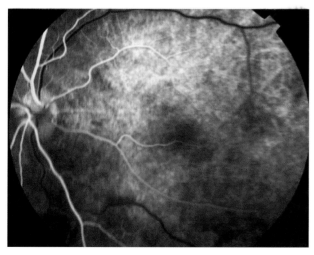

图 2-2-3C FFA 早期可见左眼视盘边界清楚,视网膜动脉一分支走行至黄斑中心凹。

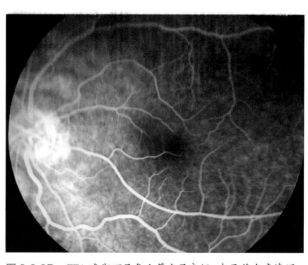

图 2-2-3D FFA 晚期可见各血管充盈良好,未见荧光素渗漏。

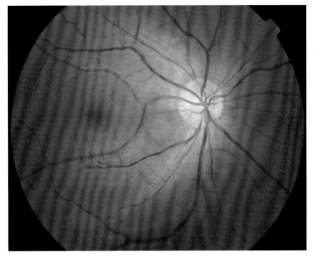

图 2-2-4A　男性，36 岁，动脉分支跨越黄斑上、下。

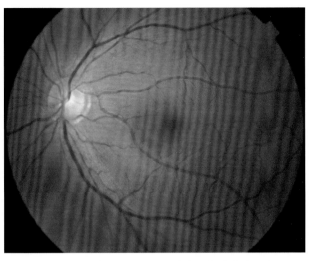

图 2-2-4B　左眼表现类似，颞上动脉分支跨越黄斑上、下。

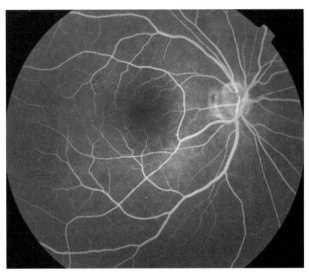

图 2-2-5A　女，63 岁，FFA 清晰显示颞下动脉分支向黄斑上方分布。

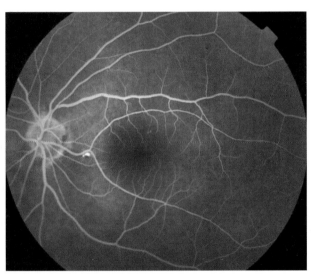

图 2-2-5B　左眼表现与右眼类似。总体上看，动脉分支异常较静脉分支异常常见。

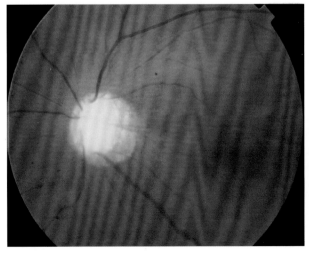

图 2-2-6A　男，47 岁，左眼视盘小凹，中心凹上方可见较大的动脉分支走行。

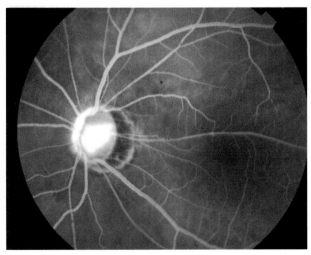

图 2-2-6B　FFA 可见中心凹上方视网膜动脉分支走行。同时可见视网膜动脉细窄、平直，显示有动脉硬化。

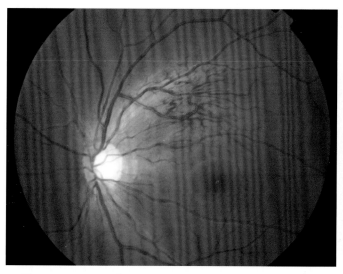

图 2-2-7A　男，30岁，左眼视网膜颞上方静脉异常密集分支。

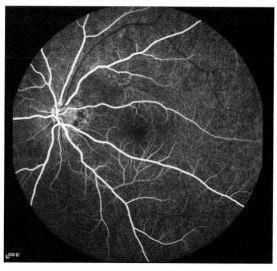

图 2-2-7B　FFA 12s 可见动脉走行正常。

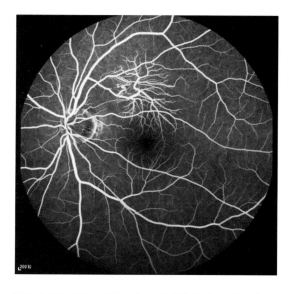

图 2-2-7C　FFA 动静脉期可见异常分支的引流静脉，为视网膜粗大静脉。

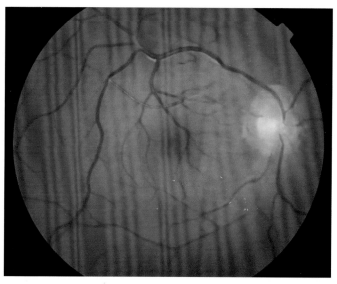

图 2-2-8　女，46岁，右眼上方静脉粗大，分支较多，并引流黄斑下方血液，即视网膜粗大血管。

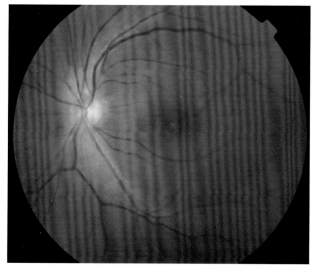

图 2-2-9A　男，78岁，左眼颞上静脉粗大，引流整个中心凹的血流，为视网膜粗大静脉。

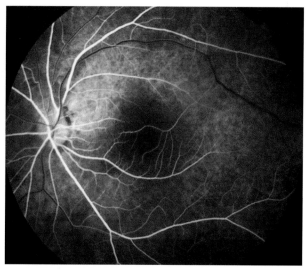

图 2-2-9B　FFA 20s 可见黄斑区静脉分支情况。

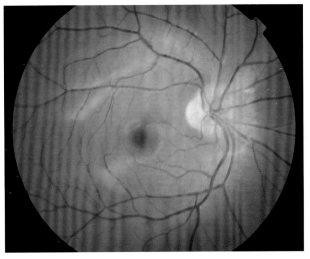

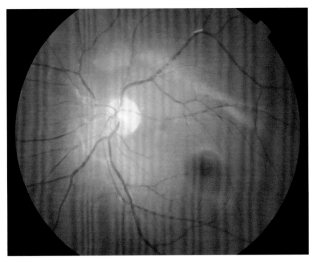

图 2-2-10A　女，11 岁，右眼视网膜血管反向，视网膜血管先向鼻侧发出后再转向颞侧。

图 2-2-10B　左眼表现类似，但不如右眼明显。

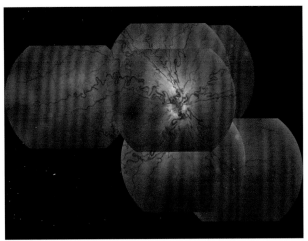

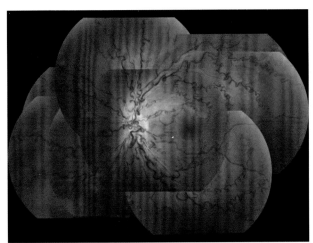

图 2-2-11A　男，38 岁，右眼可见视网膜动静脉血管迂曲。

图 2-2-11B　左眼表现与右眼类似。

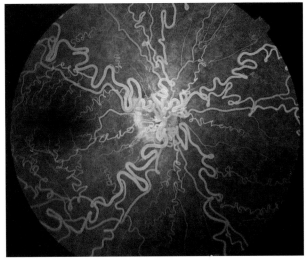

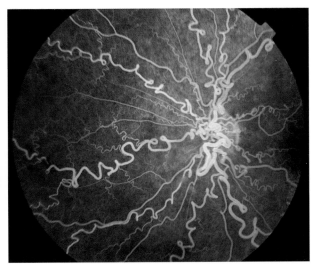

图 2-2-11C　FFA 显示视网膜动静脉迂曲，无渗漏，静脉迂曲较动脉明显，未见视网膜动静脉吻合。

图 2-2-11D　左眼表现与右眼类似。

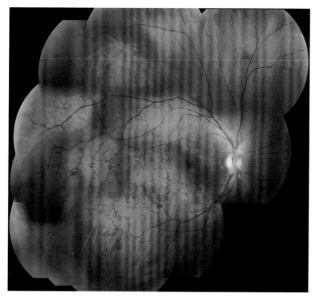

图 2-2-12A　男，30 岁，右眼颞侧视网膜动静脉血管迁曲。

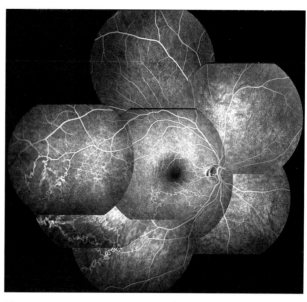

图 2-2-12B　FFA 可见动静脉血管迁曲，伴局部毛细血管无灌注，未见血管吻合。

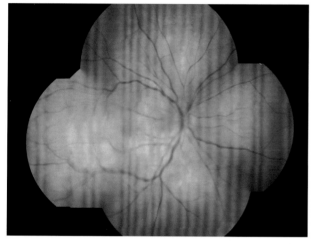

图 2-2-13A　女，28 岁，原田小柳氏病激素治疗后，右眼视力0.8，眼底呈晚霞状。

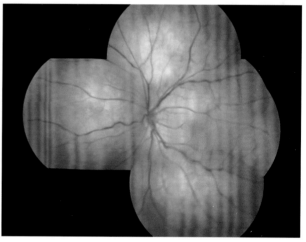

图 2-2-13B　左眼视力 0.8，眼底表现与右眼类似。

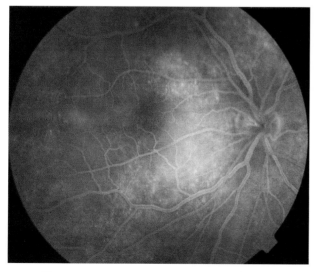

图 2-2-13C　FFA 可见右眼后极部片状高荧光。

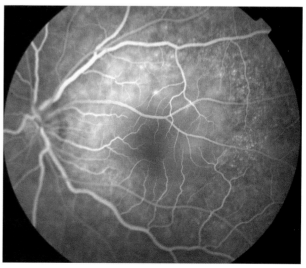

图 2-2-13D　左眼可见数量众多的点状高荧光，黄斑区荧光积存。

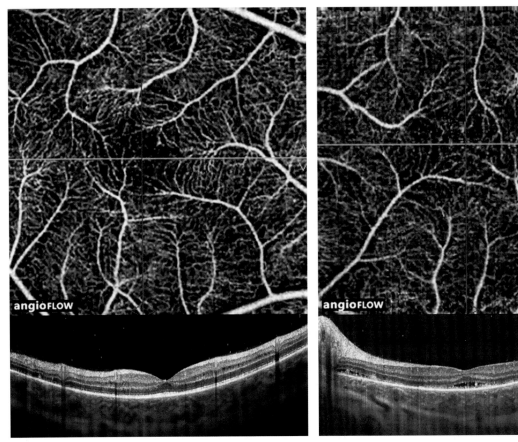

图 2-2-13E　OCTA 显示中心凹拱环缺失，无血管区的位置仍有毛细血管网。B 扫描 OCT 大致正常，椭圆体带略显不规则。

图 2-2-13F　左眼同样缺乏无血管区。B 扫描 OCT 显示中心凹下少许积液，椭圆体带不规则。

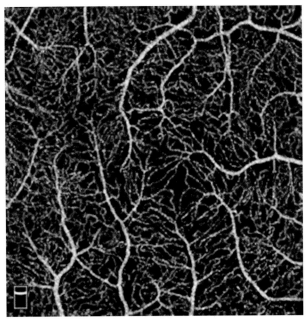

图 2-2-14　男，45 岁，OCTA 检查时可见 FAZ 缺失。

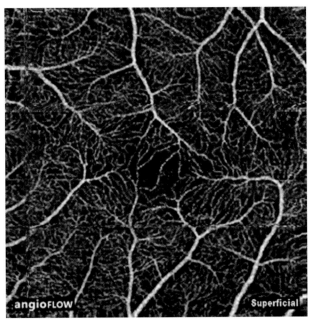

图 2-2-15　女，36 岁，OCTA 检查时可见无血管区内有一支毛细血管。

第三节　视网膜动静脉畸形

视网膜动静脉畸形（retinal arteriovenous malformations）是指视网膜动静脉之间直接交通，没有毛细血管，以往称为蔓状血管瘤。1874 年德国眼科医生 Magnus 首先报道，命名为视网膜动静脉瘤（aneurysma arteriosovenosum retinale）。1915 年 Leber 根据 Virehow 的命名法将其命名为蔓状动脉瘤（aneurysma racemosum）并被广泛使用。1943 年 Wyburn-Mason 总结了 27 例类似病例伴有脑、面部血管畸形，命名为 Wyburn-Mason 综合征。1973 年 Archer 将其称为视网膜动静脉交通（arteriovenous communications of the retina）并分型。1974 年 Henkind 和 Wise 将视网膜血管病变分成新生血管、侧支循环和血管短路 3 种形式，认为该病应称为视网膜血管短路（retinal vascular shunts）。1976 年 Horiuchi T 等人在一例猴眼视网膜中发现类似血管异常，并命名为视网膜动静脉畸形。此后文献中视网膜动静脉畸形使用越来越多。2014 年张军军等建议命名先天性视网膜动静脉畸形。

【临床表现】

单眼多见。早期患者无症状，仔细眼底检查可以看到异常交通血管。出现眼部并发症时患者视力下降、视物变形、眼前黑影等，眼底可见明显扩张的畸形血管，甚至扩张呈瘤样。

最常见的并发症是视网膜静脉阻塞，发生率 48%，其次是出血，发生率 34%，其他的并发症包括黄斑水肿、视网膜脱离及新生血管性青光眼等。

Wyburn Mason 综合征患者除眼部症状外也合并全身症状。眼眶内有此血管畸形则可能有搏动性眼球突出。中枢神经系统病损表现为头痛、呕吐、视乳头水肿、偏瘫等。患眼同侧有沿三叉神经分布的皮肤火焰状血管痣及皮下动静脉扩张，类似 Sturge-Weber 综合征。

【辅助检查】

FA 显示动脉期即出现异常血管很快充盈，并迅速流入静脉，迂曲扩张的血管不伴有荧光渗漏。可以有一支动静脉畸形，也可以有更复杂的多支动静脉畸形。

合并静脉阻塞时周边血管吻合、大片无灌注区、新生血管形成。

【病因和发病机制】

是一种先天性血管畸形。病理示血管壁具有不同程度增厚的中膜及无血管的纤维玻璃样变性，有些异常血管占视网膜的全层组织并与 Bruch 膜紧密相连，视网膜的神经轴突丧失及神经节细胞减少。

【治疗和预后】

多数患者病情较稳定，视力可正常或轻微降低，不易发展，通常密切观察，不必治疗。小的视网膜动静脉畸形有抗 VEGF 治疗的报道，治疗后畸形血管变细，黄斑水肿减轻。

应检查患者是否有颅内损害，视网膜血管异常的范围及严重程度与颅内损害程度相关。严重的动静脉畸形可以合并玻璃体积血、新生血管性青光眼等，预后不佳。

眼底表现如图 2-3-1、图 2-3-2。

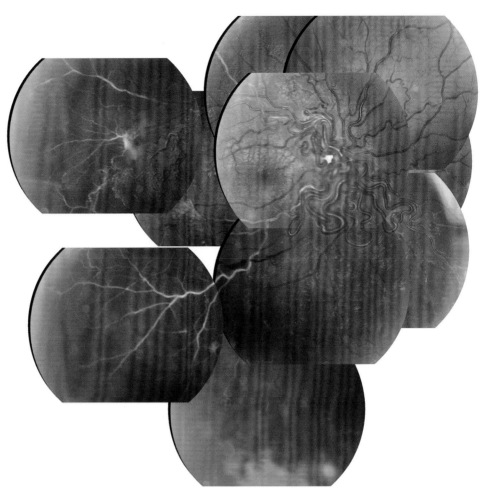

图 2-3-1A 男,20岁,视盘边界不清,后极部视网膜血管蔓状迂曲,管径扩大,周边视网膜静脉白线,颞上方可见新生血管膜,黄斑下方可见视网膜前出血,下方周边部陈旧玻璃体积血。

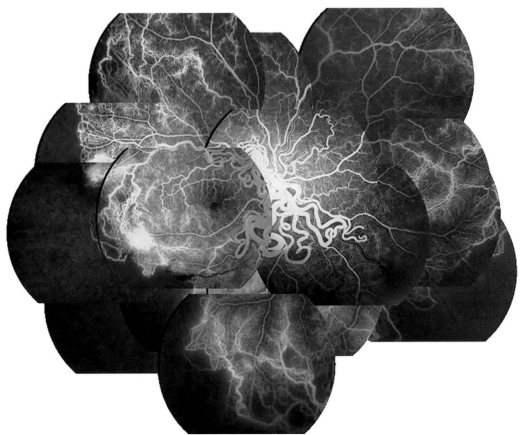

图 2-3-1B FFA示后极部迂曲扩张的动脉与静脉形成交通,拼图中静脉充盈不一致,是因为选用的图片时间不一致。周边视网膜血管吻合和新生,颞侧可见新生血管渗漏荧光,周边大片无灌注区。

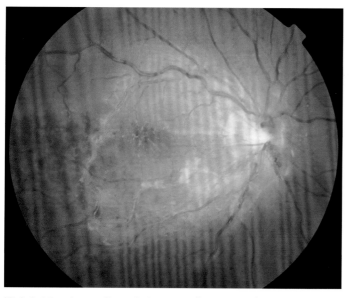

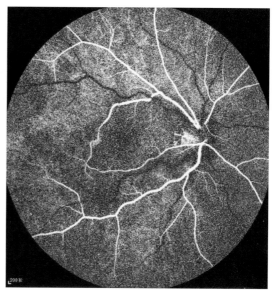

图 2-3-2A　女，18 岁，眼底彩照可见黄斑颞侧异常血管，颞侧视网膜出血，黄斑水肿。

图 2-3-2B　FFA 15s 可见视网膜动脉充盈，颞侧动脉分支向下方走行。

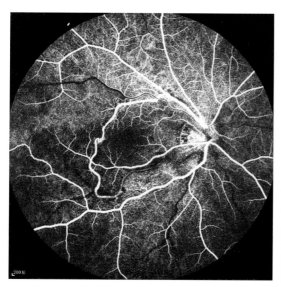

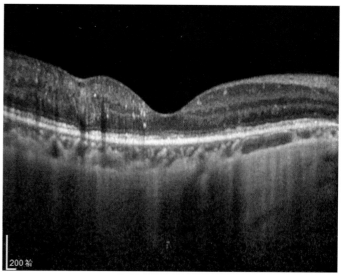

图 2-3-2C　FFA 19s 可见动脉血流直接流入静脉。

图 2-3-2D　OCT 显示黄斑颞侧视网膜增厚、结构稍显紊乱，中心凹大致正常。

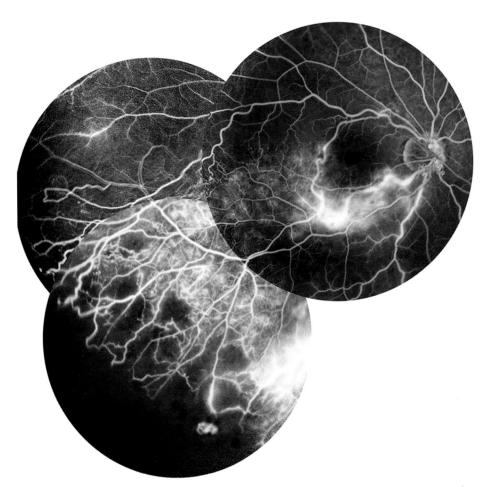

图 2-3-2E　FFA 晚期可见颞下方毛细血管扩张，静脉管壁荧光着染。颞下周边广泛血管吻合，大片无灌注区，并可见新生血管。静脉阻塞发生的原因是该静脉的近端直接接受动脉的血流，静脉内压力大，导致远端静脉回流阻力增大。

第四节　Coats 病

Coats 病是一种特发性发育性视网膜血管异常，又称外层渗出性视网膜病变，最初于 1908 年由 Coats 首先描述并命名。通常为男性单眼发病。目前尚无明确的相关基因被发现。Coats 病多见于儿童或青年人，男性多见。

Schields JA 等结合临床病情严重程度将 Coats 病分为 5 期。1 期：仅有视网膜毛细血管扩张；2 期：视网膜毛细血管扩张并有视网膜下渗出（2A，中心凹以外的渗出，2B 中心凹以内的渗出）；3 期：渗出性视网膜脱离（3A，不完全性脱离，3B 完全性脱离）；4 期：全视网膜脱离并继发青光眼；5 期：终末期（眼球萎缩）。

【临床表现】

视力下降的程度各不相同，取决于黄斑区是否受累。年幼的儿童可出现白瞳症。婴儿和儿童可以出现严重的渗出性视网膜脱离。青、中年发病的病情较轻，可表现为黄斑区以及周边部的毛细血管扩张和动脉瘤样改变，引起不同程度的渗漏，视力下降多为轻中度。

眼科检查可发现特发性视网膜毛细血管扩张，视网膜下渗出，随病程进展可出现渗出性视网膜脱离。

【辅助检查】

FFA 是诊断 Coats 病的重要手段，它可显示异常的视网膜毛细血管扩张和动脉瘤样高荧光，造影的晚期可见扩张的毛细血管和动脉瘤渗漏。

【病因和发病机制】

Coats 病的病因尚不明确，国外有报道发现可能与 NDP 基因的突变有关。组织病理学提示患者视网膜下腔存在巨噬细胞浸润和胆固醇结晶，有明显的视网膜血管异常，扩张血管存在血管壁的玻璃样变。在视网膜下腔的巨噬细胞和视网膜异常血管中可以检测到血管内皮生长因子（vascular endothelial growth factor，VEGF）和 / 或胎盘生长因子（Placental growth factor，PlGF）的高表达，提示这些细胞因子参与发病。

【治疗和预后】

早期诊断和早期治疗效果较好。无自觉症状、黄斑区和周边部血管扩张不明显的患者可以定期随访观察。周边部血管明显扩张的患者可以进行光凝或冷冻治疗。3A 期患者可行冷凝治疗，如渗出较多，可联合放液或行玻璃体切除。3B 期患者行玻璃体切除联合硅油或气体填充，以硅油填充为佳。对于视网膜水肿明显或合并渗出性视网膜脱离的患者，可以先行玻璃体腔抗 VEGF 治疗，再联合其他手术治疗。

本病的视力预后视黄斑区的受累情况而定，黄斑区合并盘状渗出的视力预后较差。

眼底表现如图 2-4-1～图 2-4-13。

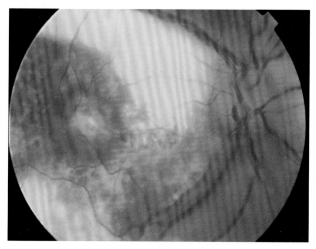

图 2-4-1　男，5 岁，Coats 病，右眼后极部大量黄白色渗出，黄斑中心凹盘状渗出。

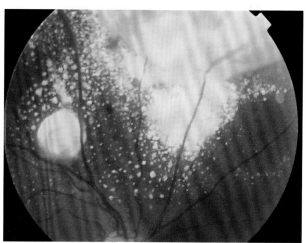

图 2-4-2　男，26 岁，上方可见大量视网膜下硬性渗出。

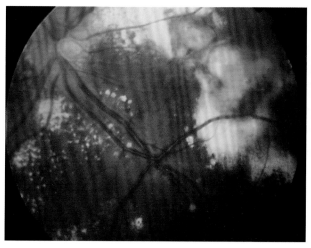

图 2-4-3A　男，6 岁，后极部可见大量硬性渗出。

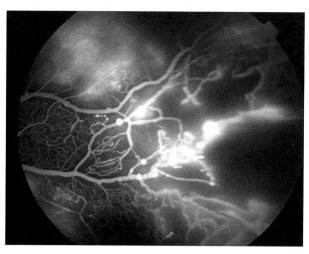

图 2-4-3B　FFA 可见周边毛细血管扩张、动脉壁瘤样扩张，渗漏荧光，视网膜大片无灌注区。

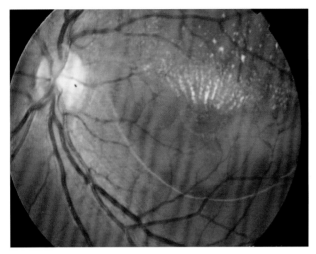

图2-4-4A 女,17岁,黄斑区可见上方星芒状渗出。

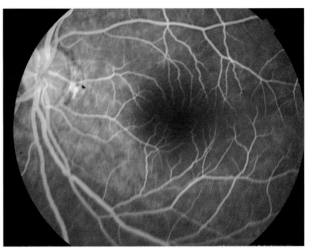

图2-4-4B FFA显示黄斑区未见异常荧光。

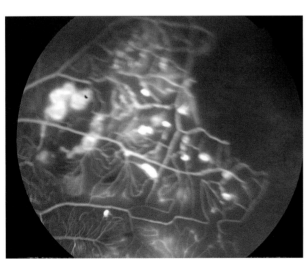

图2-4-4C FFA显示颞上方视网膜毛细血管扩张、伴大片无灌注区,视网膜血管瘤样扩张,显示"渔网加灯泡的外观"。

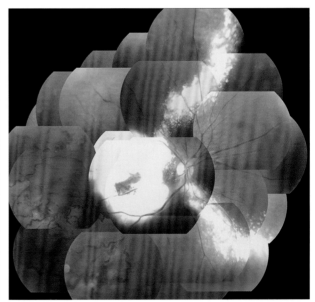

图2-4-5 男,9岁,颞下视网膜血管瘤样扩张,大量硬性渗出累及黄斑区。

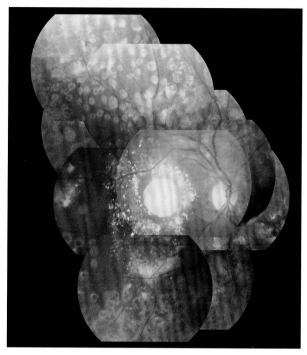

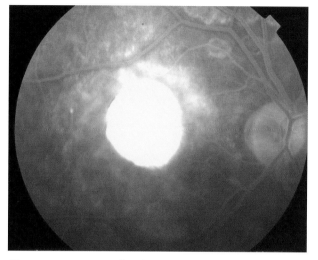

图 2-4-6A 男,10 岁,右眼 Coats 病激光治疗后,可见黄斑区大量脂质渗出呈盘状。

图 2-4-6B FFA 显示黄斑中心盘状高荧光,表明长期脂质沉积导致色素上皮破坏。

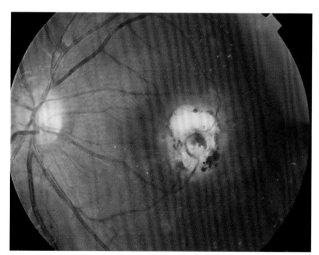

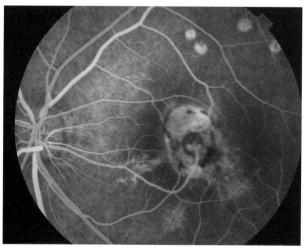

图 2-4-7A 男,14 岁,左眼 Coats 病黄斑区长期脂质沉着导致黄斑色素脱失和增生,视网膜血管向深层走行。

图 2-4-7B FFA 显示色素增生遮挡荧光,色素脱失透见荧光,下方视网膜血管向深部走行。

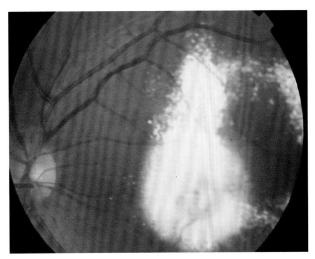 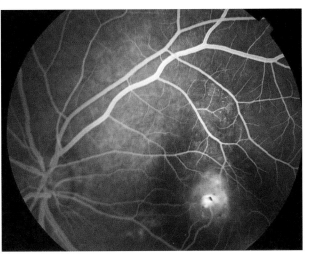

图 2-4-8A　男，9 岁，左眼 Coats 病黄斑区大量硬性渗出，视网膜血管向深层走行。

图 2-4-8B　FFA 显示大量硬渗轻度遮挡荧光，中心高荧光团块为视网膜下新生血管。

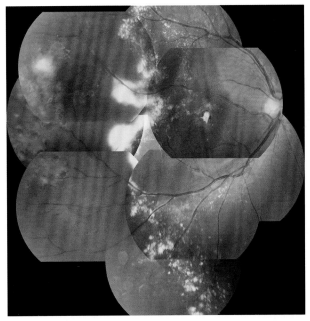 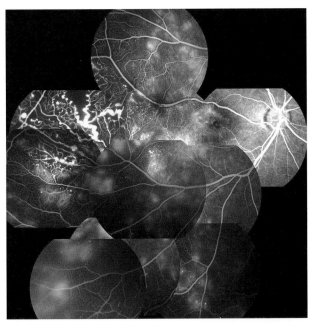

图 2-4-9A　男，11 岁，眼底彩照拼图可见视网膜血管瘤样扩张，广泛硬性渗出，黄斑区灰白瘢痕周围有色素沉着。

图 2-4-9B　FFA 显示颞侧视网膜血管瘤样扩张，毛细血管扩张，大片无灌注区，视网膜血管渗漏，黄斑区瘢痕遮挡荧光。

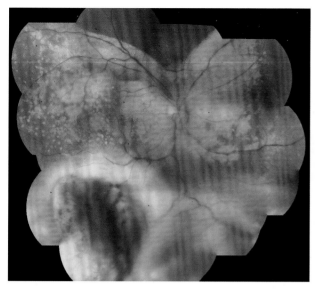

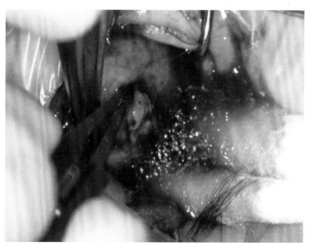

图 2-4-10　男，14 岁，视网膜隆起呈团块状，表面可见异常血管，大量视网膜下渗出。

图 2-4-11　男，12 岁，Coats 病激光后大量视网膜下膜状物。

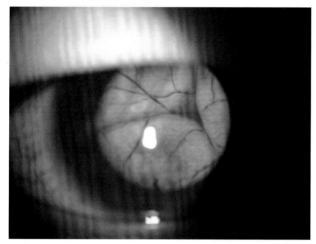

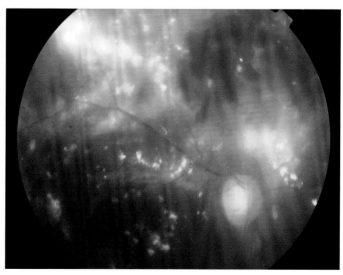

图 2-4-12A　男，2 岁，发现右白瞳 4 月，眼红、胀痛 2 周。

图 2-4-12B　巩膜外放液联合玻璃体腔注射抗 VEGF 药物，术中放液可见大量黄色油性液体。

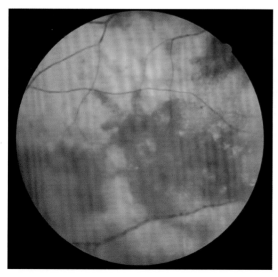

图 2-4-12C　术后 3 天，可见视网膜大部分复位。

图 2-4-12D　1 年后，视网膜在位，但视网膜下仍有大量胆固醇结晶。

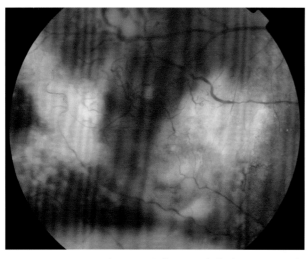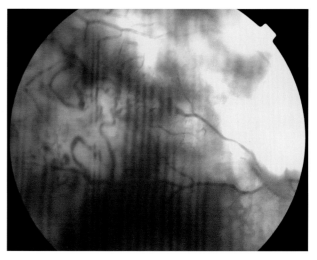

图 2-4-13A 男，5 岁，视力光感，瞳孔色素外翻，瞳孔对光反应迟钝。视网膜广泛渗出性脱离，伴颞侧异常血管瘤样扩张及大量视网膜下黄白色渗出。

图 2-4-13B 右眼连续 2 次玻璃体腔注射 Avastin 后，视网膜下液明显减少，但仍有异常血管扩张。

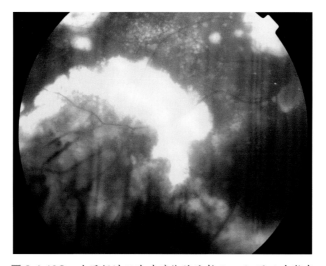

图 2-4-13C 右眼经过 7 次玻璃体腔注射 Avastin 及 4 次激光治疗后（总随访 14 个月），右眼视网膜下液基本吸收，异常扩张的血管明显变细。

第五节 家族性渗出性玻璃体视网膜病变

家族性渗出性玻璃体视网膜病变（familial exudative vitreoretinopathy，FEVR）为双侧缓慢进展的周边视网膜血管发育异常，其临床表现病变过程及遗传方式呈多样化。

【临床表现】

无吸氧史的足月产儿，双眼患病，但表现可以不对称，视力下降可以发生在任何年龄，病变严重的患儿可有斜视和白瞳。儿童视网膜脱离的患者中有近 15% 是 FEVR。

玻璃体视网膜粘连，眼底血管分支多且密集向颞侧纠集，周边视网膜新生血管，可出现视网膜皱襞。

可合并白内障、角膜带状变性、玻璃体积血、新生血管性青光眼。

Pendergast Trese 等人将此病分为 5 期,此分期法与国际早产儿视网膜病变分期法相似。1 期:周边部视网膜存在无血管区,但未出现新生血管。2 期:周边部视网膜有无血管区,同时存在新生血管,可伴有或不伴有渗出性视网膜脱离。3 期:未累及黄斑部的次全视网膜脱离。4 期:累及黄斑部的次全视网膜脱离。5 期:全视网膜脱离,开漏斗型或闭漏斗型。

【辅助检查】

FFA 显示视网膜血管分支密集,周边部毛细血管无灌注区,血管终止于其边缘,末端吻合,无灌注区边缘血管芽和新生血管渗漏荧光。

患儿家属均需进行眼底检查或 FFA 检查。

【病因和发病机制】

确切的病因尚不清楚。多为常染色体显性遗传,也有其他遗传方式。已经发现了不少基因与 FEVR 有关,如 *NDP*(性染色体遗传)、*FZD4*(常染色体显性和隐性遗传)、*LRP5*(常染色体显性和隐性遗传)、*TSPAN12*(常染色体显性和隐性遗传)以及 *ZNF408*(常染色体显性遗传)等。

【治疗和预后】

早期病变观察随访。2 期病变可以激光治疗,防止纤维血管并发症的进展,激光一般在无灌注区的后缘进行。

有视网膜脱离的患者根据病情采用巩膜外环扎加压或玻璃体手术或联合手术。合并孔缘性视网膜脱离患者没有黄斑中心凹牵拉的预后和普通的孔源性视网膜脱离类似,有黄斑中心凹牵拉的预后较差。

病变可能终身发展,需定期随访。

眼底表现如图 2-5-1～图 2-5-5。

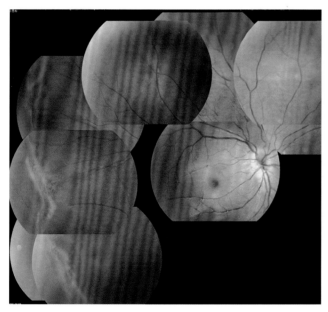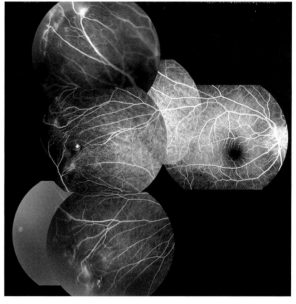

图 2-5-1A 女,14 岁,双眼 FEVR,右眼颞侧视网膜灰白色分界线,视网膜血管终止于此,上方视网膜脱离,视力 0.4。

图 2-5-1B FFA 显示颞侧周边视网膜无灌注区,视网膜血管分支多,无血管区边缘血管吻合,颗粒状血管芽荧光素渗漏。

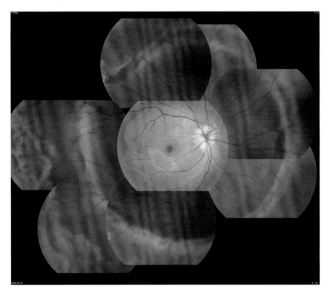

图 2-5-1C 右眼巩膜外冷凝、环扎、激光光凝术后 1 年半，视力 1.0。

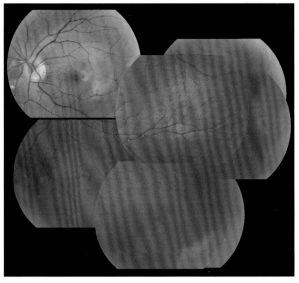

图 2-5-1D 左眼颞侧周边血管纠集，视网膜灰白色为无血管区，视力 1.0。

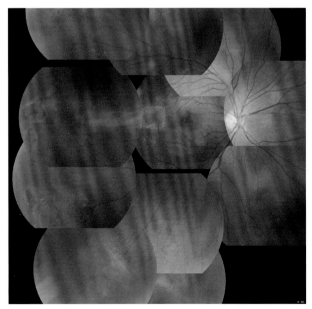

图 2-5-2A 男，26 岁，双眼 FEVR，右眼视网膜血管分支多，黄斑颞侧增生膜，颞侧周边可见视网膜裂孔，视力 0.6。

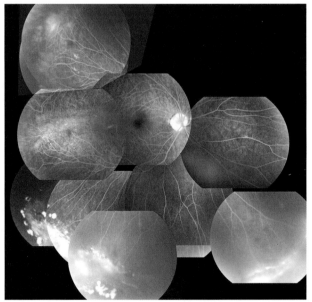

图 2-5-2B FFA 显示视网膜血管分支增多，呈毛刷状，颞下、鼻下方周边可见无灌注区，其边缘新生血管荧光素渗漏，颞上血管吻合。

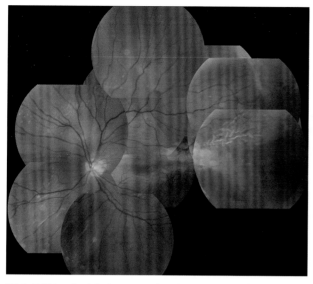

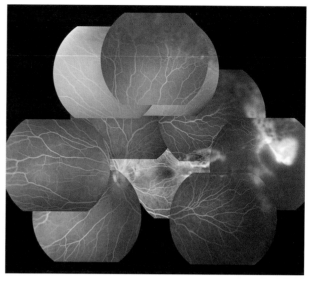

图 2-5-2C　左眼颞上方视网膜脱离，可见数个圆形裂孔，视力 0.1。

图 2-5-2D　FFA 显示视网膜血管分支多，颞侧周边部毛细血管无灌注区，可见新生血管荧光素渗漏。

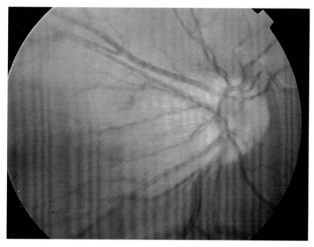

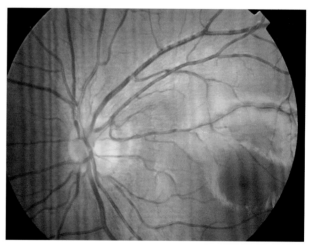

图 2-5-3A　男，10 岁，右眼视网膜血管向颞侧纠集。

图 2-5-3B　左眼后极部血管大致正常。

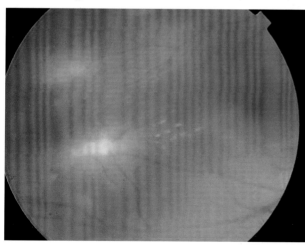

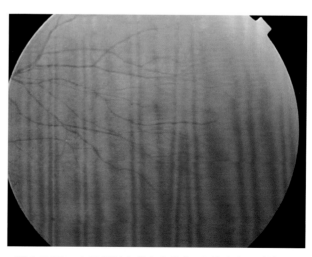

图 2-5-3C　右眼黄斑颞侧可见新生血管膜，少许硬性渗出。

图 2-5-3D　左眼颞侧血管分支较多，血管平直呈树枝状。

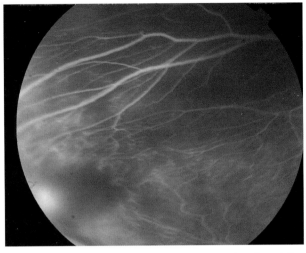

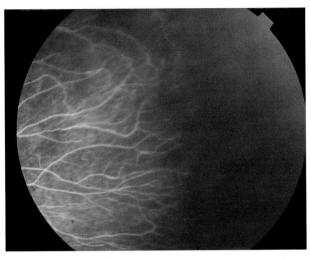

图 2-5-3E　FFA 显示血管牵拉变直,伴新生血管膜渗漏荧光。

图 2-5-3F　左眼 FFA 显示血管呈树枝状,周边大片无血管区。

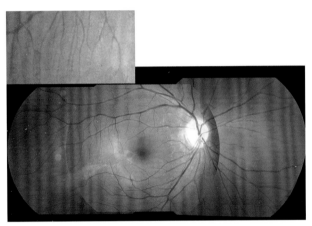

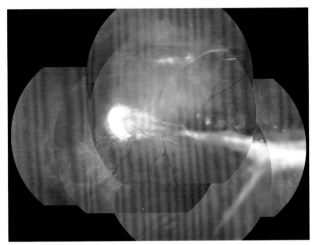

图 2-5-4A　女,29 岁,右眼黄斑颞上视网膜血管呈毛刷状,左上为放大图。

图 2-5-4B　左眼视网膜皱襞,从视盘向颞下周边延伸。

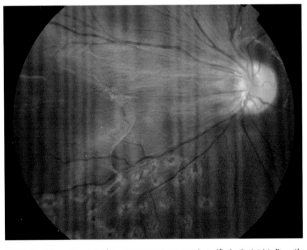

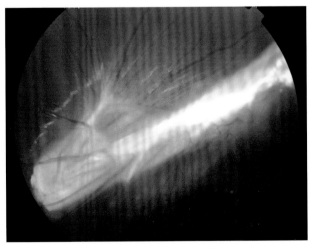

图 2-5-5A　男,18 岁,右眼可见视网膜血管向颞侧纠集,黄斑前膜,下方陈旧激光斑。

图 2-5-5B　左眼视网膜皱襞,从视盘向颞上延伸。

第六节　早产儿视网膜病变

早产儿视网膜病变（retinopathy of prematurity，ROP）曾被称为晶状体后纤维组织增生症，是一类早产儿视网膜血管发育异常的疾病。此病通常双眼发病。

【临床表现】

病情轻时可无任何症状。某些极低出生体重和胎龄很小的患儿，可能出现黄斑区牵拉或牵拉性视网膜脱离，导致严重的视力损伤。

常规检查 ROP 需要间接眼底镜并辅以巩膜外顶压，检查所见分 5 期描述。1 期可见在视网膜无血管区和血管区之间明亮、白色的分界线。2 期可见分界线增高呈嵴状。3 期可见嵴上有粉色或红色增生血管膜向玻璃体生长。4 期可见次全视网膜脱离，如黄斑区未受累则为 4A 期，受累为 4B。5 期为全视网膜脱离。

眼底的区域划分有利于病变的定位和病情严重程度的判断。因为血管由视盘发出，故 3 个区域均以其为中心。1 区为以视盘至黄斑距离的两倍为半径的圆形。2 区为 1 区以外的环型区域，半径为视盘至鼻侧锯齿缘。3 区为 2 区以外的区域。

附加征（Plus 征）：后极部至少两个象限视网膜血管扩张、迂曲。严重的附加病变还包括虹膜血管充血和扩张、瞳孔散大困难、玻璃体混浊。附加征提示 ROP 活动期病变的严重性。

阈值病变：1 区或合并附加病变的 2 区 3 期病变，新生血管连续 5 个钟点或累计 8 个钟点。临床上是指如果不治疗，50% 的患者会失明，平均发生在矫正胎龄 37 周。

急进性后部型早产儿视网膜病变（aggressive posterior ROP，APROP）：1 区或 2 区后极部的附加病变，常累及 4 个象限，视网膜内血管短路，扁平的新生血管网，没有典型的分界线或嵴形成，常见于极低体重的早产儿。

【病因和发病机制】

视网膜血管发育 36 周时到达鼻侧锯齿缘，40 周时到达颞侧锯齿缘。早产儿视网膜血管未发育到周边，部分患儿就会出现异常生长。ROP 多数发生于体重 2kg 以下，胎龄 34 周以下的患儿。生后吸氧、合并其他全身性疾病也是一个高危因素。ROP 的发生还与 VEGF 和胰岛素样生长因子（insulin-like growth factor I，IGF-I）等有关。

【辅助检查】

可以采用超广角眼底照相系统或荧光素眼底血管造影对眼底进行检查。对于全视网膜脱离的患儿，在手术前进行视觉诱发电位（VEP）的检查有助于评估病情。

【筛查】

我国 ROP 筛查标准为体重 2kg 以下，矫正胎龄 32 周以下。对患有严重疾病或有明确较长时间吸氧史，儿科医师认为比较高危的患者可适当扩大筛查范围。首次检查应在生后 4～6 周或矫正胎龄 31～32 周开始。中止筛查的条件为满足以下条件之一：视网膜血管化（鼻侧已达锯齿缘，颞侧距锯齿缘 1 个视盘直径）；矫正胎龄 45 周，无阈值前病变或阈值病变，视网膜血管已发育到 3 区；视网膜病变退行。

【治疗和预后】

1～2 期的病变多数能自行消退，定期观察即可。确诊阈值病变后，应尽可能在 72h 内接受治疗，无治疗条件要迅速转诊。以往激光、冷冻是治疗 ROP 的主要方法。目前玻璃体腔注射抗 VEGF 药物成为一个新的选择，抗 VEGF 治疗后视网膜血管可以继续向周边发育，显示了治疗 ROP 的良好前景。出现视网膜脱离的患儿可进行巩膜扣带术或玻璃体切除术。

眼底表现如图 2-6-1～图 2-6-15。

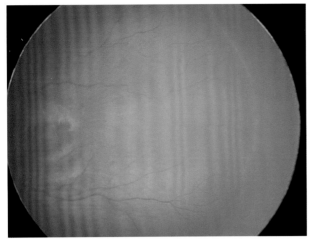

图 2-6-1　ROP 1 期，可见 2 区白色的分界线。

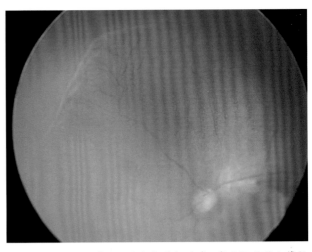

图 2-6-2　ROP 2 期，可见白色隆起的嵴，嵴后视网膜血管扩张，后极部 1 个象限的血管轻度扩张。

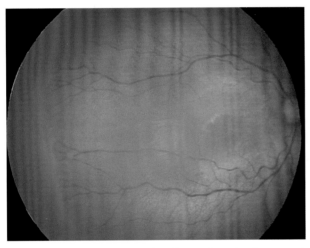

图 2-6-3　ROP 2 期，可见白色隆起的较宽的嵴，嵴后视网膜血管轻度扩张。

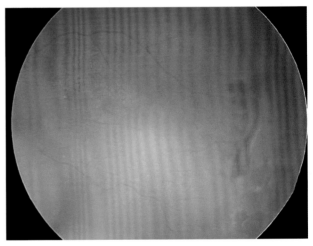

图 2-6-4　ROP 3 期，可见白色隆起的嵴，嵴上新生血管伴出血。

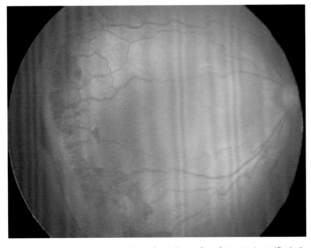

图 2-6-5　ROP 3 期，可见白色隆起的嵴，嵴上新生血管伴出血，嵴后也可见视网膜出血。

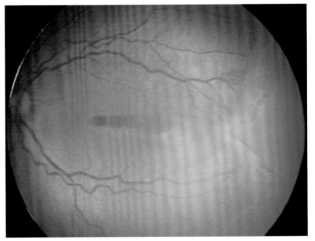

图 2-6-6　ROP 2 区 3 期，附加征（＋）。

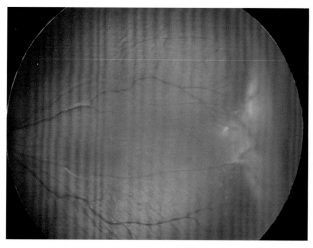

图 2-6-7 ROP 4a 期,可见颞侧视网膜新生血管增生,伴局部视网膜脱离。

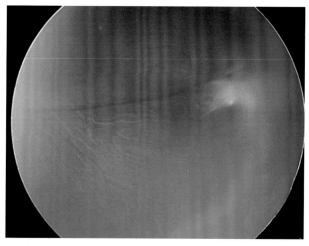

图 2-6-8 ROP 4a 期,可见颞侧视网膜新生血管增生,伴局部视网膜脱离。

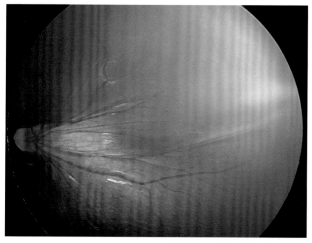

图 2-6-9 ROP 4b 期,可见周边视网膜增生,牵拉血管向颞侧纠集,伴黄斑脱离。

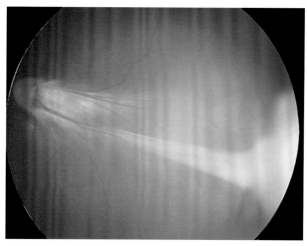

图 2-6-10 ROP 4b 期,可见周边视网膜增生,牵拉血管向颞侧纠集,伴黄斑脱离。

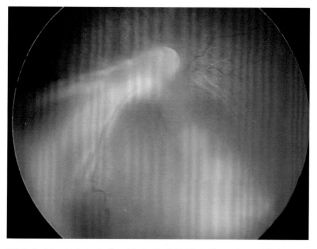

图 2-6-11 ROP 4b 期,视网膜脱离累及黄斑区,血管向颞下纠集。

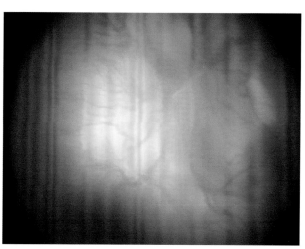

图 2-6-12 ROP 5 期,全视网膜脱离。

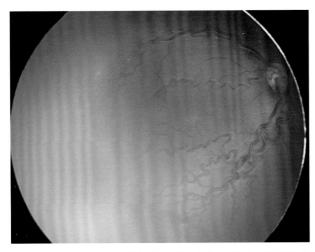 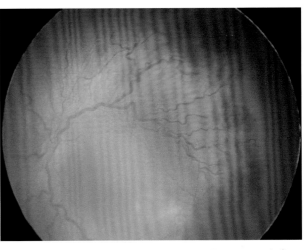

图 2-6-13　Plus 征，可见视盘周围 2 个象限的迂曲扩张的视网膜血管。

图 2-6-14　急进性后部型早产儿视网膜病变可见 4 个象限视网膜血管迂曲扩张明显，2 区扁平发展的视网膜新生血管，嵴不明显。

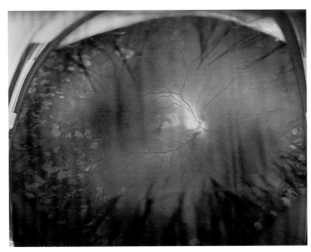 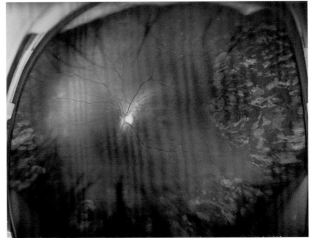

图 2-6-15A　男，7 岁，ROP 激光治疗后，可见右眼周边部密集的陈旧激光斑。

图 2-6-15B　左眼情况与右眼类似。目前患儿近视约 −5.00DS。

第七节　黄斑毛细血管扩张症

黄斑毛细血管扩张症（macular telangiectasis，Mactel）是由 Reese 在 1956 年提出的一种较少见的、病因不明的眼病。1982 年，Gass 提出特发性中心凹旁毛细血管扩张症（idiopathic juxatafoveolar retinal telangiectasia，IJT）。1993 年，Gass 和 Blodi 将 IJT 细化分类，2006 年，Yannuzzi 将其简化分类。目前多数学者将其分为 MacTel 1 型和 2 型。

MecTel 1 型也叫血管瘤样毛细血管扩张，多数为成年男性，单眼发病。MacTel 2 也叫中心凹旁毛细血管扩张，患者多数为成年女性，双眼发病。

【临床表现】

MecTel 1 型表现为黄斑区毛细血管扩张、血管瘤、脂质渗出、黄斑水肿，多数可累及周边视网膜，可能属于成人 Coats 病的一种类型。

MacTel 2 型为非渗出性，表现为视网膜透明度下降、黄点状结晶沉着物、直角静脉、色素斑块、视网膜下新生血管等。可以分为非增生型和增生型。

【辅助检查】

MecTel 1 型 FFA 显示黄斑区扩张的毛细血管，微血管瘤，可以有小片的无灌注区，晚期黄斑区荧光渗漏呈囊样，周边部通常也存在毛细血管扩张和无灌注区。OCT 显示黄斑囊样水肿。

MacTel 2 型 FFA 显示旁中心凹高荧光，一般不累及中心凹，少许微血管瘤样高荧光，可见视网膜小静脉分支直角向深层走行，合并新生血管者显示高荧光渗漏。OCT 显示神经上皮内空腔，可以在内界膜下或同时累及外层，晚期神经上皮萎缩变薄，少数患者有局部视网膜下液，多数患者视网膜厚度正常或降低。合并新生血管者视网膜下可见高反射信号，也可与脉络膜高反射信号相连。Angio OCT 显示视网膜浅层毛细血管纠集向深层走行，有视网膜下新生血管者可显示视网膜下新生血管形态。

【病因和发病机制】

MecTel 1 型原因不明，可能属于成人 Coats 病的一种类型。

MecTel 2 型原因不明，可能与 Müller 细胞变性有关。有研究显示患者甘氨酸和丝氨酸代谢存在异常。

【鉴别诊断】

其他可以引起中心凹毛细血管扩张和微血管瘤的疾病如小分支视网膜静脉阻塞、糖尿病黄斑水肿等。

【治疗和预后】

MecTel 1 型可以激光光凝周边部或针对黄斑区微血管瘤局灶光凝，抗 VEGF 治疗对黄斑水肿具有一定的作用，但容易复发。针对黄斑水肿也可以采用微脉冲激光。

MecTel 2 型无有效治疗，合并视网膜下新生血管者可以行抗 VEGF 治疗。对于非增生型，睫状神经生长因子可能具有一定的效果，目前尚在研究中。

眼底表现如图 2-7-1～图 2-7-8。

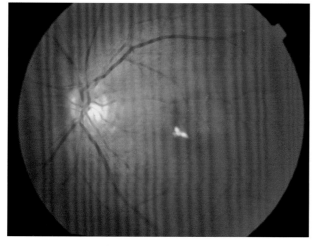

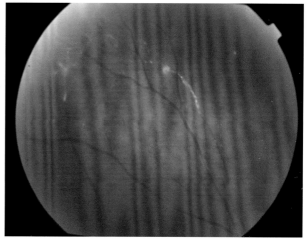

图 2-7-1A 男，52 岁，左眼视力下降 3 年，视力 0.2。眼底可见黄斑区硬性渗出。患者右眼黄斑正常。

图 2-7-1B 左眼鼻上方周边可见血管白线，异常血管。

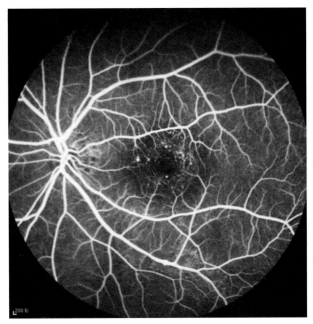

图 2-7-1C FFA 显示黄斑区毛细血管扩张,较多血管瘤高荧光。

图 2-7-1D FFA 晚期可见黄斑区荧光渗漏呈弥漫高荧光。

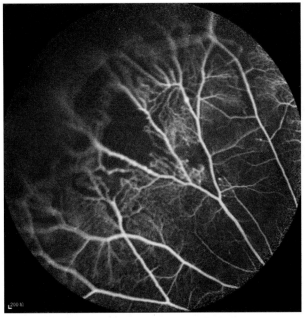

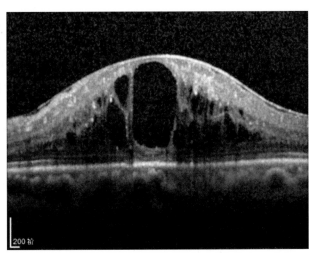

图 2-7-1E FFA 鼻上周边可见毛细血管扩张,大片无灌注区,未见新生血管。

图 2-7-1F OCT 显示黄斑囊样水肿,表面薄层前膜信号。

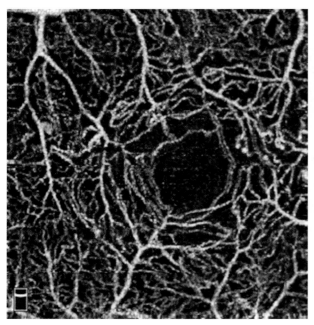

图 2-7-1G OCTA 视网膜浅层显示黄斑毛细血管扩张,可见微血管瘤样改变,拱环周围毛细血管网眼增大。

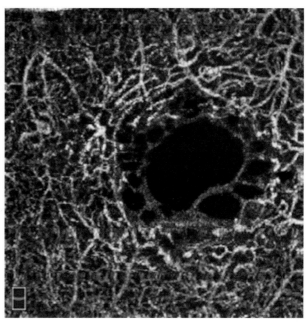

图 2-7-1H 视网膜深层可见微血管瘤及毛细血管扩张。

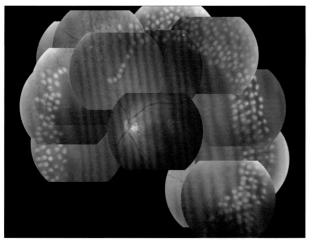

图 2-7-1I 视网膜周边部激光治疗后。

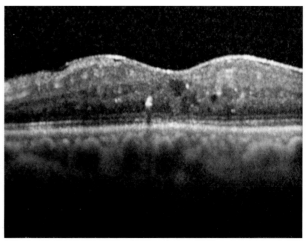

图 2-7-1J 激光联合抗 VEGF 治疗 4 次后黄斑水肿大部分消退,仍有小的囊腔。此患者以后仍有黄斑水肿复发的问题。

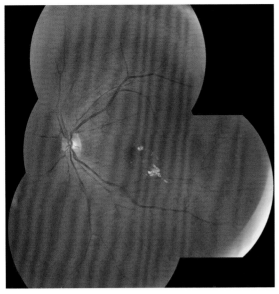

图 2-7-2A 女,43 岁,左眼视力下降半年,黄斑区可见硬性渗出。(此病例由北京大学人民医院齐慧君教授提供)

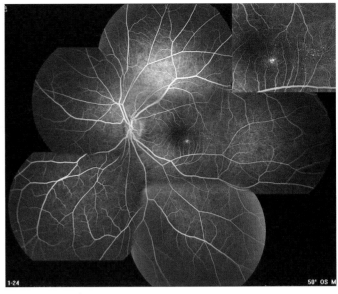

图 2-7-2B FFA 可见黄斑区视网膜毛细血管扩张,微血管瘤高荧光,右上角为黄斑颞侧放大图。

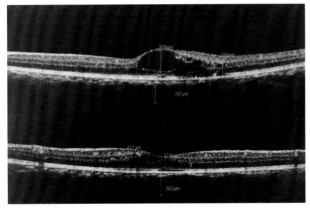

图 2-7-2C OCT 显示黄斑囊样水肿。经 3 次抗 VEGF 治疗 8 月后,OCT 显示水肿明显减轻(下图)。

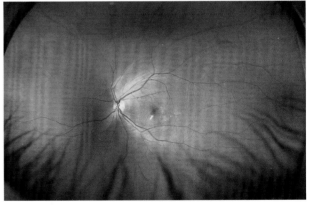

图 2-7-2D 经 3 次抗 VEGF 治疗后,左眼黄斑区仍可见少许硬性渗出。

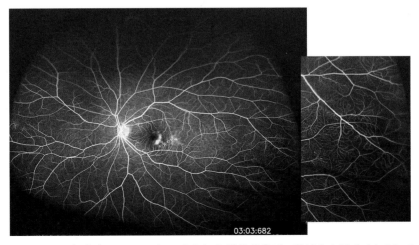

图 2-7-2E 超广角 FFA 显示仍可见毛细血管扩张渗漏,颞侧放大图片(右方)可见周边渔网状毛细血管扩张,这在普通 FFA 上未能发现。

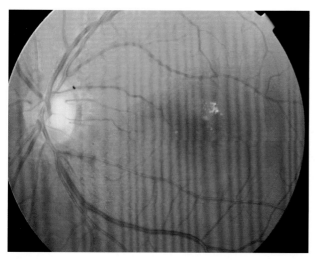

图 2-7-3A　男,53 岁,左眼黄斑区可见少许硬性渗出。

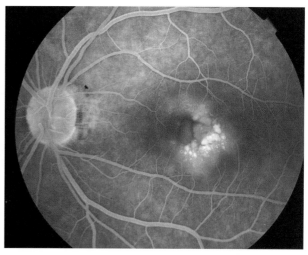

图 2-7-3B　FFA 显示黄斑囊样水肿。

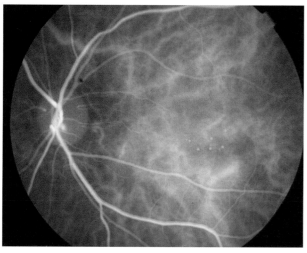

图 2-7-3C　ICGA 更清晰的显示视网膜微血管瘤。患者无其他全身病史,诊断为 Mactel 1 型。

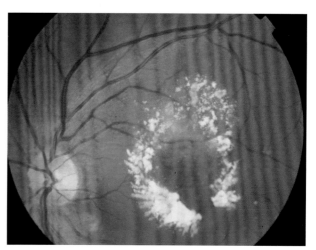

图 2-7-4　男,48 岁,黄斑区可见环形硬性渗出,中央可见微血管瘤。结合糖尿病病史以及视网膜其他部位出血点和微血管表现,诊断为糖尿病视网膜病变。需要与 Mactel 1 型相鉴别。

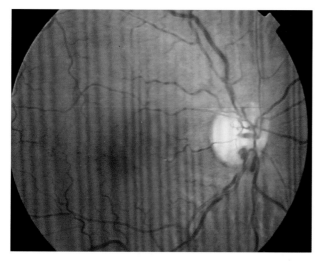

图 2-7-5A　女,54 岁,黄斑区可见毛细血管扩张,毛细血管瘤形成,视盘下方视神经睫状静脉,为陈旧性视网膜中央静脉阻塞。需要与 Mactel 1 型相鉴别。

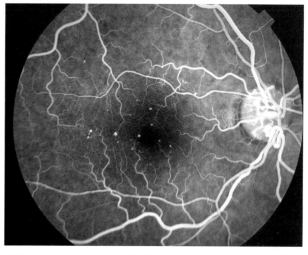

图 2-7-5B　FFA 显示视物静脉轻度迂曲,毛细血管瘤高荧光,视盘下方可见视神经睫状静脉。

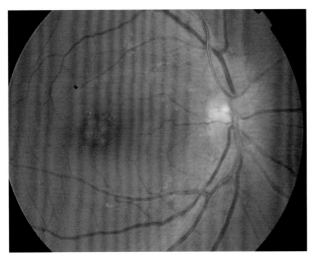

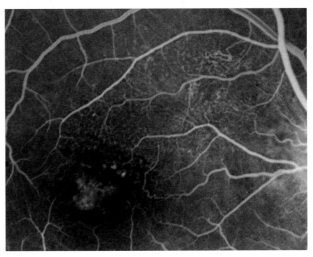

图 2-7-6A 男，63 岁，黄斑可见色素变动，视网膜动脉细窄，交叉压迫征(+)。

图 2-7-6B FFA 可见黄斑毛细血管扩张，微血管瘤形成，但黄斑呈萎缩性改变，与 Mactel 1 型不符。颞上黄斑分支静脉走行区域可见毛细血管扩张，确诊为视网膜分支静脉阻塞。

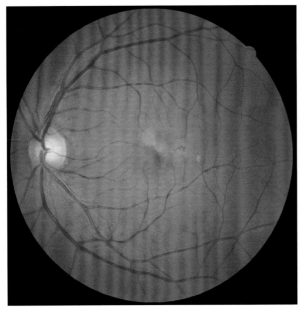

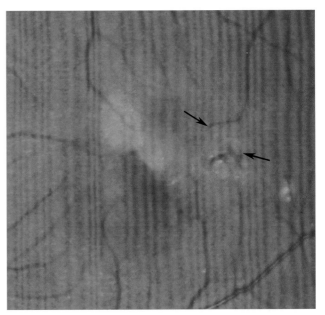

图 2-7-7A 男，42 岁，左眼视物变形伴视力下降 2 年余。视力左眼 0.2，眼底彩照显示黄斑颞侧小片色素沉着，少许黄白色点状病变。(此病例由温州医科大学附属眼视光医院沈丽君教授、毛剑波医生提供)

图 2-7-7B 局部放大眼底照片显示色素上方小静脉分支走行中断(黑色箭头)，结合后面的 OCTA 显示静脉向深层走行，此表现即为直角静脉。

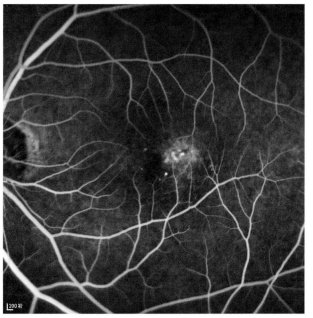

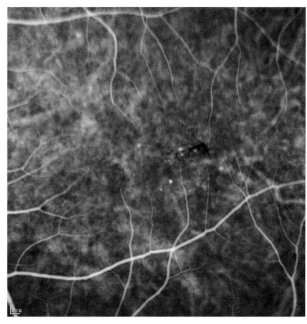

图 2-7-7C　FFA 显示中心凹颞上方局部高荧光,色素遮挡荧光,伴有微血管瘤样点状高荧光。

图 2-7-7D　ICGA 显示色素遮挡荧光,微血管瘤样高荧光。这种微血管瘤与 Mactel 1 型不同,它是神经上皮变性继发毛细血管改变,不会引起黄斑水肿。

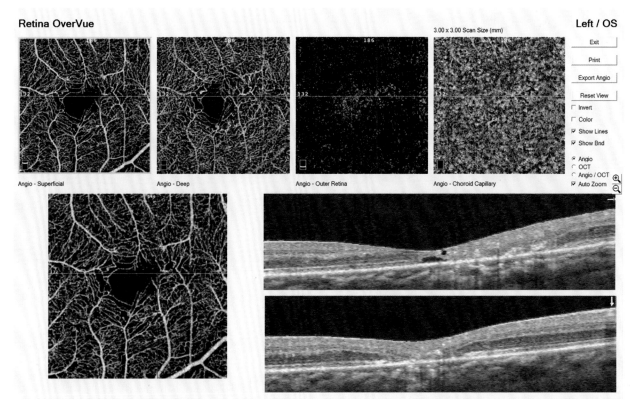

图 2-7-7E　OCT 显示视网膜神经上皮变薄,局部空腔,神经上皮外层空腔。黄斑颞侧视网膜结构紊乱、椭圆体带消失。OCTA 可见中心凹颞上静脉突然中断,向深层走行。

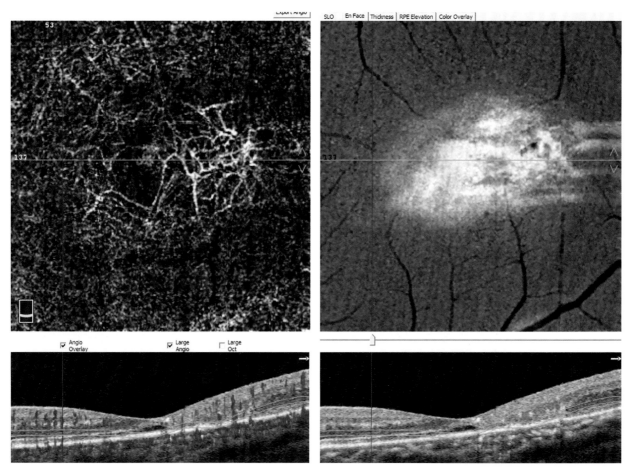

图 2-7-7F 手动调节分层能更清楚的显示浅层毛细血管向深层走行并吻合。

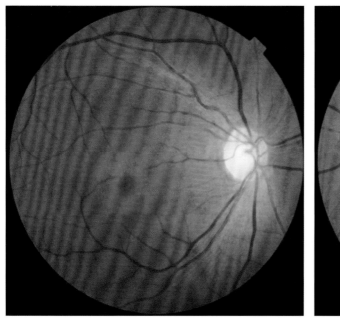

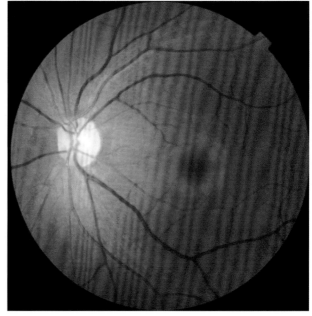

图 2-7-8A 女,47 岁,右眼视力下降 8 个月,视力右眼 0.12。眼底可见黄斑区呈灰白色,中心凹颞侧直角静脉。(此病例由北京大学人民医院齐慧君教授提供)

图 2-7-8B 左眼视力 0.8,左眼黄斑区同样呈灰白色。

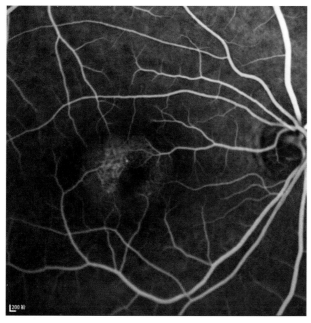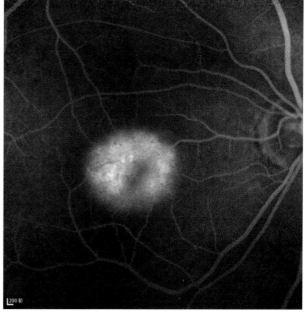

图 2-7-8C　右眼 FFA 可见黄斑区高荧光，不累及中心小凹，颞侧直角静脉至中心凹边缘向视网膜内生长。

图 2-7-8D　晚期黄斑中心弥漫高荧光。左眼表现与右眼类似。

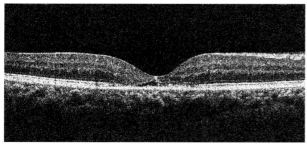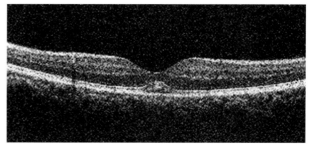

图 2-7-8E　右眼 OCT 显示黄斑区神经上皮变薄，椭圆体带破坏，神经上皮外层空腔。

图 2-7-8F　左眼 OCT 显示中心凹下少许高反射物质。

第八节　色素失禁症相关视网膜血管病变

色素失禁症（incontinentia pigmenti，IP）又称为 Bloch-Sulzberger 综合征，是一种罕见的发生于新生儿期的 X 连锁显性遗传的皮肤病，可累及多个系统。

【流行病学】

新生儿发病率 0.7∶100 000。男胎儿通常具有宫内致死性，因此几乎所有患儿都是女婴。男性患者的存活可能与遗传异质性或合子后镶嵌有关。

【临床表现】

女性患者首先表现为分阶段的皮损：第 1 阶段（水疱阶段），通常在出生时或出生后头几周发生；第 2 阶段（疣状阶段）；第 3 阶段（色素沉着阶段），3～6 月龄时；第 4 阶段（色素减退阶段），到十几岁或二十几岁或者更早。病变通常分布在躯干和四肢的 Blaschko 线。所有阶段可能同时存在，反复出现，可能发生于子宫内。

牙齿、毛发和指（趾）甲的发育异常，约 1/3 患者有眼部和神经系统的异常。极少数患者合并心血管异常及肺动脉高压。

眼部异常包括视网膜色素上皮改变、视网膜血管异常、视网膜前膜、增生性视网膜病变、小动脉瘤、周围血管闭塞、无灌注区、视网膜新生血管、玻璃体积血、视网膜脱离、眼球萎缩和继发性青光眼等。

【病因和发病机制】

IP 多数是由于 IKBKG/NEMO（B 细胞 κ 多肽基因增强子抑制因子、γ 激肽酶 / 核因子 -κB 必要调节因子）基因突变所致。90% 的基因突变是外显子 4～10 缺失。

【治疗和预后】

IP 相关视网膜病变可行视网膜激光光凝、玻璃体腔注射抗 VEGF 药物、玻璃体切除术、巩膜扣带术、视网膜冷冻治疗等。

如果没有明显的眼科或神经方面的临床表现，预后良好，预期寿命正常。

眼底表现如图 2-8-1。

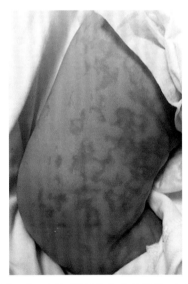

图 2-8-1A　女，6 月，腿部片状色素沉着，全身除面部外散在色素沉着。

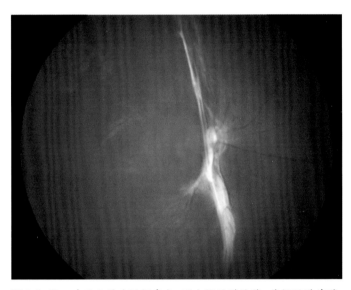

图 2-8-1B　生后 3 月右眼视盘上、下方视网膜皱襞，伴视网膜前膜，黄斑牵拉移位。

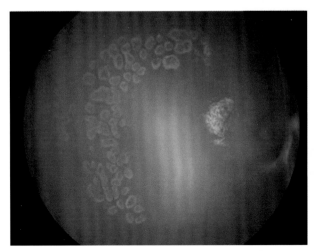

图 2-8-1C　右眼中周部可见激光斑。

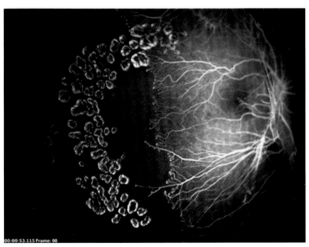

图 2-8-1D　FFA 可见中周部视网膜激光斑，未覆盖全部无灌注区。

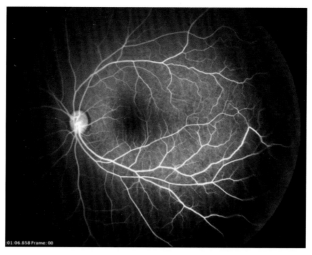

图 2-8-1E 左眼可见颞侧视网膜静脉走行异常,呈直角反折, 余未见明显异常。

第九节 先天性视盘异常

在胚胎发育过程中,Bergmeister 原始视乳头、玻璃体动脉、神经上皮及多能细胞等胚胎组织如有发育停滞、变异、出生前不吸收或吸收不全等,均可引起视盘的先天异常。

一、视神经发育不全

视神经发育不全(optic nerve hypoplasia)是由于胚胎期某种尚不清楚的原因,使神经节细胞分化发育出现障碍引起。特点是神经纤维数量的减少。可单独出现或发生于严重畸形的眼,亦可并发于脑中线结构异常者。

【临床表现】

视力不同程度下降。视盘小,色淡,周围有一灰黄色脱色素的晕轮,由于相应处脉络膜视网膜萎缩引起(双环征)。晕轮大小与正常视盘大小近似。黄斑中心凹与视盘颞侧边缘的距离大于或等于 3PD,高度怀疑视神经发育不全。视网膜血管迂曲,但管径正常。可有视野缺损。

【病因和发病机制】

视神经节细胞分化发育障碍,可能与母亲孕期受到药物影响有关,如奎宁、苯妥英钠、饮酒过度等,也可能与遗传有关。

【治疗和预后】

无特效治疗。有部分视力合并斜视者,可尝试健眼遮盖法。

二、视盘缺损

视盘缺损(optic disc coloboma)可分成两种类型,一种为单纯视神经入口缺损,另一种为合并脉络膜、视网膜缺损。

【临床表现】

单眼多见。视力严重下降。视盘表现为白色,向下偏斜的圆形大凹陷,视神经纤维被推向上方,可显示视盘上方正常边缘。视网膜血管管径正常,但变异较大。常有视野缺损。可合并小眼球,虹膜、视网膜缺损等。

【病因和发病机制】

不规则显性遗传或散发。原始乳头发育不良及胚裂近端未融合,或视杯内层过度增生。

【治疗和预后】

无特效治疗。多数视力高度障碍，个别可保持接近正常视力。

三、牵牛花综合征

牵牛花综合征（morning glory syndrome）是先天性视神经乳头发育不全的一种表现。Kindler 于 1970 年根据眼底形态似一朵盛开的牵牛花而命名。此先天畸形可能是视神经入口缺损的一种特异类型，也可能与视盘中心区胶质发育异常有关。

【临床表现】

单眼发病，自幼视力不良。可伴高度近视、眼球震颤。眼底可见视盘面积扩大，2～6PD，其底部凹陷，常被绒毛状或不透明的白色组织填充。边缘隆起似环形嵴，嵴上有色素沉着。有 20 支左右血管自视盘边缘处辐射状向周边走行，动静脉不易分辨。

FFA 可见视盘早期低荧光，周围窗样缺损。脉络膜毛细血管无灌注。晚期视盘着染，持续高荧光。

【病因和发病机制】

发病机理不清，可能与妊娠 2 个月前胚裂上端闭合不全和视盘平面视杯内外层细胞发育不良有关。

【治疗和预后】

无特殊治疗。如伴有视网膜脱离可手术治疗。视力较差，易发生废用性斜视。

四、双视盘

双视神经乳头是眼底的一种先天异常，发病原因不明，可分为真性及假性。真性双神经乳头极为罕见，为两个独立的视盘，并有各自的血管和神经系统。现有的报道多为假性双神经乳头，即由脉络膜视网膜缺损形成的双视神经乳头外观。

【临床表现】

双视神经乳头如果不伴有其他眼部异常，中心视力和周边视野大致正常，但可查到两个生理盲点。

眼眶 CT、眼底荧光造影可以鉴别真假双视盘。假性视神经乳头眼眶内仅有一束视神经，眼底荧光造影表现为一套血管供应系统。

个别患者还伴有其他眼部异常，如虹膜缺损、先天性白内障、瞳孔异位，脉络膜缺损等，此外还可出现斜视、眼球震颤等。

【病因和发病机制】

先天性视神经和脉络膜发育畸形。

【治疗和预后】

病情较稳定，不易发展，通常密切观察，不必治疗。如合并脉络膜缺损区以外的视网膜脱离，可能需要手术治疗。

眼底表现如图 2-9-1～图 2-9-9。

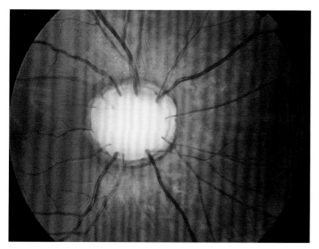

图 2-9-1A　男，30 岁，双眼视盘缺损。右眼眼底彩照可见明显增大的"视乳头"，中央可见深陷的大缺损区，缺损周边可见色素沉着。

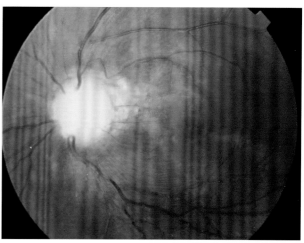

图 2-9-1B　左眼眼底彩照显示视盘缺损。

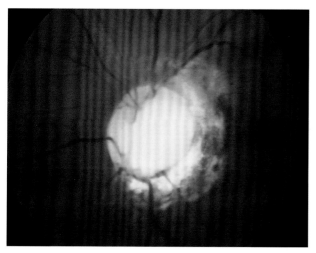

图 2-9-2A　男，22 岁，左眼视盘缺损，可见颞侧视盘有一大的缺损区，周边暴露巩膜，并可见色素沉着。

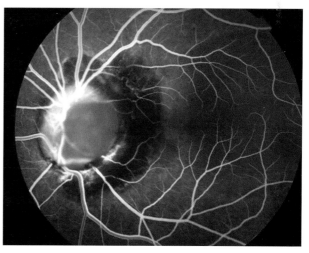

图 2-9-2B　FFA 早期缺损区显示弱荧光，周围低荧光区。

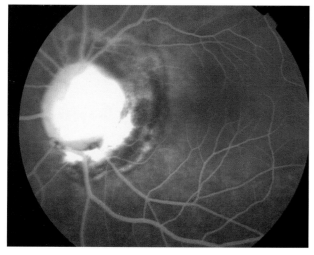

图 2-9-2C　FFA 晚期缺损区显示强荧光，颞下巩膜荧光染色，周围色素遮挡荧光。

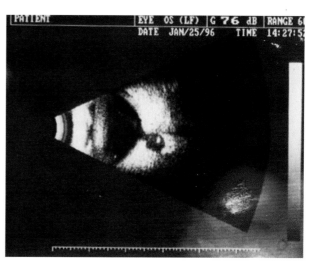

图 2-9-3　男，3 岁，B 超显示视盘缺损，视神经处信号缺失。

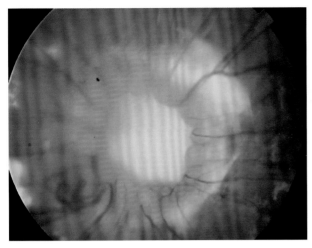

图 2-9-4　女，3 岁，牵牛花综合征，可见右眼视盘面积扩大，底部凹陷，内有胶样组织，血管分支多，颞下似有血管袢。

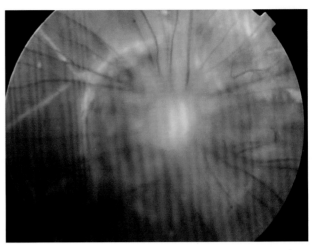

图 2-9-5　女，8 岁，牵牛花综合征合并性视网膜脱离，鼻侧可见视网膜下膜。

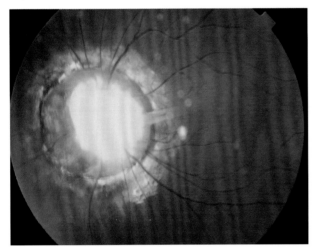

图 2-9-6A　女，6 岁，左眼牵牛花综合征，可见视盘较大，中央胶样组织填充，视盘周围色素嵴，外围脱色素区，血管分支多。

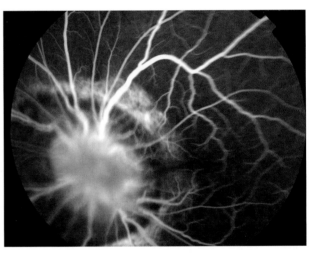

图 2-9-6B　FFA 早期显示典型的四环结构，即中央胶样组织低荧光，周围视神经组织高荧光，视盘周围嵴低荧光，嵴周围色素变动高荧光。

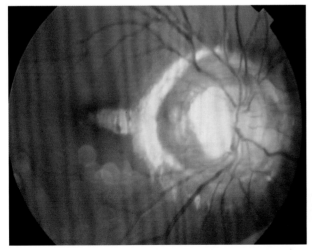

图 2-9-7　男，5 岁，牵牛花综合征伴黄斑区部分萎缩。

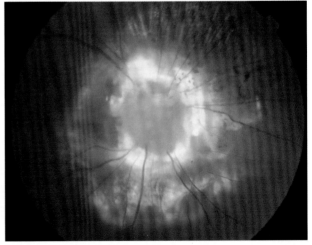

图 2-9-8　女，28 岁，牵牛花综合征，因为左眼下方视网膜脱离就诊，准备玻璃体切除手术，等住院期间视网膜下液吸收，行视盘周围激光治疗。图中看到激光后的萎缩斑。2 年后患者因分娩下方视网膜脱离复发，未行手术治疗，3 年后网脱范围无变化，无增生，继续观察。

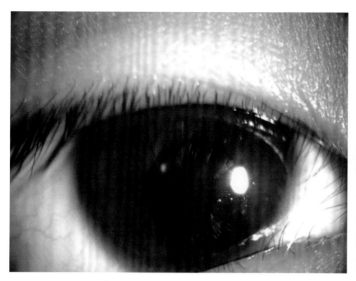

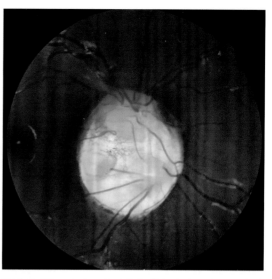

图 2-9-9A 男,4 岁,自幼右眼视力不佳,右眼视力 0.2,左眼 0.9。右眼角膜透明,前房深度正常,下方虹膜部分缺损,无前后粘连。

图 2-9-9B 右眼可见两个视神经乳头,周围区域脉络膜缺损。正常的视神经乳头位于上方,鼻下方有一直径约 2/3PD 的副视神经乳头,两个视神经乳头其间有血管相连接。副视盘颞上方可见一大小约 1/3PD 的凹陷。

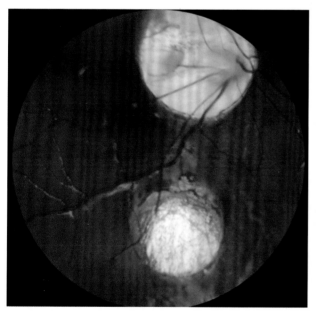

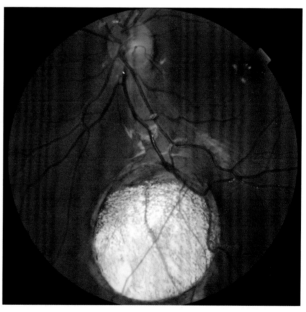

图 2-9-9C 视盘下方还可见一圆形脉络膜缺损区,大小约 3PD。

图 2-9-9D 左眼视盘下方可见一圆形脉络膜缺损区,大小约 6PD。

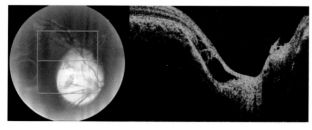

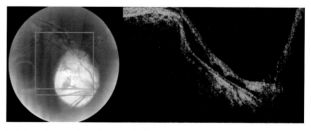

图 2-9-9E OCT 显示右眼视盘凹陷较深,浅层神经纤维与巩膜强信号之间存在一无回声区。

图 2-9-9F 副视盘处主要表现为明显凹陷,周围视网膜变薄,各层次结构不清。

第十节   视盘前血管襻

视盘前血管襻（prepapillary loop）是从视盘发出的血管伸入玻璃体，再折回至视盘开始其正常走行，80%～90% 为动脉襻。

【临床表现】

多单眼发病。动脉襻可两端都位于视盘表面，或一端起始于视盘，另一端与视网膜动脉相接。可呈短小的单襻，亦可为麻花状长襻。与襻相连之动脉约 10% 可发生阻塞。

一般不影响视力，如发生出血则视力下降。

【病因和发病机制】

病因不明。可能在胚胎 4～7 月时玻璃体动脉形成血管芽过程中发生不规则生长。原始视盘发育时视网膜中央动脉不规则生长可能长成血管襻。亦有可能为新生的视网膜血管受牵拉而在视盘表面或边缘处伸长并扭转成襻。

【治疗和预后】

无特殊治疗。视力一般不受影响。

眼底表现如图 2-10-1～图 2-10-4。

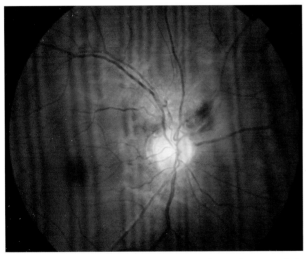

图 2-10-1A   女，32 岁，因右眼前黑影就诊，眼底可见视盘鼻上视网膜血管迂曲，伴少许出血。

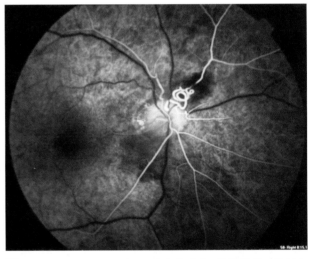

图 2-10-1B   FFA 显示视网膜动脉迂曲，呈螺旋状，局部出血遮挡荧光。

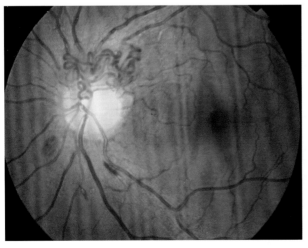

图 2-10-2   女，38 岁，贫血患者，眼底检查时发现视盘血管襻，似为静脉襻。

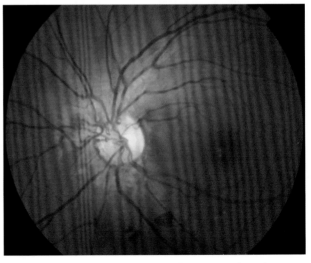

图 2-10-3A   男，52 岁，左眼视盘鼻上可见异常血管。下方可见视网膜前出血。

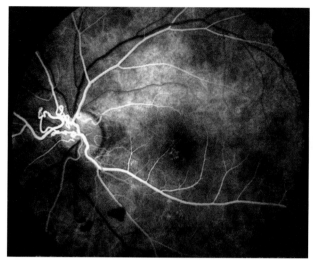

图 2-10-3B FFA 10.5s 可见视网膜鼻侧动脉迂曲走行。

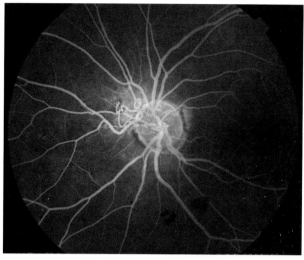

图 2-10-3C FFA 晚期未见异常荧光素渗漏。

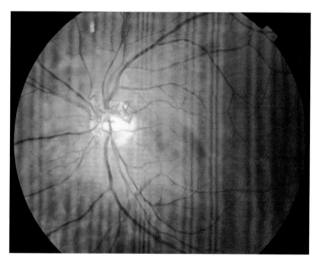

图 2-10-4A 男,37 岁,体检发现左眼视盘上方可见异常血管襻。

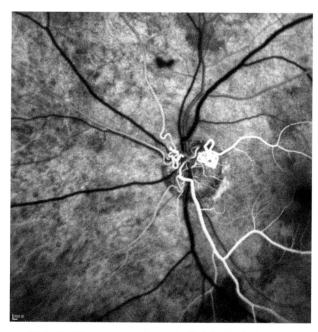

图 2-10-4B FFA 14s 时显示血管襻充盈,为动脉襻。

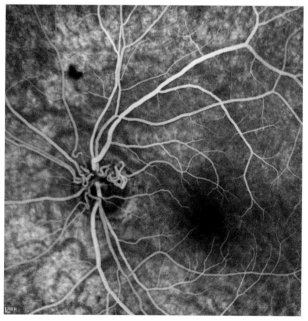

图 2-10-4C FFA 2 分 20s 视网膜动脉襻无荧光渗漏或着染。

第十一节 视网膜大动脉瘤

视网膜大动脉瘤（retinal macroaneurysm）又称获得性视网膜大动脉瘤，表现为视网膜动脉管壁呈现纺锤状或梭形膨胀。多为单发，绝大多数位于颞侧血管，多见于视网膜动脉第三分支以前，常位于动脉分叉或动静脉交叉处。发病年龄通常大于 60 岁，多为单眼发病，双眼发病仅占 10%。

【临床表现】

中心视力缓慢降低，少数可因瘤体破裂而使视力突然下降。视网膜大动脉瘤多见于后极部，呈纺锤状或梭形，大小不等，直径最大约 1/4DD。瘤体表面及附近可有出血、环形或半环形脂质沉着。可有黄斑水肿、渗出，甚至继发黄斑变性。瘤体有搏动时，须警惕发生大出血。可以合并分支血管阻塞。

【辅助检查】

FFA：动脉期瘤体呈高荧光，晚期可表现荧光渗漏。出血遮挡荧光，浓厚出血遮挡瘤体荧光。

ICG：穿透力较强，更容易显示瘤体形态。

OCT：可见视网膜层间瘤体圆形管腔样结构，其内中等反射信号。

【病因和发病机制】

与高血压、动脉硬化等全身情况有关。

【治疗和预后】

动脉瘤可自发血栓而退行萎缩，故部分患者未经治疗能自行恢复。黄斑水肿、渗出严重致视力减退者可予以激光光凝或抗 VEGF 治疗。

眼底表现如图 2-11-1～图 2-11-12。

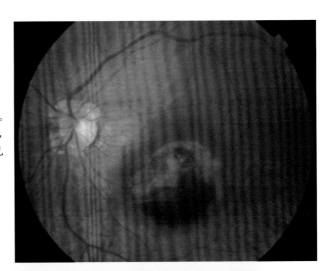

图 2-11-1A　女性，68 岁，左眼视力下降 3 周，高血压多年。左眼视力 FC，黄斑中心凹下方大片视网膜及视网膜下出血，包括陈旧出血及新鲜出血，下方血管弓动脉二级分支处可见管壁局部膨隆。

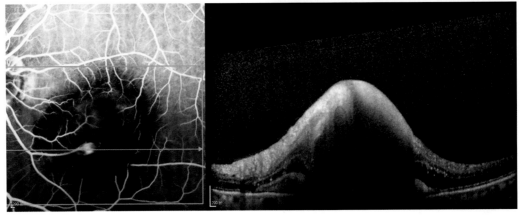

图 2-11-1B　经动脉瘤处的 OCT 平扫显示黄斑中心凹下方视网膜隆起，神经上皮结构不清，与视网膜大动脉瘤对应处可见管腔样结构。

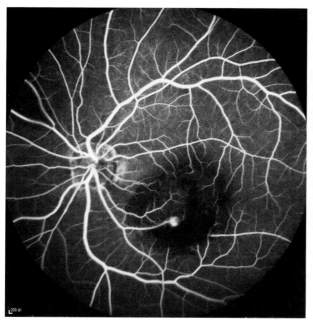

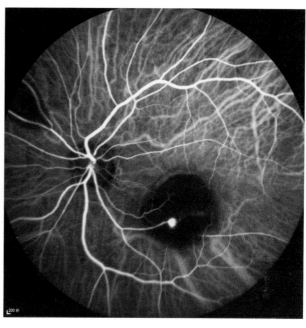

图 2-11-1C　FFA 显示黄斑区大片出血遮挡荧光，颞下动脉二级分支处局部高荧光团，提示为视网膜大动脉瘤。

图 2-11-1D　ICGA 同样显示出血遮挡荧光，动脉瘤结构显示较清晰。

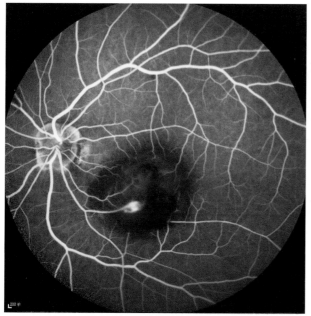

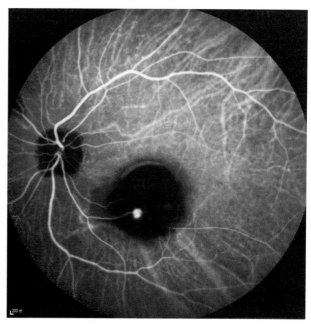

图 2-11-1E　FFA 晚期大动脉瘤处荧光素渗漏，瘤体显示欠清晰。

图 2-11-1F　ICGA 晚期瘤体无明显荧光渗漏，仍可清晰显示大动脉瘤的位置和形态。

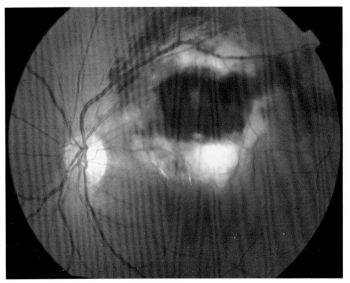

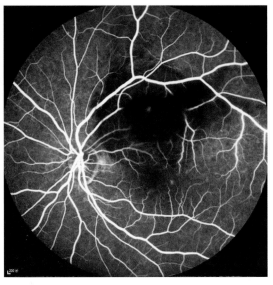

图 2-11-2A　女,66 岁,左眼视力下降 20 天,视力 0.1。颞上大片视网膜前、下出血,周边硬性渗出。

图 2-11-2B　FFA 显示出血遮挡荧光,与动脉走行途径吻合处出现一个高荧光点。

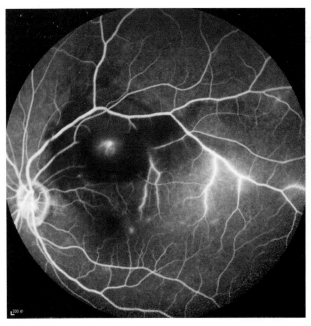

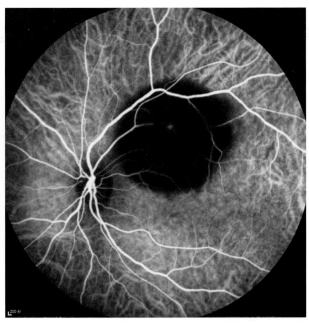

图 2-11-2C　随时间推移,高荧光点逐渐渗漏。颞上静脉分支管壁荧光素着染,这可能与大动脉引起出血,视网膜层间压力增大,导致静脉受压所致。

图 2-11-2D　ICGA 颞上出血遮挡荧光,动脉瘤高荧光显示较 FFA 清晰。

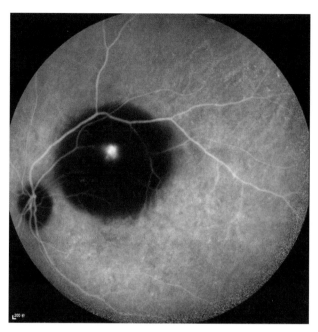

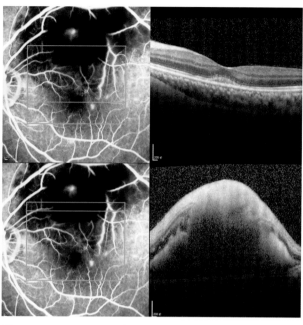

图 2-11-2E　ICGA 晚期高荧光点继续增强增大, 稍有渗漏。

图 2-11-2F　OCT 显示黄斑区视网膜下少许积液。上方层面（下图）显示视网膜层间积血呈高信号, 后方遮挡呈低信号。

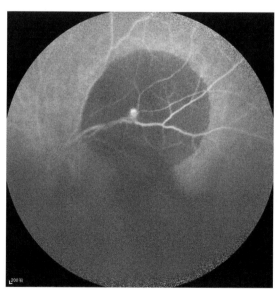

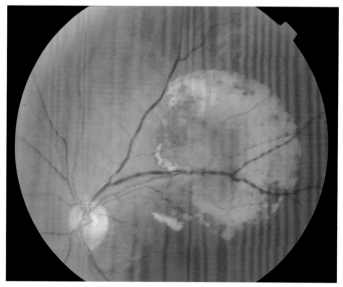

图 2-11-3A　女, 67 岁, 左眼视力下降 2 周就诊, 眼底可见玻璃体积血, FFA 显示颞上动脉二级分支处点状高荧光, 周围出血遮挡荧光。

图 2-11-3B　抗 VEGF 治疗及激光各一次后 3 月, 可见玻璃体积血吸收, 颞上方视网膜下出血呈黄白色。

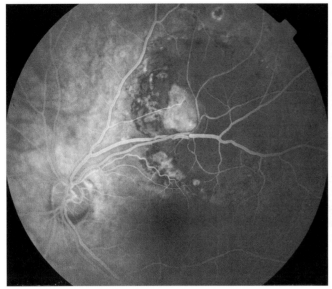

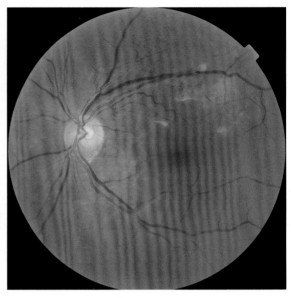

图 2-11-3C   FFA 显示动脉瘤已消失。

图 2-11-3D   半年后复查，可见视网膜下出血吸收，残留色素沉着。

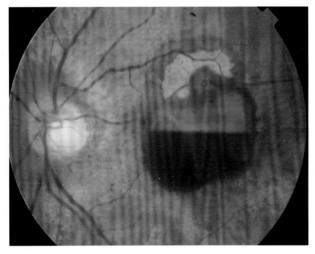

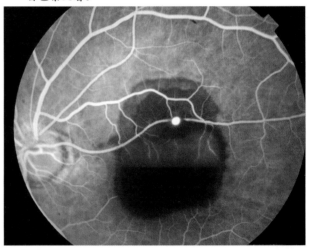

图 2-11-4A   女，80 岁，视网膜大动脉瘤，可见视网膜前舟状出血，上方可见视网膜下陈旧出血。

图 2-11-4B   FFA 显示视网膜大动脉瘤高荧光，出血遮挡荧光。此患者曾误诊为黄斑变性出血。

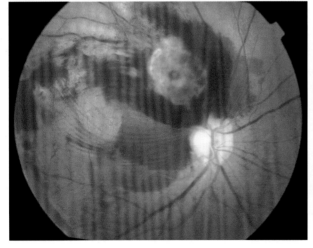

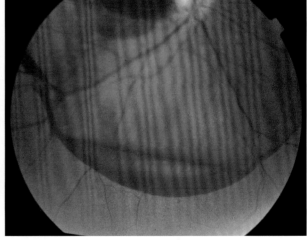

图 2-11-5A   女，70 岁，右眼视力下降 3 天。高血压 10 年，心脏起搏器植入术后，否认糖尿病。右眼视力手动（HM）。右眼视盘颞上方棕黑色隆起，大小约 1.5PD，其周可见大片视网膜出血及视网膜下出血，黄斑区视网膜皱褶。

图 2-11-5B   右眼下方可见视网膜前舟状出血。

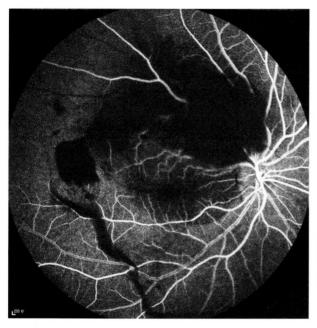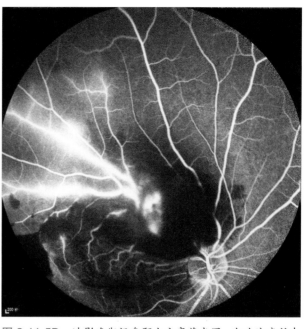

图 2-11-5C　右眼视盘颞上方大片出血遮挡荧光，颞上静脉充盈迟缓。

图 2-11-5D　造影晚期视盘颞上方高荧光团，为动脉瘤所在位置，颞上方视网膜静脉明显渗漏，表明局部压迫发生视网膜分支静脉阻塞。

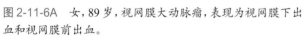

图 2-11-6A　女，89 岁，视网膜大动脉瘤，表现为视网膜下出血和视网膜前出血。

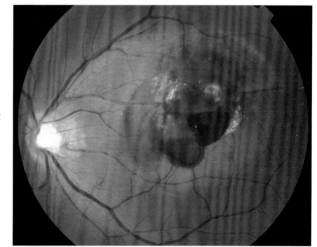

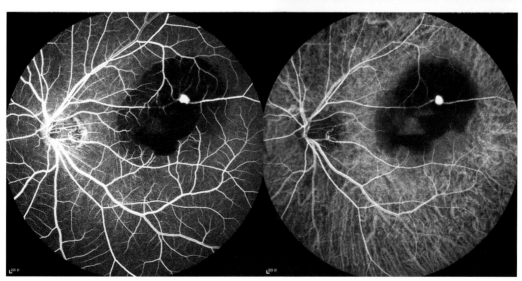

图 2-11-6B　FFA 和 ICG 显示沿颞上视网膜动脉大动脉瘤为高荧光。

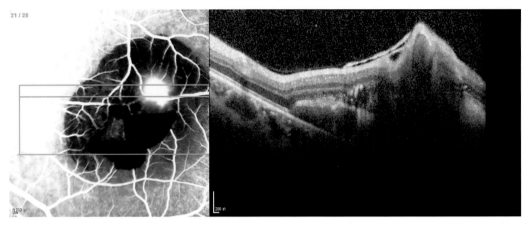

图 2-11-6C　瘤体对应的 OCT 可见视网膜层间圆形瘤体信号，其内中低反射信号。视网膜层间及视网膜下出血。

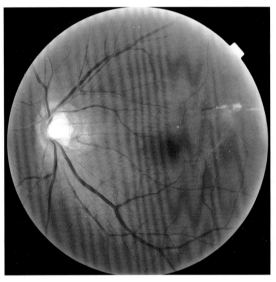

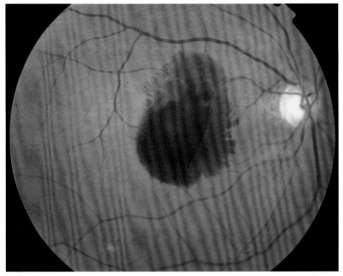

图 2-11-6D　激光治疗半年后，可见出血吸收，局部视网膜动脉白鞘。

图 2-11-7A　女，66 岁，右眼视力下降 1 月，眼底彩照可见视网膜前、视网膜层间出血，黄斑上方可见大动脉瘤。

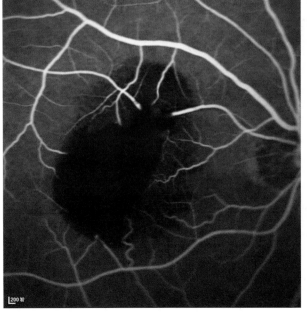

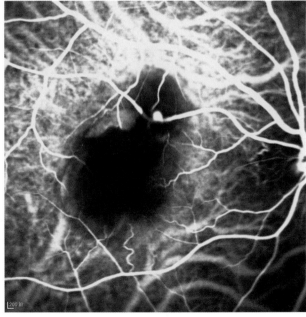

图 2-11-7B　FFA 显示出血遮挡荧光，瘤体未显示。

图 2-11-7C　ICGA 显示动脉血管壁侧膨隆。

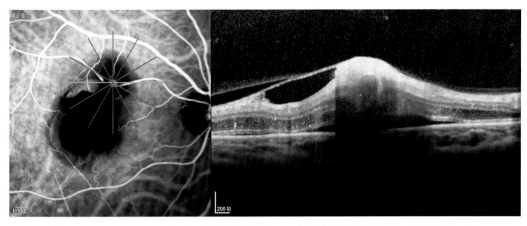

图 2-11-7D　OCT 显示视网膜内界膜下出血，可见动脉瘤管腔，神经上皮下少许积液。

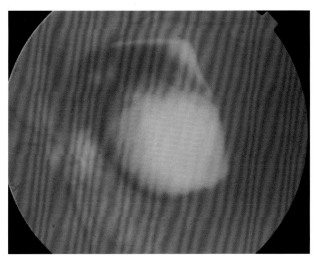

图 2-11-8A　女性，82 岁，左眼视力下降 2 月，视力 FC。眼底可见颞上方动脉瘤，视网膜前大片出血已成黄白色。

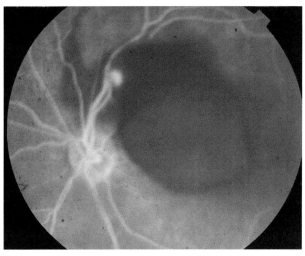

图 2-11-8B　FFA 清晰显示动脉瘤的高荧光。出血遮挡荧光，陈旧黄白色出血有高自发荧光，因此较新鲜出血荧光稍强。

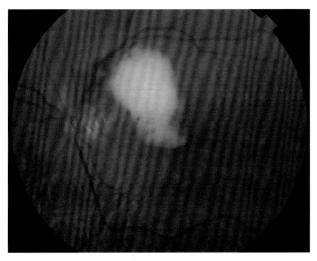

图 2-11-8C　激光治疗后 2 月，出血已大部分吸收，视力提高到 0.1。

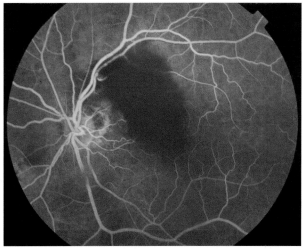

图 2-11-8D　FFA 已看不到动脉瘤的高荧光，此后患者出血继续吸收。

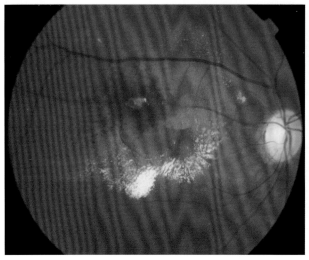

图 2-11-9A　女，70 岁，右眼视力下降 1 月，视力 0.6。眼底可见黄斑颞上动脉瘤，伴视网膜前及视网膜层间出血，黄斑区硬性渗出。

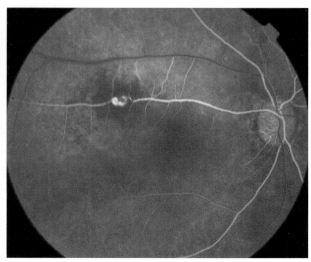

图 2-11-9B　FFA 显示局部迂曲、扩张的动脉瘤。

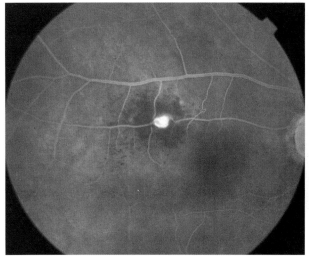

图 2-11-9C　FFA 晚期可见局部渗漏荧光。

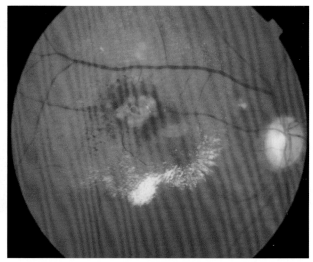

图 2-11-9D　局部激光治疗，光斑大小 200μm，时间 0.3s，点数 12 点。

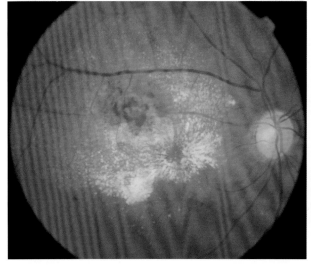

图 2-11-9E　治疗后 1 月，患者诉视力下降，视力 0.2，眼底硬性渗出增加。激光治疗也有引起出血、渗出的风险。后给予抗 VEGF 治疗一次。

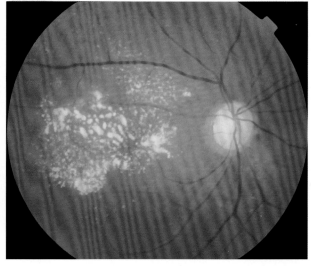

图 2-11-9F　治疗后 2 月患者视力 0.2，硬性渗出明显吸收。

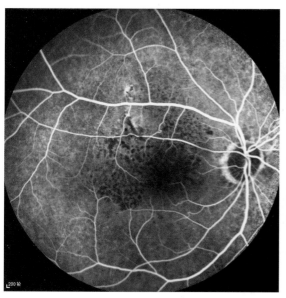

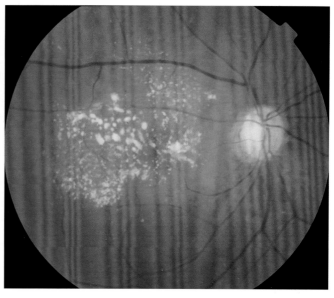

图 2-11-9G FFA 显示动脉瘤处无荧光渗漏,血管轻度迁曲。

图 2-11-9H 治疗后 3 个月,硬性渗出继续吸收。视力 0.3。

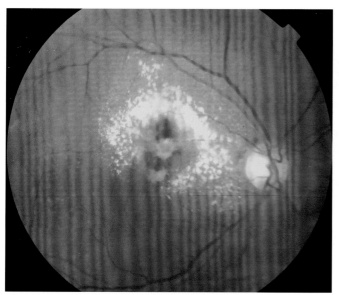

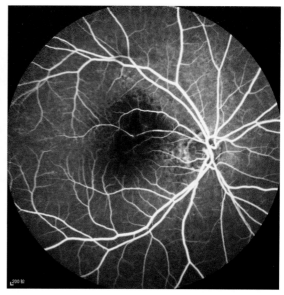

图 2-11-10A 女,73 岁,右眼大动脉瘤靠近黄斑中心凹,在外院行抗 VEGF 治疗一次。

图 2-11-10B FFA 显示动脉瘤处已无明显瘤体高荧光,动脉瘤周围可见出血遮挡荧光。

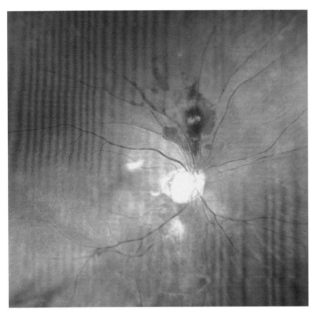

图 2-11-11A 女,77 岁,右眼前黑影 1 周,眼底照相显示上方视网膜大动脉瘤合并视网膜前、视网膜层间出血。(此病例由延吉华正眼科医院鲁杰教授提供)

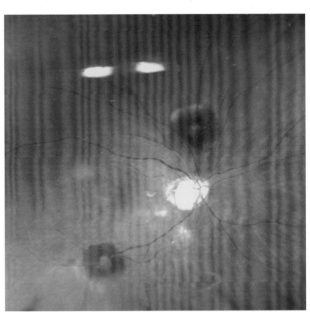

图 2-11-11B 患者放弃治疗,1 个半月后发现颞下方视网膜大动脉瘤合并出血。此时仔细看前次照片在相应位置已经有动脉的扩张,并且上方血管瘤远端也可以看到局部动脉壁发白。给予动脉瘤局部激光治疗。

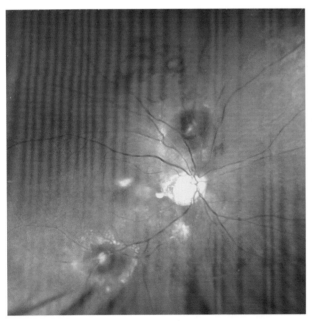

图 2-11-11C 激光治疗后 2 个月,颞下方动脉瘤发白,出血大部分吸收,上方出血部分吸收,但在上方远端出现新的出血。再次给予激光治疗。

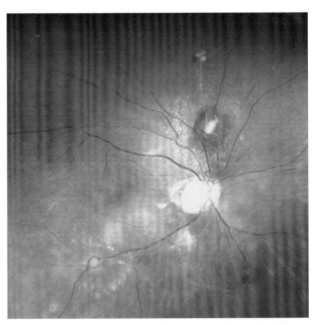

图 2-11-11D 第二次激光后 2 个月,可见颞下方动脉瘤进一步发白、出血吸收,上方动脉瘤发白,出血大部分吸收,上方远端动脉瘤色白,出血吸收,但可见动脉白线。此病例表明动脉局部扩张变白可能是动脉瘤的先兆。

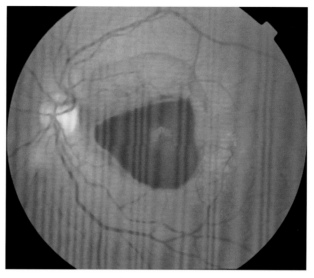

图 2-11-12A　女，73 岁，左眼黄斑区视网膜内界膜下出血，颞上动脉分支可见红黄色动脉瘤。

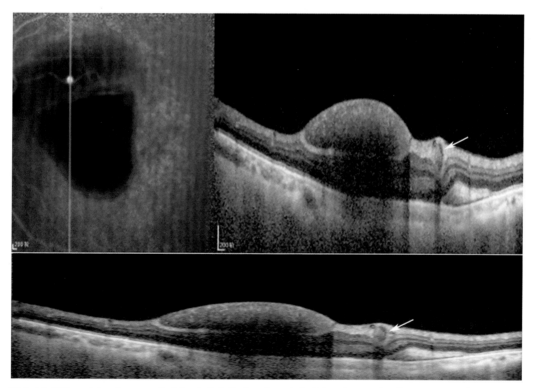

图 2-11-12B　ICGA 与 OCT 显示视网膜内界膜下出血呈高反射，其后信号遮挡，右侧动脉瘤呈纺锤形，周围高反射为瘤壁，其内低反射为管腔，也可见少许视网膜下出血。下图 OCT 显示动脉瘤呈纺锤形其实为假象，调整比例尺为 1:1 后，可见动脉瘤呈圆形（白箭头）。

第十二节　中心凹旁渗出性血管异常复合体

中心凹旁渗出性血管异常复合体(perifoveal exudative vascular anomalous complex，PEVAC)是新近提出的一个概念，有可能是中心凹旁视网膜血管异常(perifoveal retinal vascular abnormalities)的一种表现形式。区别在于后者多见于糖尿病视网膜病变、视网膜静脉阻塞或炎症性疾病中，而 PEVAC 一般不存在这些血管性或炎症性病变，但可以合并年龄相关性黄斑变性(AMD)或近视性黄斑病变等。

【临床表现】

渐进性视力下降、视物变形。可以存在合并症相关症状，如 AMD 相关症状。多为单眼发生。眼底主要表现为黄斑区硬性渗出，同时可见较大的血管瘤，较 DR 中的微血管瘤大。

【辅助检查】

FFA 早期可见黄斑区点状高荧光，随时间延长荧光素渗漏。可以有其他合并症的造影表现。

ICGA 在各期均可见黄斑区点状高荧光，无明显荧光素渗漏。

OCT 通过血管异常复合体的层面可见较大的血管瘤样改变，呈圆形，边界较清晰，其周围通常有一层高反射信号的"囊壁"，周围可以伴有视网膜内囊腔、积液及硬性渗出的高反射信号。PEVAC 结构多位于内核层至外丛状层，但也可延伸至节细胞层。

OCTA 相应血管异常复合体内可见血流信号，也有部分病变显示异常血管团样的结构。

【病因和发病机制】

发病机制目前尚未明确，考虑可能与局部血管内皮损伤导致管壁持续性扩张有关。

【治疗和预后】

针对合并视网膜疾病进行治疗。文献报道对抗 VEGF 反应不一致，可尝试抗 VEGF 治疗。血管异常复合体位置距中心凹超过 250μm 者，可考虑局部激光治疗。

眼底表现如图 2-12-1、图 2-12-2。

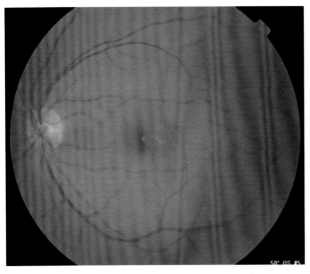

图 2-12-1A　女性，61 岁，左眼 PEVAC，眼底彩照显示黄斑区硬性渗出，中心凹颞侧似可见一较大血管瘤。

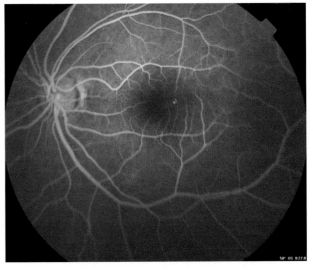

图 2-12-1B　FFA 早期显示中心凹颞侧点状高荧光。

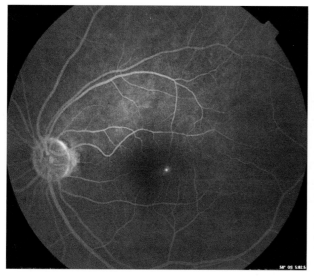

图 2-12-1C FFA 晚期显示病灶处轻度荧光素渗漏。

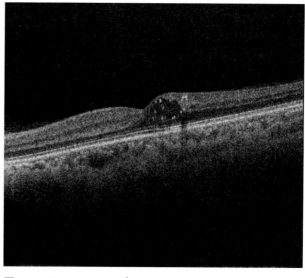

图 2-12-1D OCT 可见中心凹颞侧类圆形囊样改变,其周围有高反射信号"囊壁",其内呈中等反射信号。视网膜内囊腔,伴硬性渗出的高反射信号。

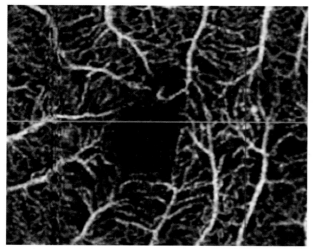

图 2-12-1E OCTA 显示中心凹颞侧较大的微血管瘤样结构。

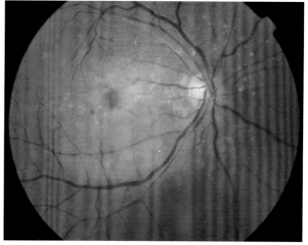

图 2-12-2A 男,88 岁,右眼 AMD,黄斑区可见片状出血、玻璃膜疣,中心凹颞下可见红色点状病变。

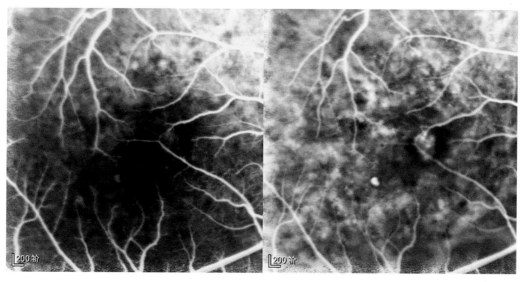

图 2-12-2B FFA 及 ICGA 可见中心凹颞下点状病变呈高荧光,同时可见中心凹鼻上 CNV 病灶高荧光。

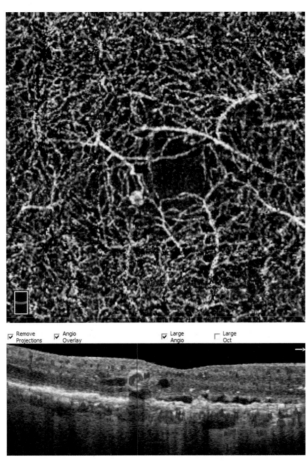

图 2-12-2C　OCTA 显示此点状病灶为异常血管团样结构，
OCT 上显示具有高反射囊壁结构，其内有血流信号。

第十三节　视网膜劈裂相关视网膜血管病变

视网膜劈裂根据不同的病因，大致可分为老年性视网膜劈裂、近视性视网膜劈裂、X 连锁先天性视网膜劈裂等，各种劈裂的层次有所差别。

老年性、获得性或退行性视网膜裂（Senile, acquired, or degenerative retinoschisis）由 Bartels 于 1933 年首先报道，定义为神经视网膜的劈裂，通常位于外丛状层或内核层。视网膜结构的破坏可能会引起视网膜血管异常或受损，并导致相关血管病变的发生，如动脉瘤、毛细血管扩张和新生血管等。

近视性视网膜劈裂，以后极部视网膜劈裂为特征，通常发生于高度近视伴后巩膜葡萄肿的患者。近视患者还可能发生周边部的劈裂，继发视网膜血管病变。

X 连锁先天性视网膜劈裂（X-Linked retinoschisis in juvenile，XLRS）中超过一半的患者会出现周边视网膜劈裂，有时在周边可见视网膜血管鞘、血管闭塞和无支撑血管，甚至发生玻璃体积血。

【临床表现】

早期患者无症状，眼底可有血管瘤样改变、毛细血管扩张、血管鞘或新生血管等病变。随着视网膜劈裂的发展，可能伴有视力下降，视物变形等症状。出现玻璃体积血时，患者视力下降、眼前黑影等。

【辅助检查】

FFA 动脉期即出现视网膜毛细血管异常动脉瘤样扩张，很快充盈，并可伴有荧光渗漏，通常没有明显无灌注区。

OCT 在相应异常血管的区域为视网膜劈裂，劈裂可能位于内层或外层。

　　OCTA显示异常微血管扩张或动脉瘤样结构位于视网膜劈裂区，伴血流信号，通常没有明显的无血流区，异常血管可位于视网膜层间或视网膜前。

【病因和发病机制】

　　视网膜劈裂造成视网膜浅层毛细血管与视网膜深层毛细血管的牵拉，导致视网膜血管异常改变（包括血管瘤样扩张或微血管瘤样病变）。大泡样视网膜劈裂病变区域持续慢性的视网膜劈裂，可能造成视网膜慢性缺血，导致视网膜毛细血管扩张，甚至导致新生血管形成。

【治疗和预后】

　　病情较稳定，不易发展，病变位于周边，可密切观察，不必治疗。视力可正常或轻降低，取决于病变累及视网膜的范围和是否合并玻璃体积血等。激光光凝治疗可能有效，能减轻异常血管的渗漏，稳定病变。

　　眼底表现如图2-13-1、图2-13-2。

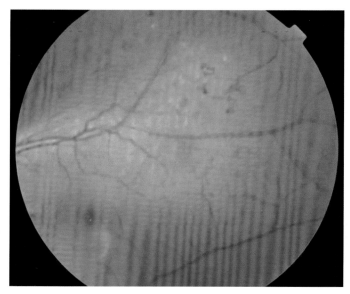

图2-13-1A　女，27岁，近视-8.00DS，黄斑颞上方簇状、多发视网膜血管瘤样病变，位于视网膜表面。

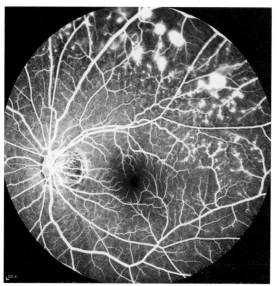

图2-13-1B　FFA示视网膜颞上方异常血管瘤样病变在动脉期早期迅速充盈。

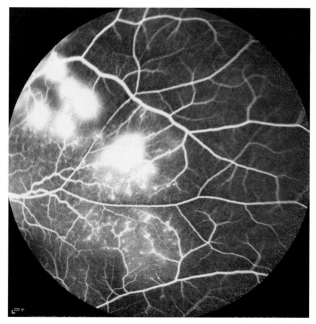

图2-13-1C　异常血管瘤样病变渗漏明显，周边未见无灌注区。

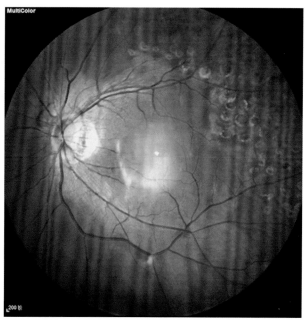

图2-13-1D　激光治疗后炫彩眼底照相，可见血管瘤样病变减少。

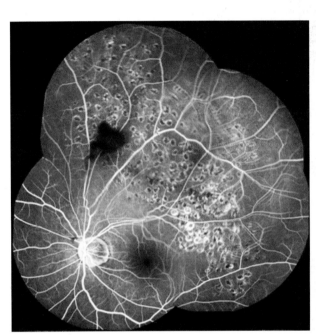

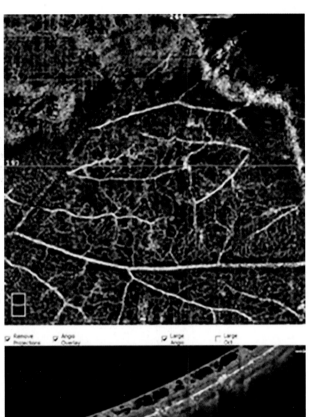

图 2-13-1E   激光治疗后，血管瘤样病灶消退，FFA 未见明显渗漏。

图 2-13-1F   激光治疗后，OCTA 显示视网膜内层劈裂，少许囊样血管瘤样结构位于视网膜内层。

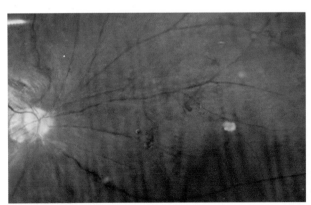

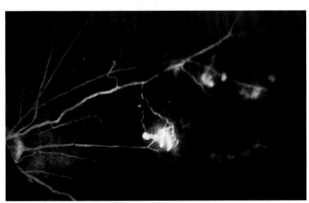

图 2-13-2A   女，38 岁，因玻璃体少量出血导致视力下降就诊，眼底彩照可见右眼鼻侧异常血管瘤样病变。

图 2-13-2B   FFA 早期即可见瘤样病变高荧光，未见明显无灌注区。

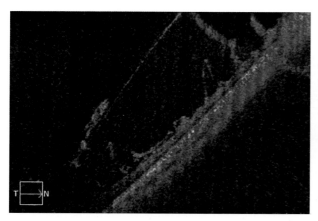

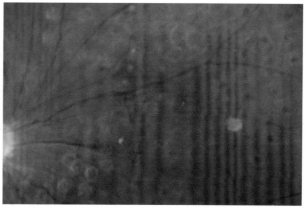

图 2-13-2C　OCTA 显示异常血管瘤样病变位于视网膜劈裂区表面。

图 2-13-2D　激光治疗后 3 个月，血管瘤样病灶明显消退。

（戴荣平　曲进锋）

第三章
视网膜血管阻塞

第一节　视网膜中央动脉阻塞

视网膜中央动脉阻塞（central retinal artery occlusion，CRAO）好发于老年男性，多数发病年龄在 60 岁以上。多单眼发病，双眼病例约为 1%～2%。CRAO 是导致失明的眼科急症之一，须尽快诊断和治疗。

【临床表现】

部分患者在发病前可出现一过性黑矇，为先兆症状。发病时表现为黑矇、视力迅速下降至眼前手动（HM）或数指（CF），视野完全消失。眼底检查可见视盘颜色苍白，后极部视网膜灰白色水肿，黄斑区呈"樱桃红斑"，有睫状视网膜动脉存在时黄斑颜色正常。视网膜动脉纤细呈白线状，静脉变细、节断性充血。4～6 周后，可见视神经变白萎缩、视网膜色素沉着等表现。

【辅助检查】

FFA 可见动脉荧光充盈迟缓或无荧光灌注，视网膜水肿遮挡脉络膜荧光。当睫状视网膜动脉存在时，该动脉早期充盈。

OCT 可见视网膜增厚，内层反射信号增强，密度均匀，无视网膜内液或下液，深层信号被遮挡。对于视力明显下降但眼底灰白水肿不明显的患者，OCT 可以提供很好的诊断依据。

OCTA 可见浅层、深层毛细血管大面积无血流区，治疗后血流可以部分恢复。

【病因和发病机制】

栓塞：常见来源为动脉粥样硬化脱落的斑块、也可见于脂肪栓、异物栓以及罕见的气栓。

视网膜中央动脉壁血栓形成：多由高血压、动脉粥样硬化、糖尿病、高同型半胱氨酸血症等引起。

【治疗和预后】

前房穿刺，降低眼压，以利于眼内血液灌注。眼球按摩。扩张血管药物，例如吸入或舌下含服硝酸酯类。吸氧及高压氧治疗可能有助于缓解视网膜缺氧状态。个别患者可以考虑溶栓治疗，包括全身药物溶栓以及介入溶栓。

绝大多数预后很差，视力很难恢复，仅不到 1/4 的病例视力恢复至 0.2 以上。存在睫状视网膜动脉者预后较好。

眼底表现如图 3-1-1～图 3-1-14。

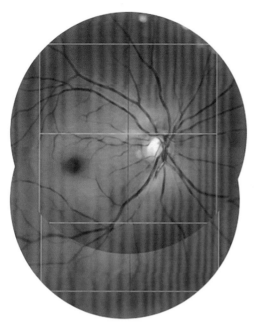

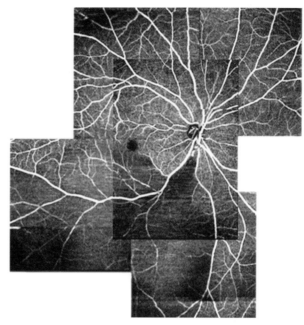

图 3-1-1A 女，45 岁，因右眼突然视物不见 1 小时就诊。双眼视力手动（HM），眼压 15mmHg。眼底：视网膜灰白水肿、下方较重。2003 年行心脏瓣膜置换术。脑梗死 10 年。否认高血压、糖尿病。

图 3-1-1B OCTA 拼图显示右眼颞下方视网膜浅层大片无血流区。

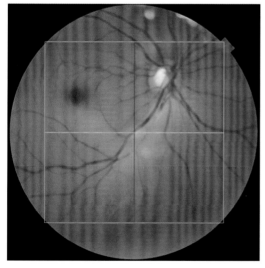

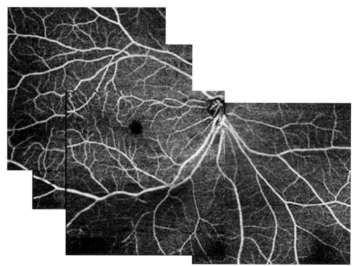

图 3-1-1C 前房穿刺 5min 后复查，眼底变化不大。

图 3-1-1D OCTA 显示黄斑下方血流已经恢复。3 周后视力 0.15。

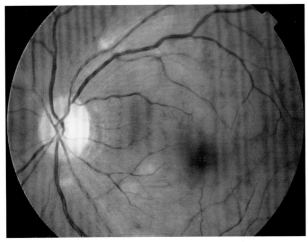

图 3-1-2A　女，39 岁，左眼视网膜中央动脉阻塞，视网膜苍白水肿，散在几处棉絮斑。

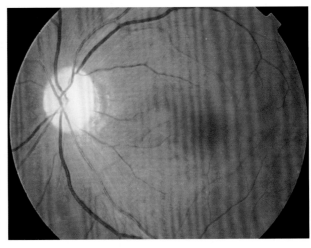

图 3-1-2B　1 月后，左眼视盘色白，视网膜水肿消退，视网膜色素紊乱，棉絮斑消失。

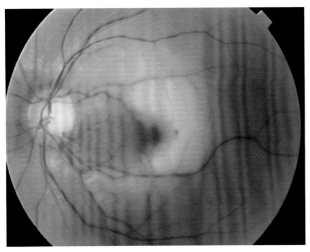

图 3-1-3A　女，46 岁，CRAO，后极部视网膜苍白水肿，但因有睫状血管系统供应黄斑，尚可见后极部少许正常区域。视网膜动脉细窄，静脉粗细不均。

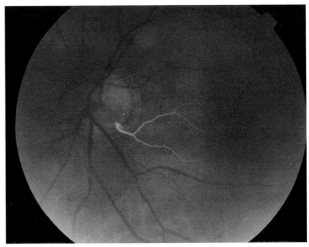

图 3-1-3B　FFA 13s，睫状视网膜动脉充盈。

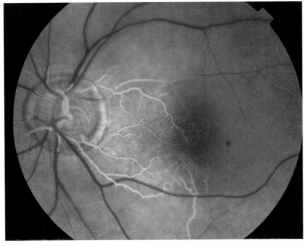

图 3-1-3C　FFA 24s，视网膜动脉系统仍只有部分充盈。

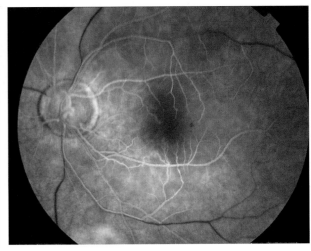

图 3-1-3D　FFA 1 分 13s，视网膜动脉大部分充盈。但静脉回流仍处在层流期。

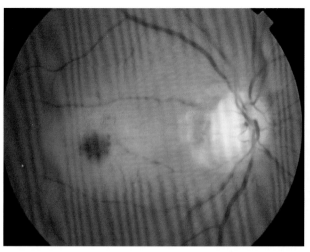

图 3-1-4A 男，74 岁，视网膜动脉细窄，静脉轻度扩张，黄斑灰白水肿，可见典型的樱桃红斑。

图 3-1-4B 动脉充盈时间 23s，明显延迟，视网膜循环时间 5s。

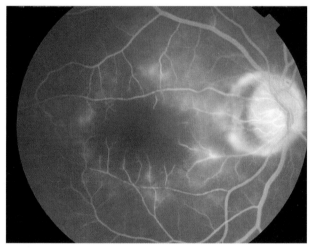

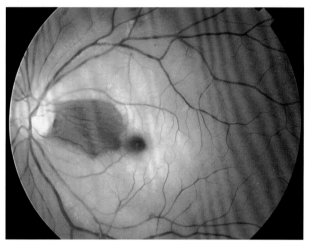

图 3-1-4C FFA 晚期中心凹仍无灌注，血管壁轻度荧光着染。

图 3-1-5 女，46 岁，眼底可见后极部视网膜灰白水肿，黄斑樱桃红斑，视盘黄斑区舌形正常区，为睫状视网膜动脉供应。

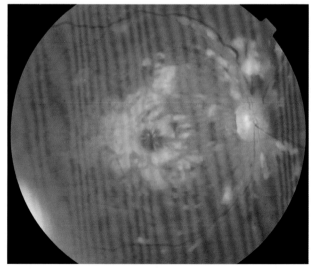

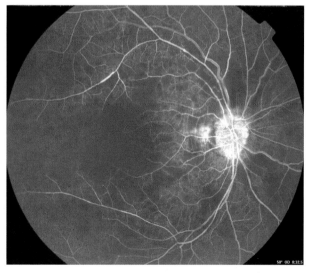

图 3-1-6A 女，47 岁，右眼视力突然下降，眼底可见视网膜棉絮斑、黄斑区黄白色病灶，视网膜动脉细窄、粗细不均。

图 3-1-6B FFA 显示视网膜动脉细，粗细不均，视网膜大片无灌注区，视盘轻度高荧光。

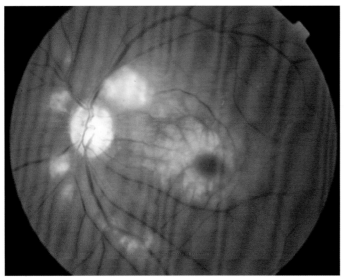

图 3-1-7A 男,65 岁。糖尿病 10 余年,否认高血压。左眼视力指数(FC)。左眼视网膜动脉细,黄斑区及视盘周围可见灰黄色斑片状改变,黄斑区樱桃红斑。

图 3-1-7B FFA 1min 5s 仅见视盘荧光充盈,黄斑区及视盘周围片状低荧光。

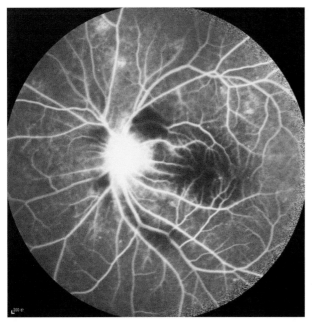

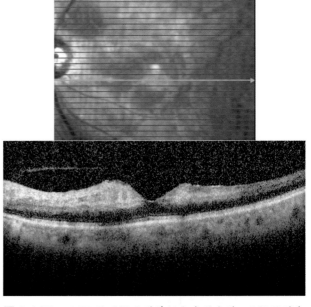

图 3-1-7C FFA 3min 9s 时视网膜静脉才充盈完全,视盘荧光素渗漏呈高荧光。

图 3-1-7D OCT 显示视网膜神经上皮层水肿,无视网膜内液和下液。该水肿为缺血导致的细胞内水肿。

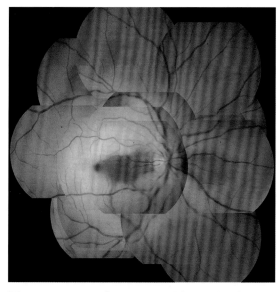

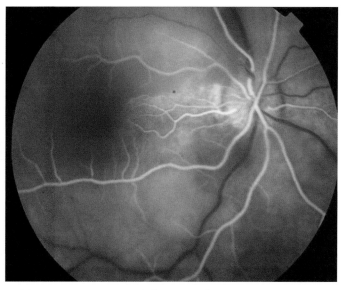

图 3-1-8A　男，35 岁，右眼视网膜中央动脉阻塞，后极部视网膜灰白水肿，视盘鼻侧和颞侧可见舌形正常区。

图 3-1-8B　FFA 显示视盘鼻、颞侧各有一支睫状视网膜动脉。

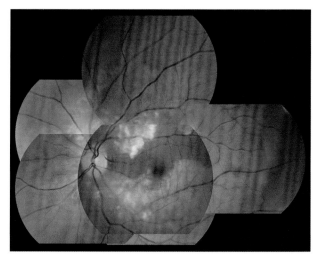

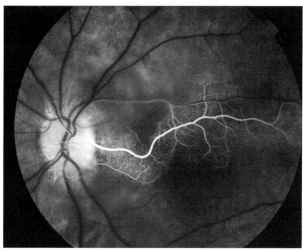

图 3-1-9A　女，40 岁，可见后极部视网膜灰白水肿，上方较多棉絮斑，中心凹上方长条形正常区。

图 3-1-9B　FFA 显示粗大的睫状视网膜动脉供应黄斑上方。

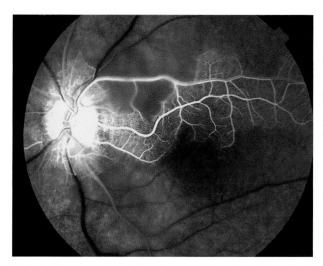

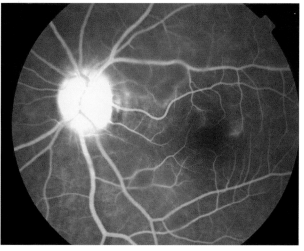

图 3-1-9C　FFA 显示该睫状视网膜动脉回流入颞上方静脉分支。

图 3-1-9D　FFA 晚期可见阻塞部分视网膜仍有血流供应，但荧光较正常时偏暗。视盘高荧光。

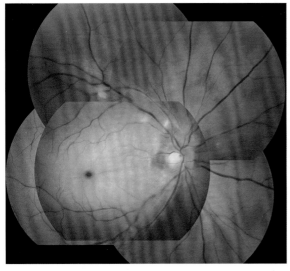

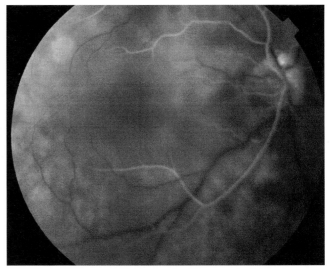

图3-1-10A　男，39岁，可见后极部视网膜灰白水肿，黄斑樱桃红斑，上方数个棉絮斑，中周部视网膜色泽大致正常。

图3-1-10B　FFA 19s显示视网膜动脉近端充盈，远端仍无充盈，为前锋现象。

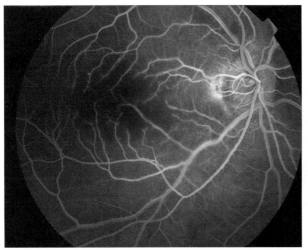

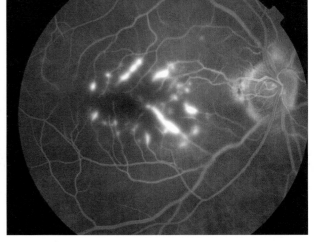

图3-1-10C　FFA 32s，可见视网膜动静脉充盈完全，黄斑区大片无灌注。

图3-1-10D　FFA晚期可见黄斑区视网膜血管荧光渗漏明显。

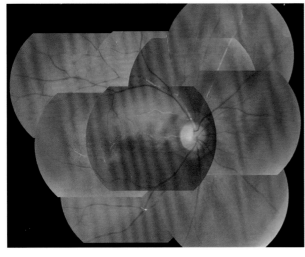

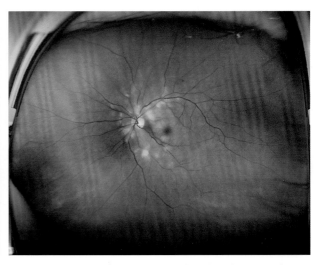

图3-1-11　男，53岁，右眼可见视网膜广泛白线，视网膜灰白水肿，多处点状白色斑块为栓子所在的部位。

图3-1-12　男，56岁，CRAO超广角眼底照相可见视盘周围及后极部水肿，棉絮斑较多。

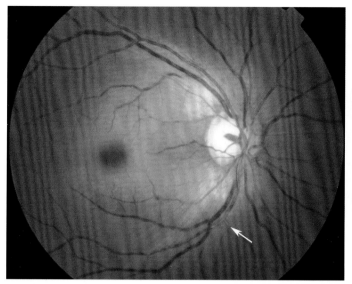

图 3-1-13A 男,50 岁,右眼突发视物不见 2 小时。高血压 10 年。视力右眼手动,左眼 1.0。右眼瞳孔散大,RAPD(相对性传入性瞳孔障碍)(+)。右眼后极部视网膜水肿,黄斑樱桃红斑,颞下视网膜动脉主干分叉处见黄色条形栓子(白箭头)。

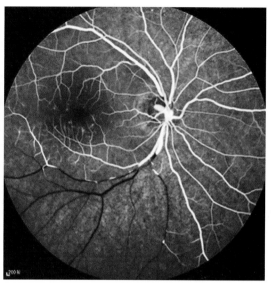

图 3-1-13B FFA 1min 7s,颞下视网膜动脉及静脉均没有充盈,远端动脉可见逆行充盈。

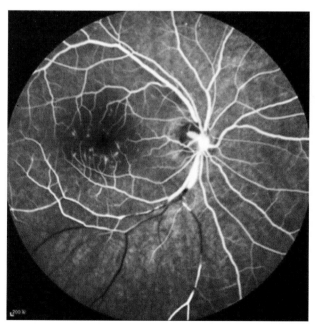

图 3-1-13C FFA 2min 19s,颞下视网膜动脉进一步逆行充盈,黄斑区荧光渗漏。

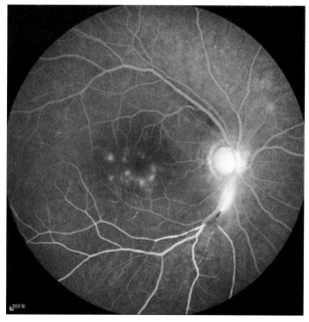

图 3-1-13D 16min 27 秒,颞下视网膜动脉及静脉内荧光较其他血管强,动脉分叉处低荧光为栓子所在部位,黄斑区荧光渗漏。

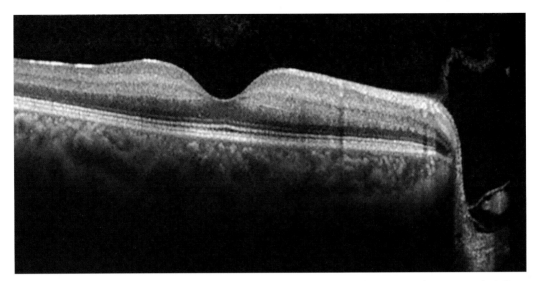

图 3-1-13E　OCT 显示内层视网膜高反射信号（内丛状层、内核层、外丛状层），外丛状层水肿增厚。

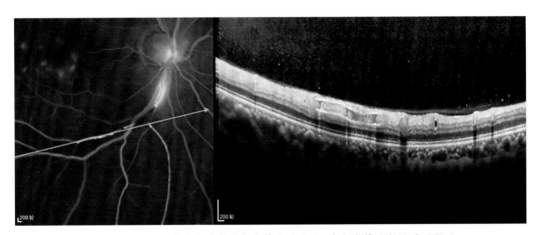

图 3-1-13F　OCT 中平行的高反射条带为动脉壁，其内中等反射信号为栓子。

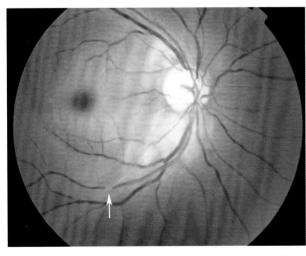
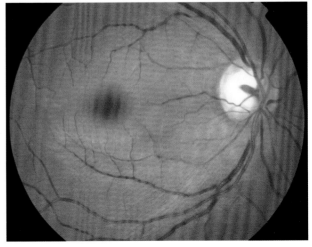

图 3-1-13G　前房穿刺、吸氧、扩血管治疗后，右眼颞下视网膜动脉栓子游离至远端（白箭头）。视力提高至 0.1

图 3-1-13H　3 天后，右眼后极部视网膜水肿减轻，颞下视网膜血管内栓子消失。视力 0.8。

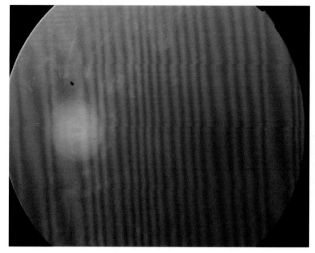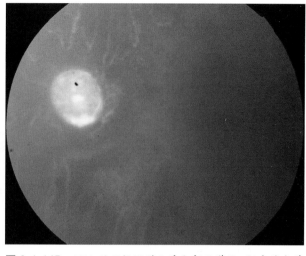

图 3-1-14A 男，59 岁，陈旧性 CRAO，可见视盘萎缩色白，视网膜血管白线，视网膜萎缩变薄，暴露脉络膜大血管。

图 3-1-14B FFA 显示视网膜几乎全部无灌注，视盘荧光着染，隐约见脉络膜血管高荧光。

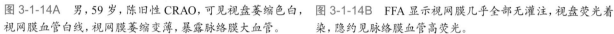

第二节 视网膜分支动脉阻塞

视网膜分支动脉阻塞（branch retinal artery occlusion，BRAO）发病较中央动脉阻塞少见，以颞侧尤其是颞上支发病较多。

【临床表现】

视力受损程度取决于阻塞的部位和程度，颞侧视网膜血管阻塞可影响黄斑血液供应视力下降明显。视野表现为血管阻塞区域的视网膜相对应的视野缺损。受累动脉变细窄，相应静脉亦变细，有时在阻塞动脉内可见白色或淡黄色发亮的小斑块。阻塞动脉供应区域内的视网膜缺血水肿。2～3 周后视网膜水肿消退后，可见阻塞支血管变细或白线。

【辅助检查】

FFA 可见阻塞动脉和相应静脉荧光充盈迟缓，阻塞区视网膜水肿遮挡背景荧光。

OCT 显示受累区域早期内层视网膜增厚、反射增强，晚期萎缩变薄。

OCTA 可显示与阻塞区域对应的视网膜浅层、深层毛细血管无灌注。

【病因和发病机制】

参考"视网膜中央动脉阻塞"。除 CRAO 的常见原因外，血管炎症（如 Susac 综合征）也应考虑。

【治疗和预后】

治疗参考"视网膜中央动脉阻塞"。对于可见明确栓子的病例，有报道尝试激光击栓术，部分病例可成功。

多数预后较差，多数视野缺损将不可恢复，阻塞的动脉最终变细。有时阻塞的动脉再通，检眼镜下仅见细微的改变或观察不到明显的异常。

眼底表现如图 3-2-1～图 3-2-5。

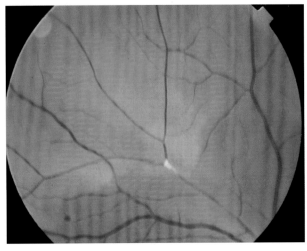

图 3-2-1A 女，44 岁，右眼颞上支动脉栓塞，动脉分叉处白色栓子，颞上方视网膜灰白水肿。

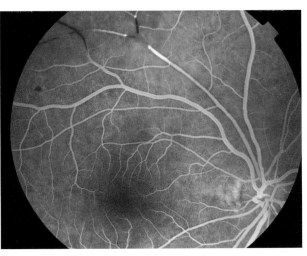

图 3-2-1B FFA 可见颞上支血管栓塞处呈 Y 形低荧光，栓子两侧可见血管壁荧光着染。

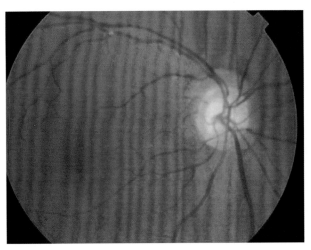

图 3-2-2A 男，71 岁，颞上动脉分支可见胆固醇栓子。

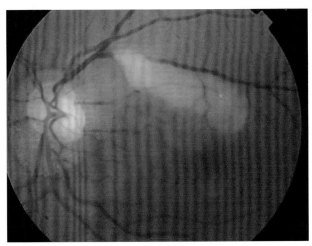

图 3-2-2B 左眼视盘颞侧动脉可见小的白色栓子，黄斑上方灰白水肿区。

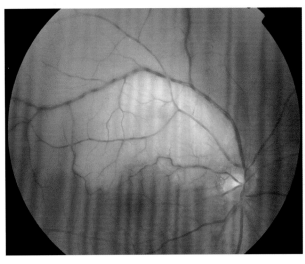

图 3-2-3A 男，57 岁，右眼颞上方视网膜水肿变白。

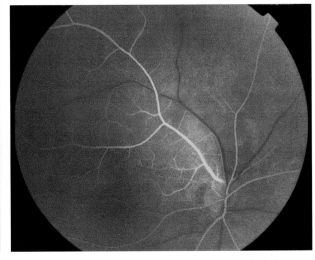

图 3-2-3B FFA 25s 可见颞上方视网膜动脉充盈。

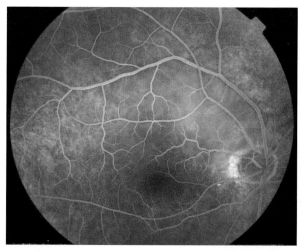

图 3-2-3C　FFA 11min 可见颞上方水肿区轻度低荧光。

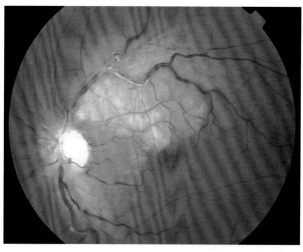

图 3-2-4A　男，53 岁，颞上视网膜分支动脉阻塞，其供应的视网膜呈扇形乳白色水肿，小动脉白线，眼底静脉迂曲、增粗。

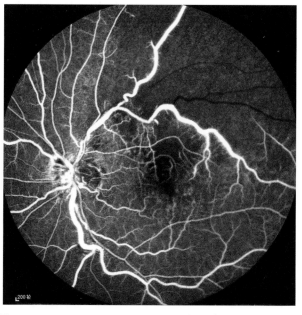

图 3-2-4B　FFA 显示颞上方动脉闭塞无灌注，静脉迂曲扩张，黄斑区毛细血管扩张。

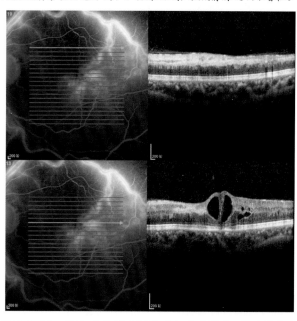

图 3-2-4C　FFA 晚期显示颞上方仍为无灌注，静脉壁荧光着染。OCT 显示黄斑上方视网膜内层密度增高，层次不清，为 RAO 引起细胞内水肿所致，黄斑区可见囊样水肿。

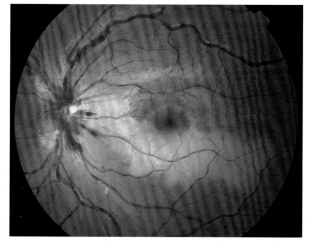

图 3-2-5A　男，13 岁，左眼视力下降 1 周，视力 0.6，眼底彩照可见视盘周围线状出血，黄斑下方长条状灰白水肿。

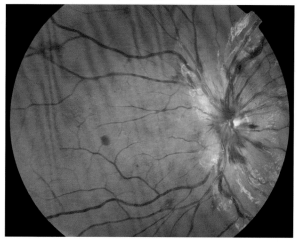

图 3-2-5B　视网膜鼻侧也可见静脉扩张、色暗，视网膜片状出血。

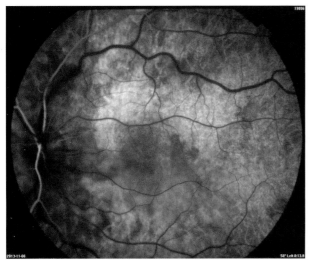

图 3-2-5C   FFA13s 时中央动脉开始充盈，但黄斑视网膜动脉分支无充盈。

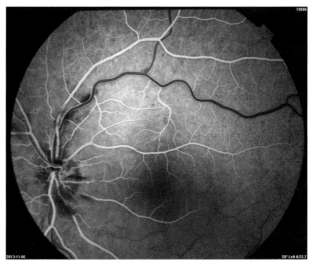

图 3-2-5D   FFA 22s 时可见静脉层流，视网膜循环时间为 9s，大于正常的 2~5s。此时视网膜动脉颞下分支充盈，远端未充盈，为前锋现象。注意此动脉不是从视盘边缘发出，有时容易误认为是睫状视网膜动脉。

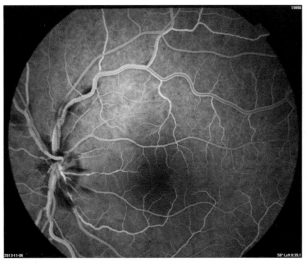

图 3-2-5E   FFA 39s 时静脉充盈仍未完全，静脉充盈明显迟缓，可以诊断为视网膜中央静脉阻塞合并分支动脉阻塞。视网膜中央静脉阻塞时视网膜回流受阻，压力超过该分支动脉灌注压时，可以导致动脉阻塞。

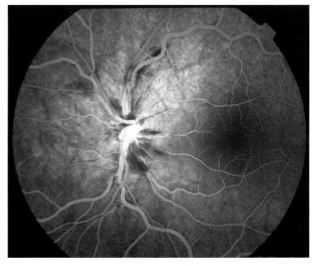

图 3-2-5F   FFA 晚期可见视盘轻度高荧光，火焰状出血遮挡荧光。

第三节   睫状视网膜动脉阻塞

睫状视网膜动脉阻塞（cilioretinal artery occlusion）是指供给黄斑及其附近视网膜的睫状视网膜动脉单独发生阻塞，而视网膜中央动脉循环正常。这种情况多见于年轻患者。临床上可分为单独睫状视网膜动脉阻塞、合并视网膜中央静脉阻塞或缺血性视神经病变，其中前两种较为常见。

【临床表现】

中心注视点的大暗点，而周边视野正常。眼底检查可见后极部视网膜呈现舌形或矩形乳白色混浊，并有"樱桃红斑"，睫状视网膜动脉管径狭窄或局限性狭窄。

【辅助检查】

FFA 可见阻塞动脉荧光充盈迟缓。

OCT 显示视网膜内层水肿增厚，各层次欠清。

OCTA 显示阻塞区域视网膜浅层、深层血流缺失或密度降低。

【病因和发病机制】

有学者认为睫状视网膜动脉阻塞可能由于低灌注（例如，夜间低血压）造成，而非真正栓塞。合并中央静脉阻塞的患者，往往存在眼内压增高，静脉回流受阻的因素。

【治疗和预后】

治疗参考"视网膜中央动脉阻塞"。

单独睫状视网膜动脉阻塞预后良好，90% 视力可达 0.5 或以上；联合视网膜中央静脉阻塞型 70% 视力可达 0.5；联合缺血性视神经病变型预后取决于视盘受累程度，一般很差，多数低于 0.1。

眼底表现如图 3-3-1、图 3-3-2。

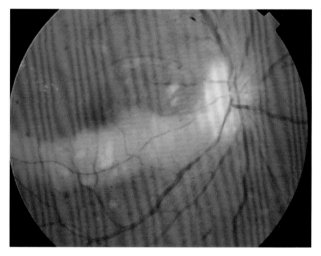

图 3-3-1A 女，45 岁，糖尿病病史。右眼黄斑区下方睫状视网膜动脉阻塞，动脉变细区域视网膜灰白水肿，静脉扩张色暗，后极部视网膜可见点片状出血、棉絮斑和少许硬性渗出。

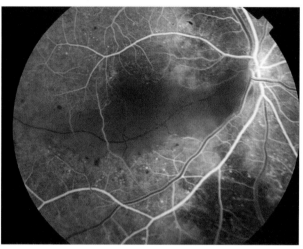

图 3-3-1B FFA 静脉早期可见睫状视网膜动脉仍未充盈，可见微血管瘤点状高荧光和出血遮挡荧光。

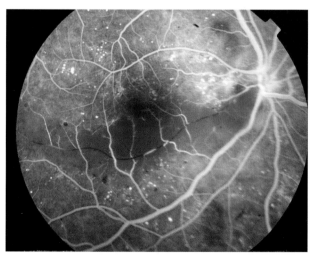

图 3-3-1C FFA 中期可见睫状动脉节段性荧光。

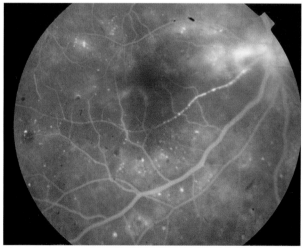

图 3-3-1D FFA 晚期仅见睫状动脉管壁节段性着染，视盘和黄斑轻度高荧光。此患者为糖尿病视网膜病变合并单纯性睫状视网膜动脉阻塞。

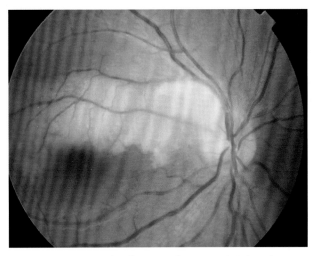
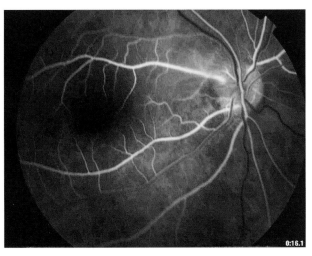

图 3-3-2A 女,32 岁,黄斑上方睫状视网膜动脉阻塞,视网膜灰白水肿。

图 3-3-2B FFA 16s 时该动脉已开始充盈,此病例可能是低灌注,而并非真正的阻塞。

第四节 眼动脉阻塞

急性眼动脉阻塞(ophthalmic artery occlusion)约占视网膜中央动脉阻塞患者的 5%。

【临床表现】

视力突然丧失,甚至无光感。严重的视网膜灰白色水肿,可超出后极部范围。色素上皮和 / 或脉络膜可有水肿。40% 无"樱桃红斑",部分黄斑中心凹可有程度不等的红润。

【辅助检查】

FFA 提示视网膜和脉络膜血循环均受损,视网膜色素上皮水平荧光素渗漏。

ERG 表现 a 波与 b 波均下降或消失。

彩色多普勒超声探测眼动脉无灌注或灌注急剧减少。

【病因和发病机制】

参考"视网膜中央动脉阻塞"。还需考虑血管炎症(如颞动脉炎等)、潜水减压病、美容注射等原因。

【治疗和预后】

治疗参考"视网膜中央动脉阻塞",治疗效果差。

眼底表现如图 3-4-1～图 3-4-4。

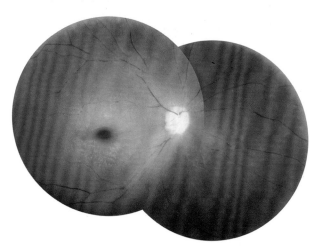
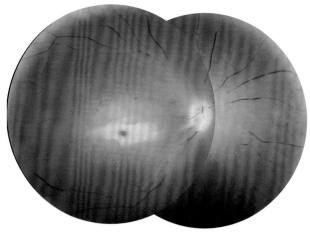

图 3-4-1A 女,20 岁,美容时注射玻尿酸逆流进入眼动脉,视力光感(LP),眼底可见视盘色白,视网膜灰白水肿,动静脉细窄,脉络膜可见广泛黄白色病灶,可能为玻尿酸沉积。

图 3-4-1B 注射玻尿酸溶酶后 1 天,视网膜水肿加重,脉络膜病灶似有减轻,视网膜血管细窄情况未见明显变化。

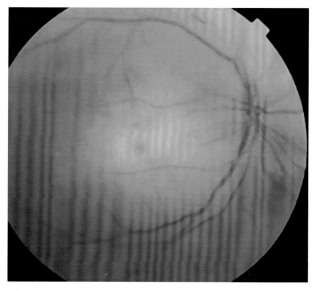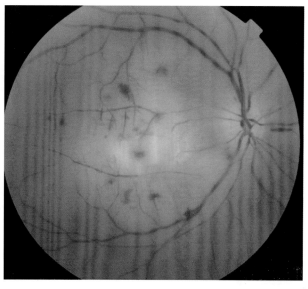

图 3-4-2A 女,41 岁,自体脂肪注射美容后发生眼动脉阻塞。1 天时,右眼眼底视盘尚红润,动脉血管细,黄斑区樱桃红斑不明显,视网膜苍白水肿。(此病例的部分图片由中南大学湘雅二医院的罗静教授提供)

图 3-4-2B 10 天时,右眼眼底可见视盘色稍白,视网膜苍白水肿和散在出血点,黄斑区水肿。

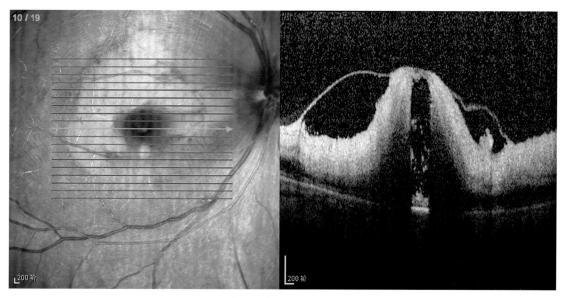

图 3-4-2C 10 天时,OCT 示黄斑区神经上皮水肿隆起,中心凹神经上皮内囊腔。

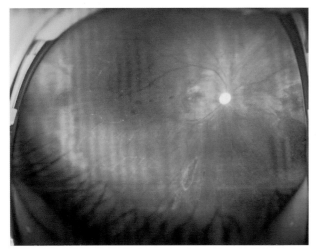

图 3-4-2D　2个月后，右眼眼底视盘苍白，视网膜动脉变细，周边部可见血管白线，黄斑区萎缩。视网膜苍白，周边散在出血斑及脉络膜血管阻塞导致的局部色素上皮病变。

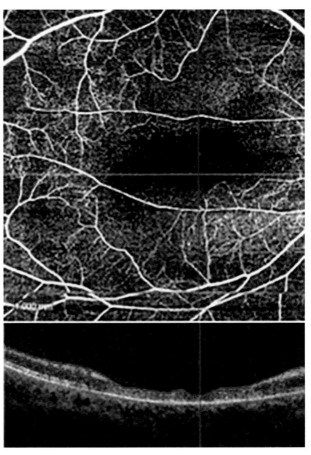

图 3-4-2F　患者眼动脉阻塞2个月后，OCTA显示患者右眼黄斑区毛细血管稀疏，伴有大片无灌注区。OCT示视网膜明显变薄。

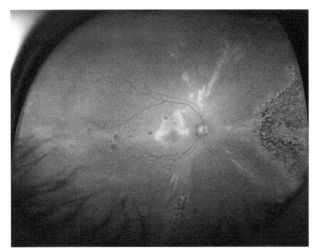

图 3-4-2E　自发荧光显示患者右眼视网膜动脉细，黄斑区荧光增强，提示视网膜神经上皮层萎缩，视盘鼻侧及下方可见脉络膜血管阻塞导致的斑驳状荧光。

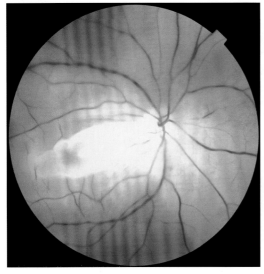

图 3-4-3A　女，48岁，鼻窦手术后眼动脉阻塞可见视网膜灰白水肿，黄斑水肿明显，无樱桃红斑。

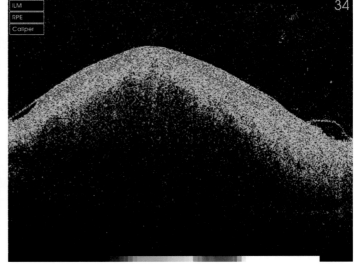

图 3-4-3B　OCT显示视网膜高度水肿增厚，神经上皮外层信号被遮挡。

图 3-4-4A 女,45 岁,球侧注射曲安奈德导致逆行性眼动脉阻塞,视网膜灰白水肿以黄斑区为主,脉络膜可见黄白色药物沉积。

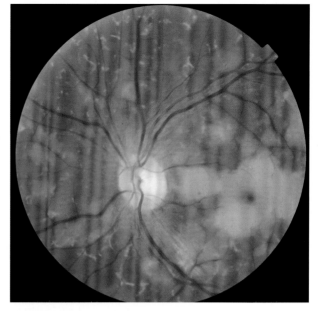

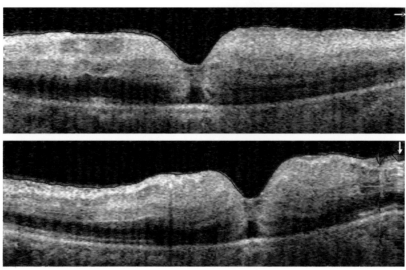

图 3-4-4B OCT 显示视网膜全层增厚水肿,反射信号增强,各层次结构不清。

图 3-4-4C FFA 显示视网膜颞侧小血管呈毛刷状,显示灌注不良,脉络膜大片低荧光区表明脉络膜血管阻塞。深层可见多处点片状高荧光渗漏,为继发色素上皮病变。

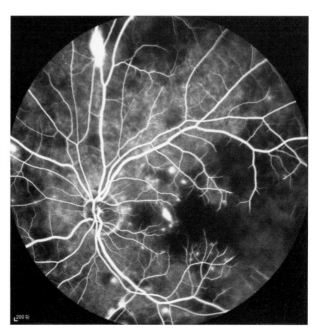

第五节   放射性视网膜病变

放射性视网膜病变（radiaton retinopathy）是由于离子辐射（X射线、γ射线、β射线、中子流等）引起视网膜损伤。常见于鼻咽部肿瘤放疗的患者或眼内肿瘤放射性敷贴治疗的患者。

【临床表现】

视力下降，视野缺损。眼底可见视网膜水肿、棉绒斑、硬性渗出、出血，也可出现视网膜中央静脉阻塞、视盘水肿。

【辅助检查】

FFA可见微血管瘤、毛细血管扩张、无灌注区和新生血管形成，病变区范围常不规则。

OCTA提示病变区域视网膜浅层和深层毛细血管血流密度下降。

【病因和发病机制】

离子辐射（X射线、γ射线、β射线、中子流等）引起DNA链的断裂。放射粒子引起细胞内水分子电离，产生大量自由基，与有机化合物作用形成氧化物而破坏细胞内的代谢过程。

【治疗和预后】

视网膜激光治疗缺血区或新生血管形成区，也可用于黄斑水肿。抗VEGF药物可以治疗视网膜新生血管或黄斑水肿。预后与是否累及黄斑有关。

眼底表现如图3-5-1。

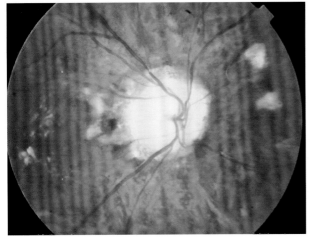 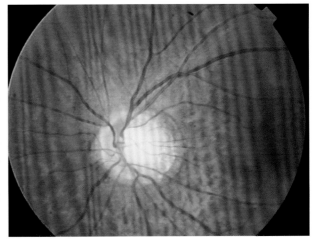

图3-5-1A   男，42岁，鼻咽癌放疗5次后，右眼视盘周围可见棉絮斑及小片出血，黄斑区硬性渗出。

图3-5-1B   左眼眼底未见异常表现。

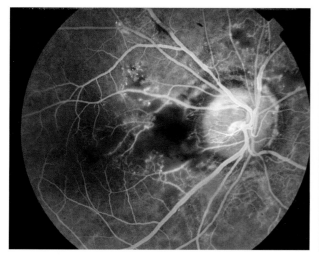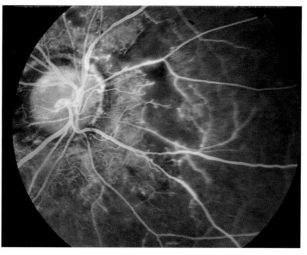

图 3-5-1C 右眼 FFA 可见视盘周围无灌注区,周围毛细血管扩张,出血遮挡荧光。

图 3-5-1D 视盘鼻侧也可见大片无灌注区。

第六节 远达性及类远达性视网膜病变

Purtscher 视网膜病变(Purtscher retinopathy)又称远达性视网膜病变,是身体其他部位外伤后,视网膜发生以渗出、出血、水肿为主的病变,由奥地利眼科学家 Otmar Purtscher 于 1910 年首次报道。

一些全身疾病如胰腺炎、肾病、分娩、癌症和一些自身免疫疾病(系统性红斑狼疮、硬皮病和皮肌炎)也可引起眼底类似 Purtscher 视网膜病变的改变,但没有外伤因素,此类统称为 Purtscher 样视网膜病变(Purtscher-like retinopathy)。

【临床表现】

伤后 2～4 天(亦可伤后立即或更长时间后)出现单眼或双眼无痛性视力丧失,中心暗点。眼底表现为围绕视盘的视网膜大片灰白色缺血改变和视网膜内出血,棉絮斑,视盘可明显水肿。数周至数月后,缺血视网膜灰白色减退,视网膜内出血吸收。晚期表现为视网膜动脉变细,缺血视网膜的神经纤维萎缩,视盘苍白。

Purtscher 样视网膜病变多为双眼视力下降,伴发热、皮疹、出血等全身表现。

【辅助检查】

FFA 显示缺血视网膜毛细血管无灌注及出血遮挡荧光,视网膜血管壁可有荧光素着染。

ICGA 显示脉络膜毛细血管无灌注情况,并且这种缺血可持续数月。

电生理及视野检查可以很好评估视网膜受损程度。

OCT 显示视网膜灰白区视网膜内层水肿增厚,OCTA 显示视网膜浅层、深层毛细血管血流密度降低。

【发因和发病机理】

确切发病机制尚不清楚。受伤后由于突发性胸腔、腹腔或颅内压增高,使静脉回流受阻,动脉反射性收缩,小动脉痉挛,毛细血管渗透性增高。

Purtscher 样视网膜病变中补体活化致白细胞聚集、血栓形成、脂肪栓塞等可以导致视盘周围和后极部视网膜小动脉栓塞。

【治疗和预后】

外伤导致的病变无有效治疗方法,视网膜缺血斑块和出血可以逐渐消退。最终视力取决于视网膜受损程度和范围。

免疫性疾病导致者,可以全身使用糖皮质激素或免疫抑制剂。

眼底表现如图 3-6-1～图 3-6-7。

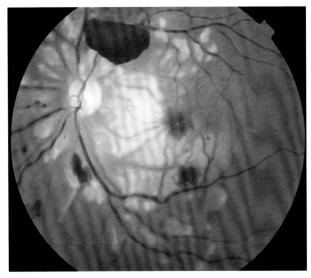

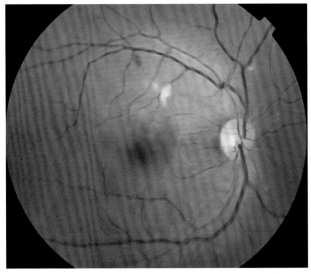

图 3-6-1A　男,36 岁,外伤后左眼视力下降,可见视盘黄斑区广泛灰白色斑片,视网膜表面出血(此病例由衡水市第三人民医院吕永川医生提供)。

图 3-6-1B　患者右眼中心凹上方可见局部棉絮斑及小片出血。

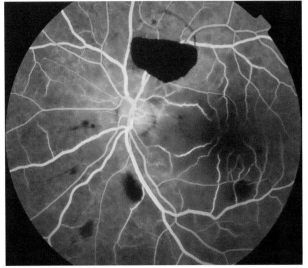

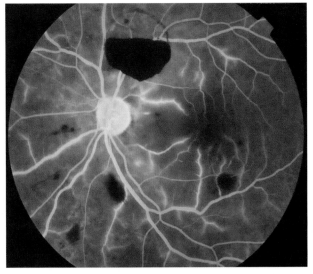

图 3-6-1C　左眼 FFA 显示视网膜中央动静脉充盈良好,小动脉充盈不良,视盘周围大片无灌注区,出血遮挡荧光。

图 3-6-1D　FFA 晚期可见视网膜血管壁荧光着染。

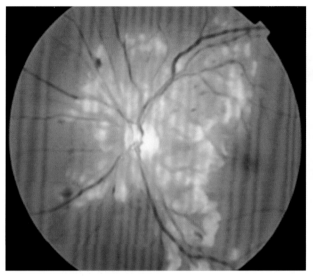

图 3-6-2A　男，29 岁，外伤后左眼视力下降，视力 0.5，左眼眼底可见视盘周围大量黄白色斑片，少许线、片状出血。（此病例由衡水市第三人民医院吕永川提供）

图 3-6-2B　FFA 可见视盘周围无灌注区，与黄白色斑片相对应。

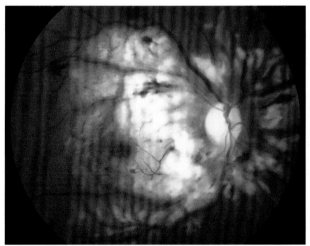

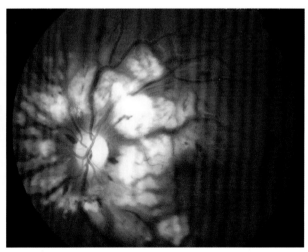

图 3-6-3A　女，16 岁，血栓性血小板减少性紫癜，可见视网膜动脉细窄，静脉色暗，视网膜灰白片状水肿，可见血管周围的透明区。此透明区一般在动脉周围，约 50μm。

图 3-6-3B　左眼表现与右眼类似，双眼视力指数。

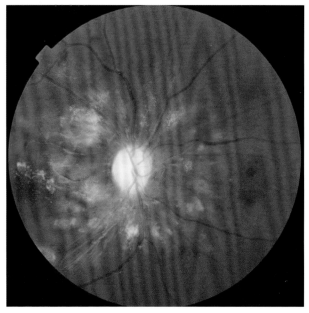
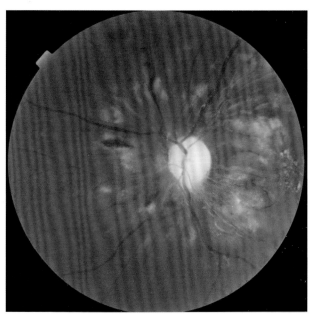

图 3-6-3C   经激素治疗及血浆置换治疗 2 个月后,视网膜黄白色病变大部分消失,视盘颜色稍白。

图 3-6-3D   左眼病变也大部分消失,双眼视力 0.2。

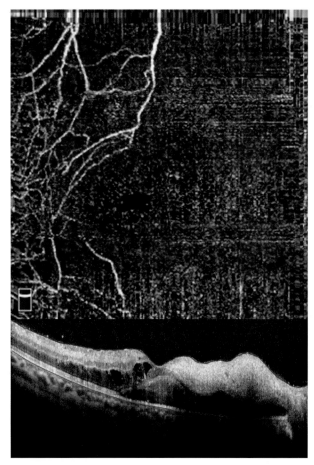
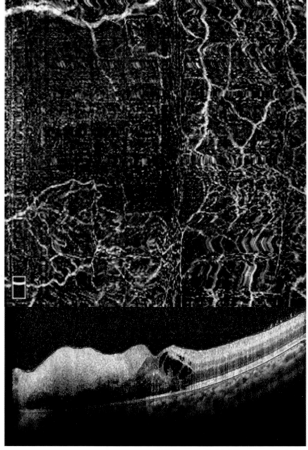

图 3-6-3E   OCTA 显示右眼视网膜表层血管血流信号减少,中心凹及中心凹鼻侧血流信号消失。OCT 显示中心凹鼻侧视网膜弥漫增厚层次不清,为细胞内水肿,中心凹颞侧视网膜内液,为细胞外水肿。

图 3-6-3F   左眼 OCTA 显示血流信号减少,以中心凹鼻上为主。OCT 显示中心凹鼻侧视网膜水肿,层次不清,中心凹颞侧视网膜内液。

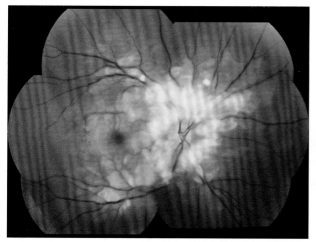

图 3-6-4A 男，38 岁，血栓性血小板减少性紫癜，Purtscher 样视网膜病变，视盘周围可见棉絮斑、出血及 Purtscher 斑，视力 LP。

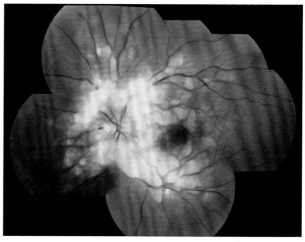

图 3-6-4B 左眼的眼底表现大致同右眼，视力 LP。

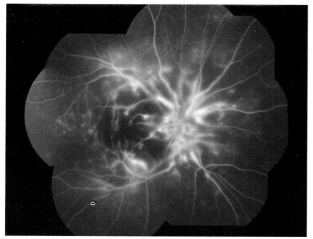

图 3-6-4C FFA 显示视盘周围及黄斑区大片无灌注区，周边视网膜及血管基本正常，后极部视网膜血管荧光着染。

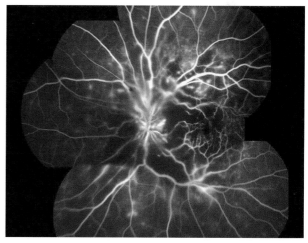

图 3-6-4D 左眼 FFA 表现大致同右眼，视网膜动脉充盈时间为 12s，静脉充盈无迟缓。

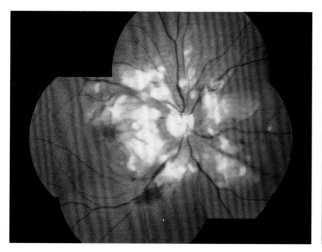

图 3-6-5A 女，33 岁，系统性血管炎，Purtscher 样视网膜病变，右眼可见视盘周围棉絮斑、出血及 Purtscher 斑，视力 0.1。

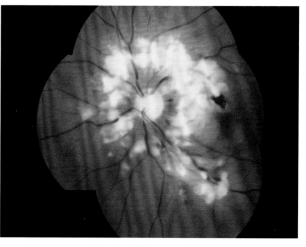

图 3-6-5B 左眼眼底表现大致同右眼，视力 0.1。

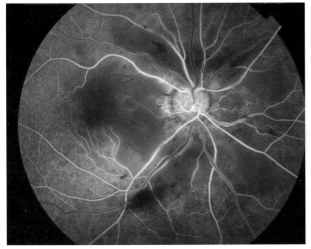

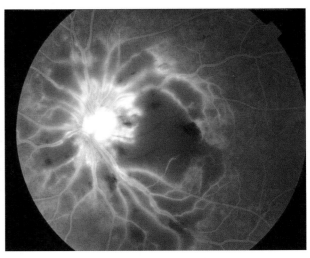

图 3-6-5C　FFA 显示右眼视盘周围及黄斑区大片无灌注区。

图 3-6-5D　左眼 FFA 晚期显示视盘高荧光、血管壁荧光素着染，周边视网膜及血管基本正常。

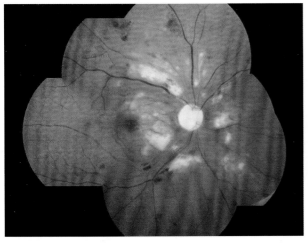

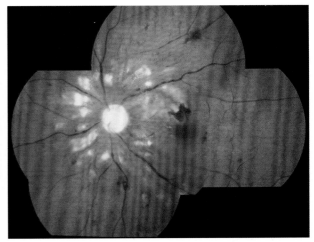

图 3-6-5E　1 月后的眼底情况，棉絮斑、Purtscher 斑和出血有所吸收，视力恢复到 0.4。

图 3-6-5F　左眼病灶也有所吸收，视力恢复到 0.5。

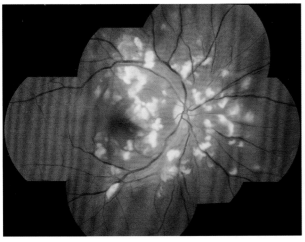

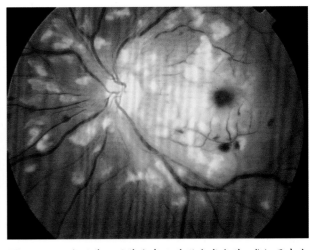

图 3-6-6A　女，25 岁，系统性红斑狼疮，可见视盘周围棉絮斑，中心凹视网膜黄白色斑片，少许出血。

图 3-6-6B　左眼黄斑区黄白色斑片融合成大片，类似于中央动脉阻塞。

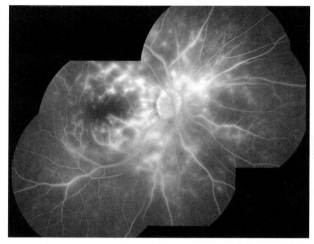

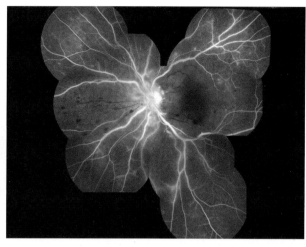

图 3-6-6C FFA 显示视盘周围无灌注区,视网膜血管渗漏荧光,黄斑拱环破坏。

图 3-6-6D 左眼视盘及黄斑区大片无灌注,鼻侧、颞侧均可见动脉闭塞无血流信号。视网膜血管壁轻度荧光着染。

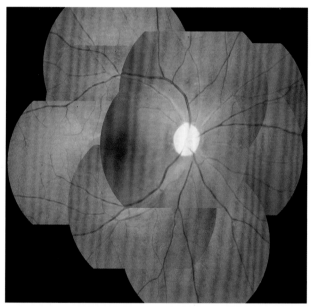

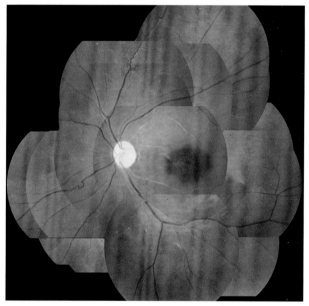

图 3-6-6E 3 年后,可见右眼视盘色白,视网膜血管白线,视力 0.3。

图 3-6-6F 左眼视盘色白,颞上方异常血管,黄斑区萎缩变薄,视力 0.1。

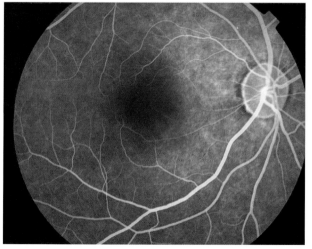

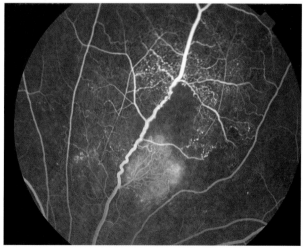

图 3-6-6G FFA 可见视盘毛细血管稀疏。

图 3-6-6H 左眼颞上方可见静脉迂曲,视网膜毛细血管扩张,片状无血管区。

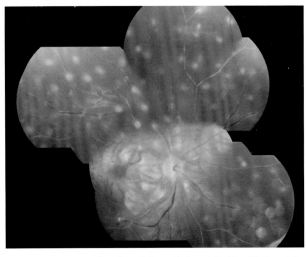

图 3-6-7A　女，9岁，系统性红斑狼疮，眼底彩照拼图可见视盘周围黄斑区灰白色斑片，血管周围无血管区，视网膜广泛激光斑，但显稀疏。

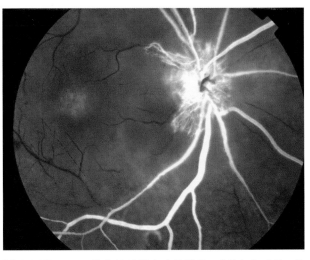

图 3-6-7B　FFA 显示视网膜广泛无灌注，动脉粗细不均，静脉扩张。

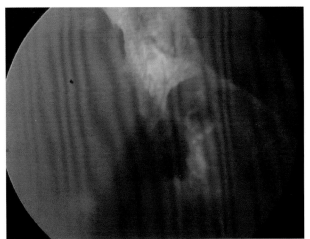

图 3-6-7C　1年后右眼玻璃体腔出血，视盘前增生膜。

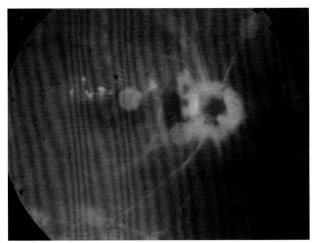

图 3-6-7D　玻璃体切除术后，可见视盘变白，视网膜血管白线，视网膜在位。该患者10年后复查右眼仍维持视力0.1，左眼无光感。

第七节　急性黄斑旁中心中层视网膜病变

急性黄斑旁中心中层视网膜病变（paracentral acute middle maculopathy，PAMM）是突发的视网膜黄斑区的片状灰白病变，是多种血管性疾病在眼底的一种临床表现，Sarraf等人于2013年首次报道。

【临床表现】

单眼或双眼急性起病。常表现为局限、多发性的旁中心暗点。视力下降程度不一，不合并其他视网膜疾病时，通常视力正常或轻度下降。眼底表现为黄斑部深层斑驳样灰白病灶，沿静脉走行。

【辅助检查】

OCT 显示多发内、外丛状层之间高反射条带，随后萎缩变薄，椭圆体带、嵌合体区不受累。冠状位断层（En face）OCT 可以观察到静脉周围的病变呈蕨类（fern-like）分布。

OCTA 显示病灶对应区域视网膜深层毛细血管密度降低，晚期更明显，但也有研究显示深层毛细血管扩张，无阻塞表现，可能是低灌注导致。

FFA 没有直接的诊断作用，但可以帮助判断是否合并其他视网膜血管疾病。

【病因和发病机制】

原发性的 PAMM 没有明确的病因，危险因素包括病毒感染、口服避孕药、血压过低和服用血管收缩剂比如咖啡、肾上腺素等。PAMM 也可以与多种视网膜血管性疾病并存，如高血压性视网膜病变、视网膜中央静脉阻塞、糖尿病视网膜病变、视网膜中央和分支动脉阻塞，以及 Purtscher（样）视网膜病变、镰状红细胞性视网膜病变和 Susac 综合征等。

目前研究认为，视网膜中层毛细血管网（intermediate capillary plexus，ICP）和视网膜深层毛细血管网（deep capillary plexus，DCP）对血液供应更敏感，它们的缺血与 PAMM 密切相关。

PAMM 多发生在黄斑区或黄斑颞侧是因为黄斑旁视网膜最厚，从脉络膜弥散来的氧气供应有限，高质量的视觉导致黄斑区毛细血管密度受限，水平缝或分水界区的存在。

【治疗和预后】

目前尚无明确的有效手段，可针对血管系统的危险因素进行治疗。有些患者可试行激素治疗。病情稳定后可能会视力下降或残留旁中心暗点。

眼底表现如图 3-7-1～图 3-7-5。

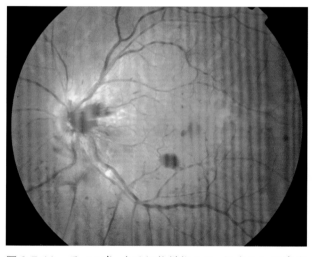 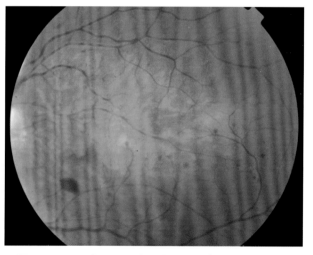

图 3-7-1A　男，36 岁，左眼视物模糊 3 天，视力 0.8，眼底彩色照相可见视盘水肿，边界欠清，色红，视盘表面及其周边片状及火焰状出血，视网膜中央静脉迂曲扩张，黄斑区可见片状灰白区，诊断视网膜中央静脉阻塞合并 PAMM。

图 3-7-1B　局部放大见黄斑旁边界欠清的灰白色病灶。

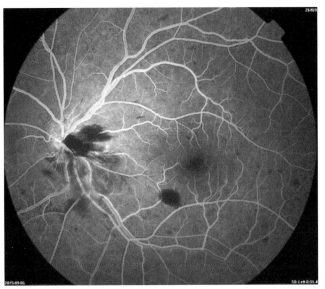

图 3-7-1C FFA 31s 时中央静脉颞下分支充盈迟缓仍可见层流，视网膜散在出血遮挡荧光。

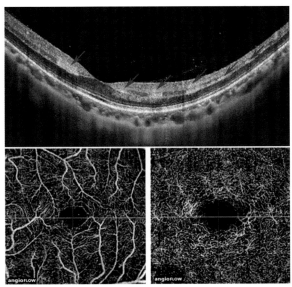

图 3-7-1D OCT（水平扫描，左侧代表鼻侧）显示黄斑中心凹鼻侧及颞侧旁中心区域内丛状层与外丛状层之间多个散在高反射带。OCTA 显示浅层毛细血管正常，深层毛细未见明显缺失。

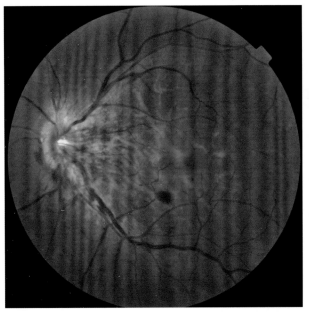

图 3-7-1E 药物治疗 9 天后左眼眼底像，可见视盘水肿较前消退，视网膜出血部分吸收，静脉血管迂曲扩张较前缓解。

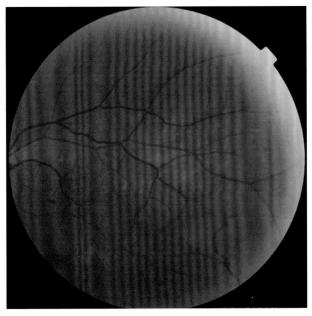

图 3-7-1F 局部放大见黄斑旁边界欠清的灰白色病灶基本消退。

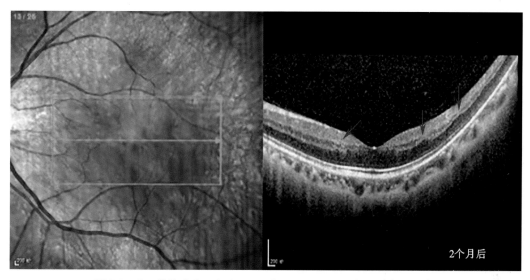

图 3-7-1G 药物治疗 2 个月后,视力 1.0,OCT 显示内核层萎缩变薄。

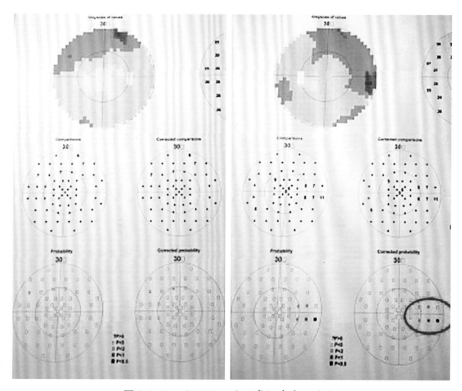

图 3-7-1H 视野显示左眼鼻侧旁中心暗点。

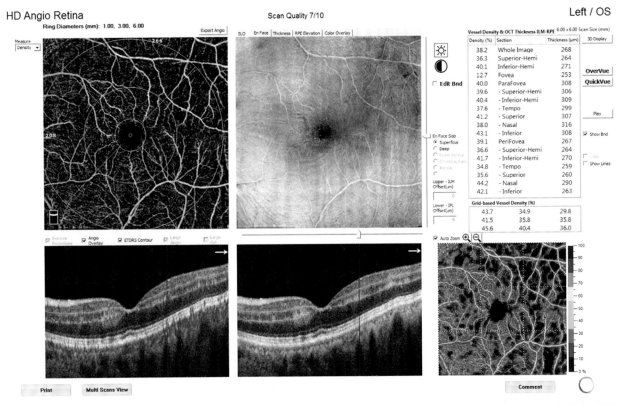

图 3-7-2A　男,70 岁,右眼视力下降 1 周,高血压 10 余年,2 年前行结肠癌手术。视力右眼 0.1,眼底可见片状灰白区域。OCTA 视网膜浅层显示血流密度明显降低,B 扫描上可见内核层多发片状高反射信号。

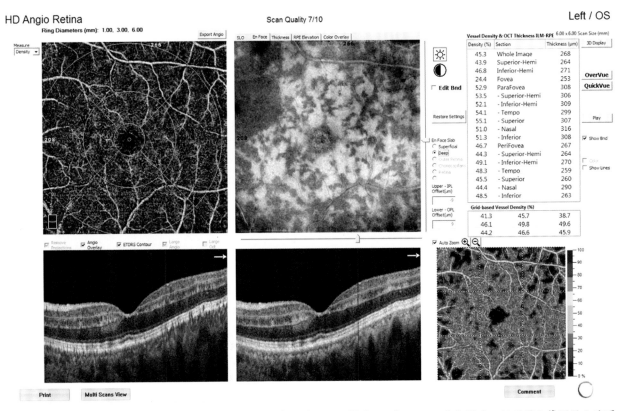

图 3-7-2B　OCTA 视网膜深层的 En face 图像上显示白色的蕨类植物样外观,为 PAMM 病变区域。视网膜血管深层血流图显示与 PAMM 病变区相对应的血流密度增高区,说明此时浅层毛细血管灌注不足,深层毛细血管反射性扩张。从 B 扫描血流图上同样可以看到 PAMM 区域的血流信号较多。

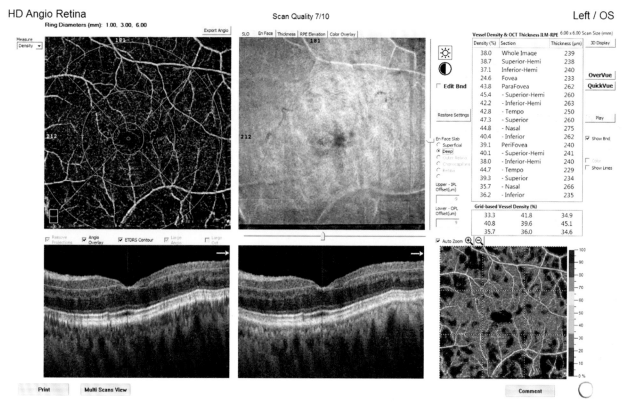

图 3-7-2C　10 周后复诊,患者视力提高到 0.4,OCT 内核层高反射信号消失,局部轻度变薄,OCTA 视网膜深层血流密度降低。

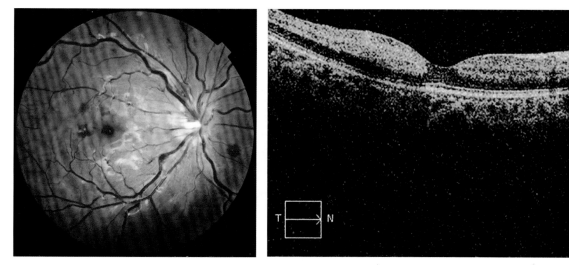

图 3-7-3A　男,13 岁,右眼视网膜中央静脉阻塞,可见视网膜静脉迂曲扩张,少许线片状出血,黄斑颞侧可见片状灰白色区域,呈蕨类分布(此病例由同煤集团总医院丁华医生提供)。

图 3-7-3B　OCT 显示视网膜中层高反射信号,表明局部缺血水肿。

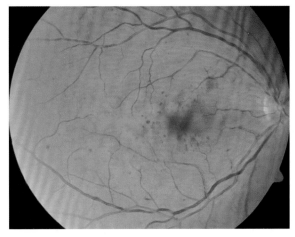

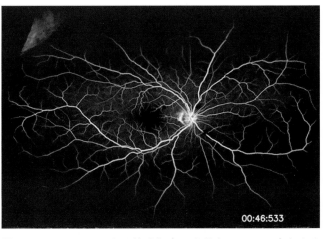

图 3-7-4A 男，47岁，主诉右眼视物不清，伴中心暗点 20天。视力右眼0.32，左眼0.8。眼底可见视网膜点片状出血，黄斑区片状灰白区。诊断右眼不全CRVO、PAMM。

图 3-7-4B FFA显示右眼静脉轻度迂曲扩张。PAMM病变处没有明显异常荧光。

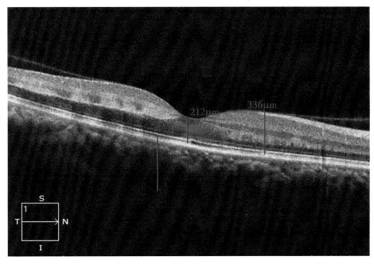

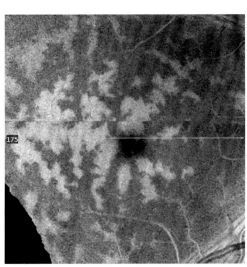

图 3-7-4C OCT（水平扫描）显示右眼黄斑中心凹颞侧旁中心区域内丛状层与外丛状层之间散在多个高反射带。

图 3-7-4D En face OCT显示静脉周围病变呈蕨类（fern-like）分布，白亮区为PAMM病变区。

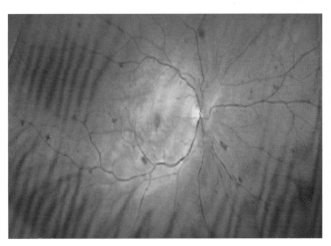

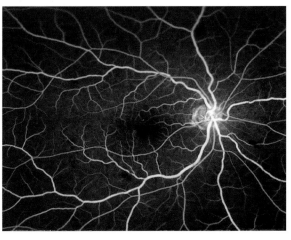

图 3-7-5A 男，52岁，右眼急性视力下降3天。既往有重度睡眠呼吸暂停低通气综合征。视力右眼0.08（矫正不提高），左眼1.0。眼底可见静脉迂曲扩张，散在出血，黄斑区轻度灰白水肿。

图 3-7-5B FFA显示视网膜静脉轻度迂曲。

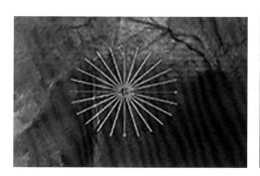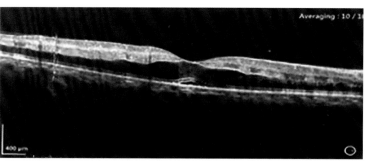

图 3-7-5C OCT 显示视网膜增厚,黄斑颞侧视网膜全层密度增高,说明视网膜缺血较重,黄斑鼻侧内丛状层与外丛状层之间散在多个高反射带,为 PAMM。此病例说明不全视网膜动脉阻塞可以有 PAMM 的表现,这在 Purtscher 样视网膜病变中也可以见到。

第八节 眼缺血综合征

当眼部血流出现明显阻塞时即可发生眼缺血综合征(ocular ischemia syndrome),最常见的病因是颈动脉系统 90% 以上的狭窄,其中颈动脉粥样硬化是最主要的原因,还有少部分病例是大动脉炎(以后章节介绍)。男性发病率是女性的两倍,平均发病年龄为 60～65 岁,双眼发病者约占 20%。

【临床表现】

视力渐进性下降,从大致正常至无光感不等,可出现一过性黑矇。约 40% 的患者有眼部或眼周的钝痛。可有轻度前房炎症、虹膜红变。如果房角受累可出现眼压升高,但这仅为暂时表现,当睫状体缺血时可因房水生成减少而导致眼压降低。视网膜动脉狭窄和静脉轻度扩张,动脉自发性搏动。视网膜出血,微血管瘤形成,多发部位为中周部,棉絮斑相对少见。35% 的患者出现视盘新生血管,8% 出现视网膜新生血管。

【辅助检查】

FFA 显示脉络膜充盈迟缓,呈斑块状,视网膜动静脉期延长,视网膜血管管壁着染以及微血管异常的渗漏。

ERG 显示 a 波和 b 波振幅下降或熄灭。

【病因和发病机制】

眼部血流减少,导致前节和后节缺血。视网膜缺血引起血管内皮细胞和周细胞损伤,导致出血、黄斑水肿和视网膜毛细血管无灌注。

【治疗和预后】

前节或后节出现新生血管时,大多数患者要接受全视网膜光凝,但疗效不佳。眼压升高时应接受青光眼的相关治疗。出现明显的前节炎症时使用局部激素和睫状肌麻痹药物。

颈动脉内膜切除术的作用仍有争论,在虹膜红变发生前接受此类手术可能是有意义的。

此病的视力预后不同,约 60% 的患者在 1 年随访后视力为指数或更差,25% 可保持在 20/50 或更好。

患者的 5 年死亡率为 40%,主要的死因为心血管疾病。

眼底表现如图 3-8-1～图 3-8-3。

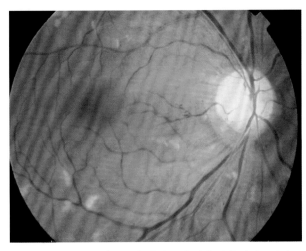

图 3-8-1A 男,56 岁,颈内动脉阻塞造成眼部缺血,眼底可见散在棉絮斑,动脉细窄,静脉扩张色暗。

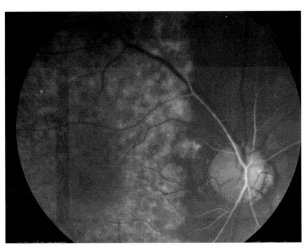

图 3-8-1B FFA 显示 30s 时,视网膜动脉刚刚开始充盈,视盘上、下低荧光区为分水界区。

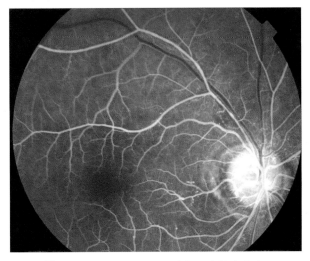

图 3-8-1C FFA 显示 51s 时方可见静脉层流。

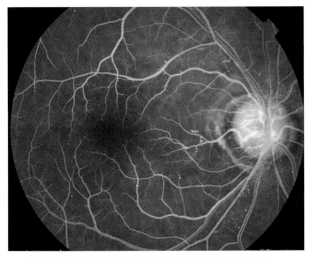

图 3-8-1D FFA 显示 61s 时静脉才勉强充盈完全。

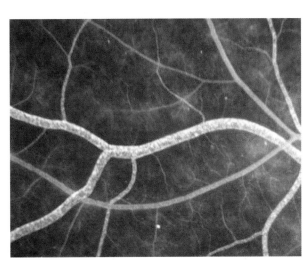

图 3-8-1E FFA 可见视网膜血管内散在血细胞,血流缓慢,可见视网膜微血管瘤。

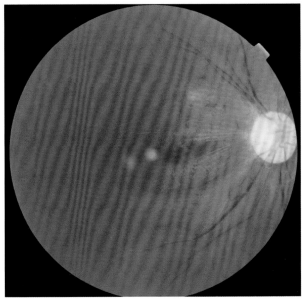

图 3-8-2 女,42 岁,右眼视盘色白,动脉细窄,静脉扩张色暗。脉络膜毛细血管萎缩,暴露脉络膜大血管。虹膜大量新生血管,眼压 8mmHg。后经全视网膜光凝,虹膜新生血管仍不消退,眼压一直不高,表明睫状体血供减少、分泌功能减弱。

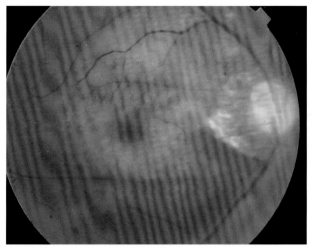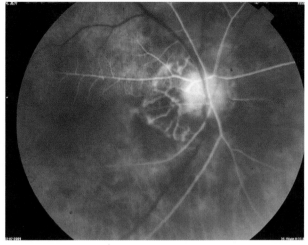

图 3-8-3A 男，68 岁，右侧颈动脉狭窄。眼底可见视网膜灰白水肿，血管周围有透明区。动脉细窄，静脉轻度扩张。

图 3-8-3B FFA48s 可见动脉细窄，静脉充盈仍处于层流状态。

第九节 前部缺血性视神经病变

前部缺血性视神经病变（anterior ischemic optic neuropathy，AION）分为动脉炎性（AAION）和非动脉炎性（NAION）两种类型，前者一般见于 60 岁以上老年人，后者平均发病年龄 50 岁。AION 的病变血管是睫状后短动脉的分支，本质上不属于视网膜血管病变，但也与视网膜血管关系密切，故在此一并介绍。

【临床表现】

突发性无痛性视力减退。AAION 病人可有头皮压痛、颞浅动脉压痛及结节、头痛、下颌运动障碍、风湿性多肌痛，以及体重下降、发热、盗汗等非特异症状。开始多为单眼，数周或数年后，另眼也可发生。发病早期视盘弥漫性或扇形水肿，缺血区色淡，可见线形出血；晚期视盘局限性萎缩。

【辅助检查】

FFA 早期可见视盘缺血区充盈延迟，可有视盘周围脉络膜充盈延迟，晚期视盘边界不清高荧光。

视野检查多见与生理盲点相连的大片视野缺损，以下半视野缺损常见，通常无中心暗点。

电生理检查中 VEP 常表现为 P_{100} 波振幅减低，传导一般正常或轻度延长，有文献报道 P-ERG N95 波幅降低有诊断意义。

OCT 显示急性期缺血区域神经纤维层增厚，黄斑区可有神经上皮增厚及上皮下积液。晚期神经纤维层变薄。神经节细胞复合体（ganglion cell complex，GCC）变薄更加敏感。OCTA 可显示视盘周围毛细血管血流密度降低。

【病因和发病机制】

NAION 常见的病因为高血压、动脉硬化、糖尿病、失血性休克、低血压、严重贫血等全身病，以及眼压升高，眼眶炎症、视盘小凹等。AAION 病因是动脉炎累及眼动脉和/或睫状后短动脉。其发病机制是各种原因引起睫状后短动脉灌注不足造成筛板前区及筛板区部分供血不足。

【治疗和预后】

针对病因进行治疗。短期全身应用糖皮质激素，可缓解循环障碍造成的水肿和渗出。支持疗法可给予维生素、营养神经和扩张血管性药物辅助治疗。降低眼压，以相对提高眼灌注压，如口服乙酰唑胺。视盘水肿常在 2 周至两月内自行消退，遗留局部苍白区。如能及时给予治疗，视功能可有一定恢复。

眼底表现如图 3-9-1～图 3-9-6。

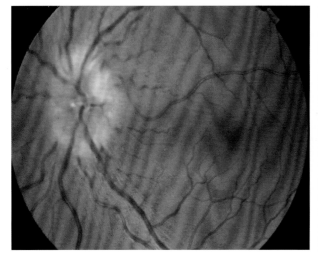

图 3-9-1A　女，48 岁，左眼 NAION，眼底彩照显示视盘弥漫性水肿。

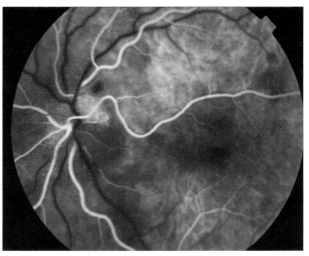

图 3-9-1B　FFA 动脉期显示视盘颞下象限及附近脉络膜荧光充盈迟缓。

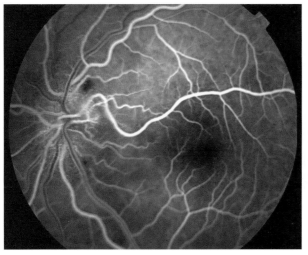

图 3-9-1C　FFA 静脉早期视盘颞下象限附近脉络膜充盈，但荧光强度仍略低于其他象限。

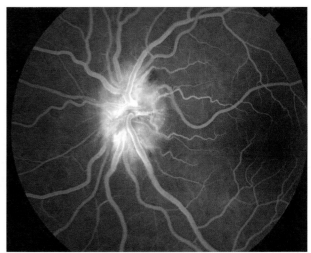

图 3-9-1D　FFA 晚期显示视盘边界不清高荧光。

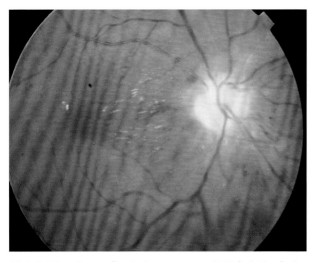

图 3-9-2A　男，49 岁，右眼 NAION，可见视盘水肿、色淡，视盘旁可见少量线状出血，黄斑周围可见硬性渗出。

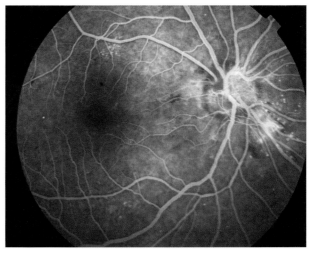

图 3-9-2B　FFA 动静脉期视盘荧光充盈不均，颞上象限充盈延迟。

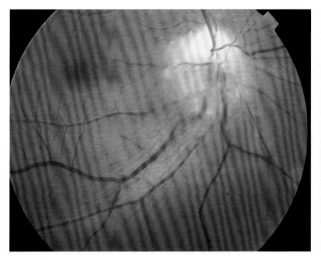

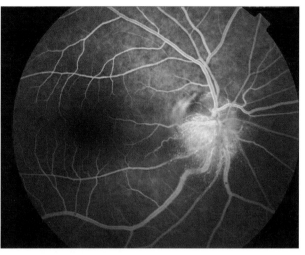

图 3-9-3A　男，38 岁，糖尿病合并 NAION，视盘上方色淡，下方边界不清、隆起，毛细血管扩张。

图 3-9-3B　FFA 动静脉期显示下方视盘毛细血管扩张。

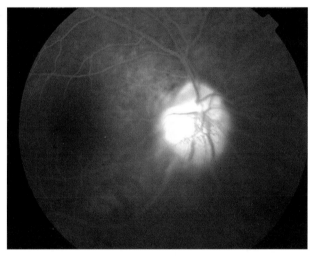

图 3-9-3C　FFA 晚期显示视盘下方荧光素渗漏。

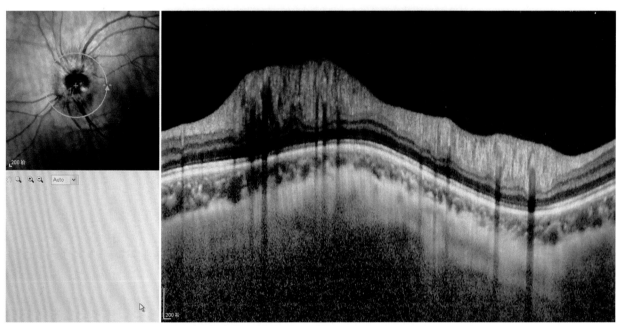

图 3-9-4A　男，64 岁，突发左眼下方视物遮挡 5 天，左眼视力 0.4，眼底可见视盘隆起，边界不清，线状出血，上方为重，动脉细窄。OCT 示左眼上方视盘水肿明显。

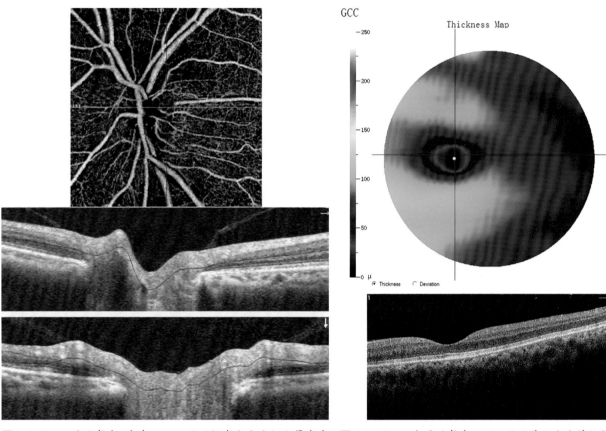

图 3-9-4B   2 月后复查，患者 OCTA 显示视盘上方毛细血管密度   图 3-9-4C   2 个月后复查，OCT 显示黄斑上方神经节
降低。   细胞复合体明显变薄。

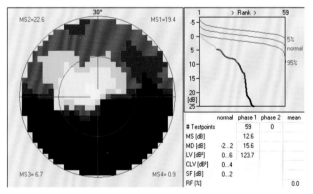

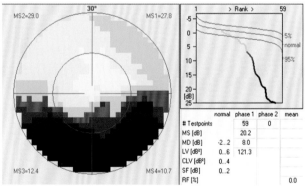

图 3-9-5A   女，45 岁，左眼 NAION 发病 1 周，视力 0.3，视   图 3-9-5B   治疗 1 个月后，患者视野缺损明显好转，视力恢
野示左眼中心透亮区，下半视野缺损明显。   复至 0.8。

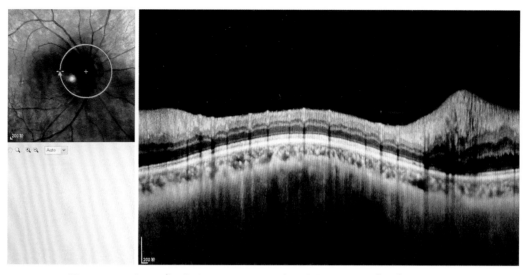

图 3-9-6A　男，54 岁，右眼 AION，OCT 示右眼颞侧及下方视盘局部水肿明显。

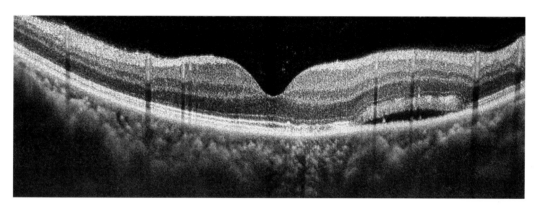

图 3-9-6B　OCT 扫描示右眼黄斑区局部神经上皮下积液。

第十节　视网膜中央静脉阻塞

　　视网膜中央静脉阻塞（central retinal vein occlusion，CRVO）是由于栓子或血栓形成阻塞视网膜中央静脉而引起，可导致突然视力下降，多伴有高血压、糖尿病等疾病，也可由于血管炎症引起。根据视力、眼底出血情况、瞳孔 RAPD、FFA 等分为非缺血型和缺血型 CRVO。不少学者将视盘血管炎也归到 CRVO 中，本书不再单列介绍。

　　【临床表现】

　　突然视力下降。眼底检查可见视网膜静脉迂曲、粗大，呈暗红色，沿血管分布火焰状片状出血，视网膜动脉反射性收缩变细，多伴有黄斑水肿。部分患者视神经处出现睫状视神经静脉，为中央静脉系统与脉络膜静脉系统之间的交通。少数患者出现黄斑附近的视网膜灰白斑片，为深层毛细血管缺血（见 PAMM 一节）。严重者可见玻璃体积血。

　　【辅助检查】

　　FFA 显示视网膜静脉充盈迟缓，静脉壁荧光渗漏，出血遮蔽荧光，缺血型 CRVO 可见大片视网膜缺血无灌注区。

　　OCT 显示黄斑水肿，其中心凹下的细微结构改变，对视力预后有意义，如内界膜的完整性、椭圆体带的缺失等。晚期可以出现黄斑萎缩。

　　OCTA 可显示黄斑区毛细血管密度降低、拱环扩大破坏等。

　　广角 FFA 可以发现患者周边存在大片无灌注区，也可能改变目前对于缺血型和非缺血型的认识。

【病因和发病机制】

血管壁损伤，如高血压、动脉粥样硬化、视网膜血管炎以及糖尿病等。静脉血流淤滞，如低血压、青光眼、红细胞增多症、糖尿病等。

【治疗和预后】

缺血型预后较非缺血型差，病变累及黄斑者预后差。缺血性患者发生虹膜新生血管的比例较高，约为1/3。约10%～20%的非缺血型会在1年内发展为缺血型。年龄越大，缺血性CRVO比例越高。

有黄斑水肿的患者可行眼内注射抗VEGF药物或激素，格栅样光凝通常不提高视力。视网膜无灌注区较大、合并虹膜新生血管或新生血管青光眼的患者进行全视网膜光凝。有玻璃体积血或黄斑前膜或牵拉的患者可以考虑玻璃体切除手术。

眼底表现如图3-10-1～图3-10-21。

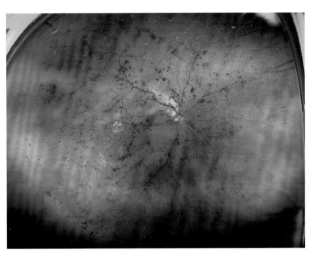

图3-10-1　女，60岁，右眼视网膜中央静脉阻塞，超广角眼底照相可见视盘边界欠清，4个象限静脉迂曲扩张，动脉较细，视盘周围放射状出血，位于视网膜表面，其他部位点、片状出血，多位于视网膜层间。

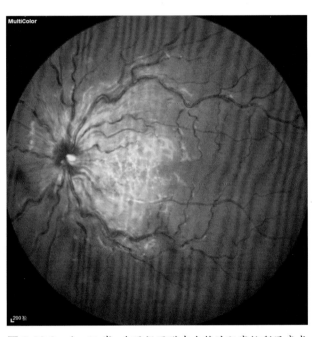

图3-10-2　女，45岁，左眼视网膜中央静脉阻塞炫彩眼底成像，可见四个象限视网膜静脉迂曲，黄斑区水肿隆起呈绿色反射。

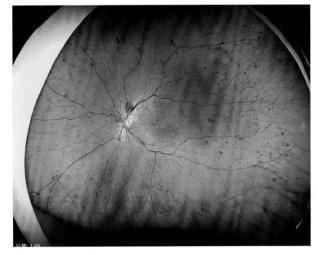

图3-10-3A　女，57岁，视网膜中央静脉阻塞，可见视网膜静脉迂曲扩张，散在出血斑片，上方靠近视乳头的出血呈线状分布。

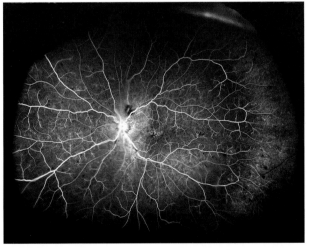

图3-10-3B　超广角FFA显示视盘高荧光，静脉迂曲扩张，视网膜血管荧光渗漏，后极部未见无灌注区，黄斑囊样水肿呈花瓣样荧光积存，颞下周边部可见静脉充盈不良。此患者为非缺血型。

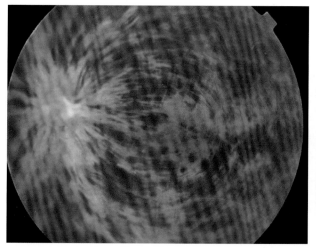

图 3-10-4A　男，40 岁，左眼视网膜中央静脉阻塞，大量火焰状出血，静脉迂曲扩张。

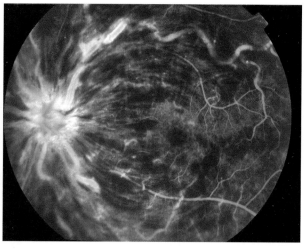

图 3-10-4B　FFA 显示静脉回流受阻，明显迂曲，大量出血遮挡荧光。

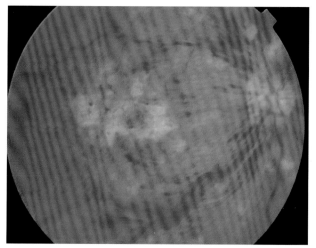

图 3-10-5A　男，63 岁，视网膜中央静脉阻塞缺血型，后极部可见较多棉絮斑和灰白斑片。

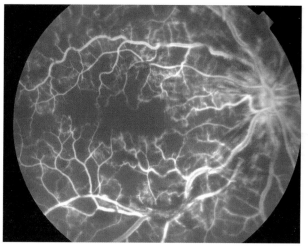

图 3-10-5B　FFA 可见视网膜静脉扩张迂曲，视网膜广泛无灌注区。

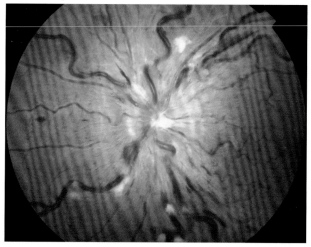

图 3-10-6　女，27 岁，左眼 CRVO，可见视盘水肿，边界不清。视网膜静脉迂曲扩张，较多的灰白渗出斑。

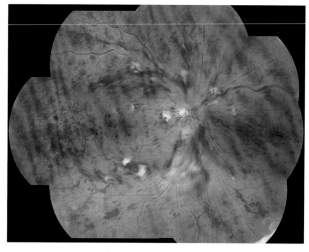

图 3-10-7　女，46 岁，右眼 CRVO 拼图，可见视盘水肿，边界不清，视网膜静脉迂曲扩张，视网膜大量线、片状出血，较多的灰白渗出斑。

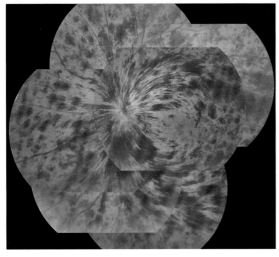

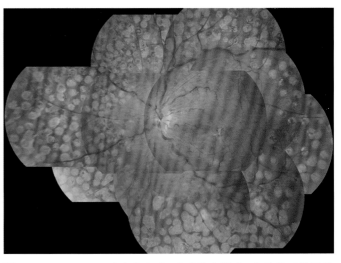

图 3-10-8A　男，56岁，CRVO激光前，视网膜大量出血，视力0.05。

图 3-10-8B　CRVO眼底出血多，表明缺血较重，在随访不便的情况下可以考虑激光治疗。此患者全视网膜激光后，视力0.2。

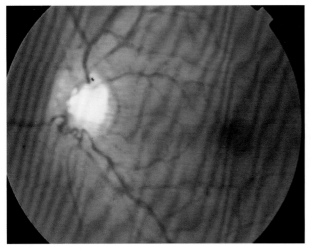

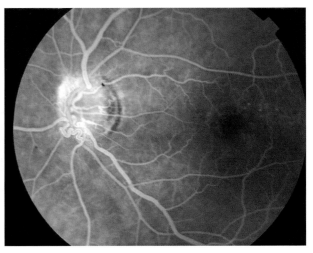

图 3-10-9A　男，41岁，非缺血型CRVO，可见视网膜出血吸收，静脉迂曲扩张明显好转，视盘下方可见睫状视网膜静脉吻合。

图 3-10-9B　FFA显示视盘下方睫状视网膜静脉吻合，黄斑拱环破坏，颞上少许血管瘤样高荧光。

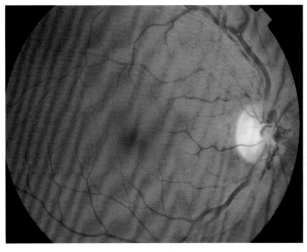

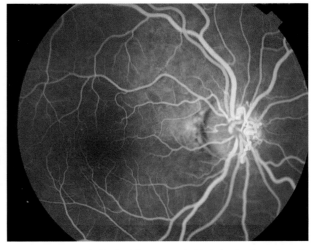

图 3-10-10A　女，55岁，陈旧性中央静脉阻塞，可见视盘鼻侧异常血管。

图 3-10-10B　造影静脉期可见吻合静脉充盈，在视盘下方边缘向深处走行，与脉络膜静脉吻合。

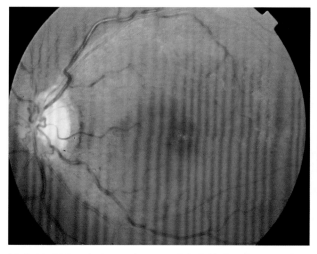

图 3-10-11A 女性，57 岁，视网膜中央静脉阻塞，可见多支睫状视网膜静脉吻合血管。

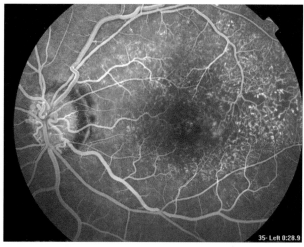

图 3-10-11B 患者视盘颞下、鼻下、鼻上均可见吻合静脉，颞上方未见吻合静脉，FFA 显示颞上方视网膜缺血较重。

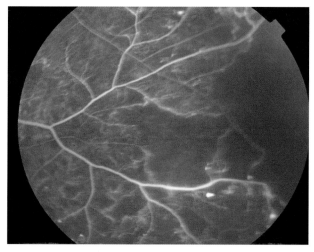

图 3-10-11C 颞上方周边可见大片无灌注区，睫状视网膜静脉吻合可以部分缓解缺血状态，但它的出现表明患者阻塞位置靠近筛板区，缺血状态比较重。

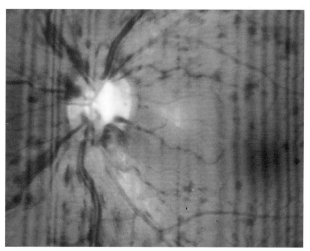

图 3-10-12A 女，54 岁，视网膜动脉细，静脉迂曲扩张，视网膜表面线状和片状出血，视盘下方可见异常血管，此异常血管在急性期很难分辨。

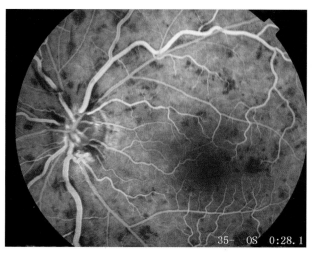

图 3-10-12B FFA 可以清晰显示睫状视网膜静脉吻合从视网膜下方静脉发出，呈螺旋状向视盘边缘走行。

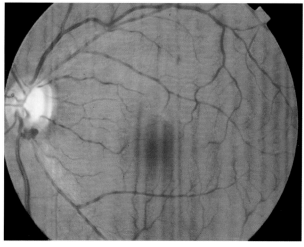

图 3-10-12C 3 月后视网膜出血吸收，视网膜静脉迂曲减轻，下方睫状视网膜静脉吻合更加明显。

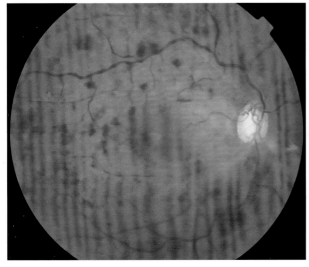

图 3-10-13A   女,63 岁,右眼 CRVO 可见视盘颞上异常血管,视网膜动脉平直较细,静脉迂曲扩张,眼底较多出血,中周部可见激光斑。

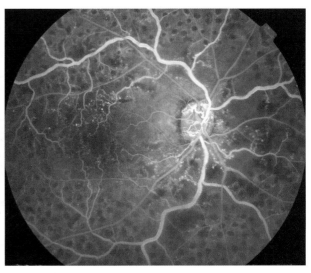

图 3-10-13B   FFA 显示视盘颞上睫状视网膜静脉吻合血管充盈,视网膜大片无灌注区,黄斑拱环破坏,广泛激光斑呈点状低荧光。

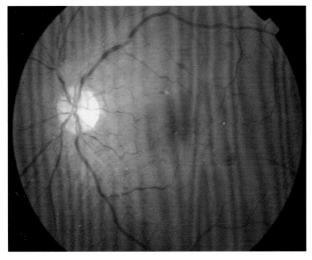

图 3-10-14A   女,54 岁,左眼黄斑水肿,视网膜少许线、片状出血,视网膜动脉细窄,静脉轻度扩张。

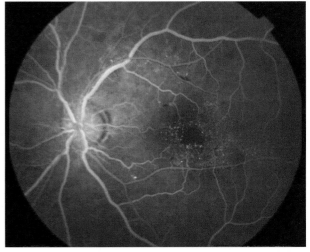

图 3-10-14B   FFA 显示黄斑区毛细血管扩张,微血管瘤形成,拱环破坏,表明 CRVO 的病程较长。

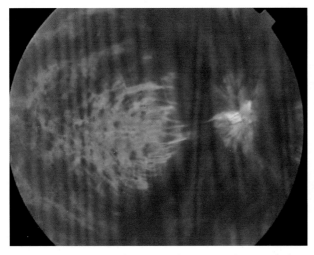

图 3-10-15A   女,56 岁,视网膜中央静脉阻塞 2 周,患者可见较多浓厚出血,出血较多的患者多数缺血较重,需要密切随访以防发生新生血管性青光眼。

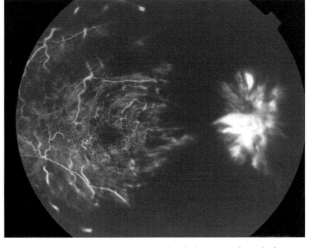

图 3-10-15B   FFA 显示出血遮挡荧光,出血多的患者一般可以等出血稍吸收后再行 FFA,有助于更好判断病情。

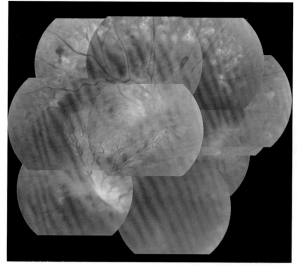

图 3-10-16A 男，46 岁，视网膜中央静脉阻塞行颞下方视网膜静脉脉络膜血管吻合术，即利用激光将静脉壁和 Bruch 膜击穿，将视网膜静脉的血流回流至脉络膜血管。此患者发生脉络膜新生血管，并与视盘新生血管吻合。

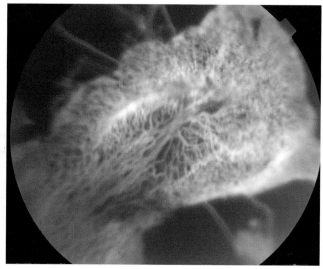

图 3-10-16B FFA 显示粗大的新生血管形态。

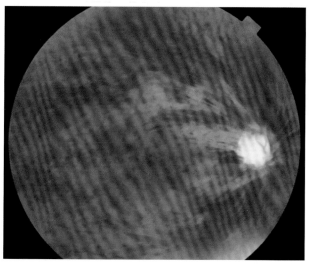

图 3-10-17A 男，55 岁，右眼视力下降伴视物变形 1 个月，既往高血压多年，血压控制好。视力（BCVA）右眼 0.1，左眼 1.2，前节正常。诊断右眼 CRVO、黄斑水肿。

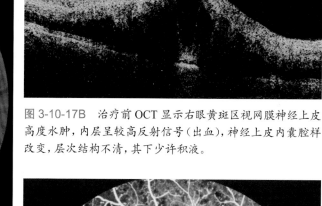

图 3-10-17B 治疗前 OCT 显示右眼黄斑区视网膜神经上皮高度水肿，内层呈较高反射信号（出血），神经上皮内囊腔样改变，层次结构不清，其下少许积液。

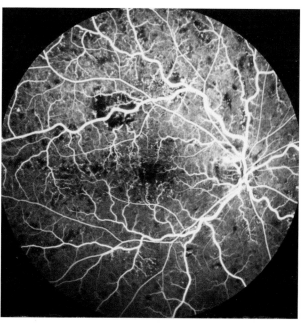

图 3-10-17C 右眼玻璃体腔注射抗 VEGF 药物 3 次，曲安奈德 1 次，OCT 显示黄斑区神经上皮内层高反射信号较前改善（出血吸收），神经上皮下积液吸收，但仍有较明显的囊样水肿。

图 3-10-17D 此时 FFA 显示黄斑缺血，视网膜静脉荧光着染，出血遮挡荧光。

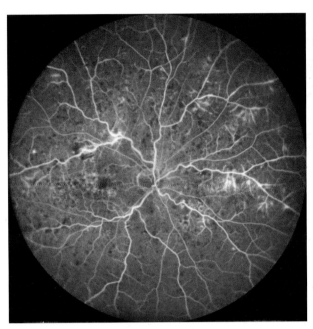

图 3-10-17E   广角 FFA 显示黄斑拱环破坏,周边部未见明确无灌注区,未见视网膜及视盘新生血管。

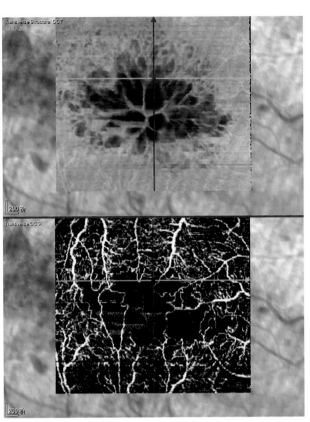

图 3-10-17F   OCTA 显示右眼黄斑缺血,这是黄斑水肿反复的一个重要原因。

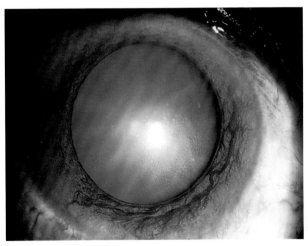

图 3-10-18   男,53 岁,CRVO,虹膜大量新生血管。

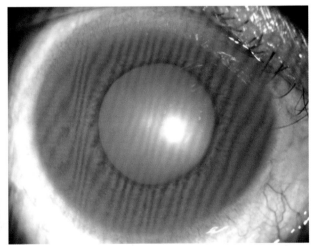

图 3-10-19A   男,58 岁,CRVO,虹膜新生血管,以瞳孔缘明显。

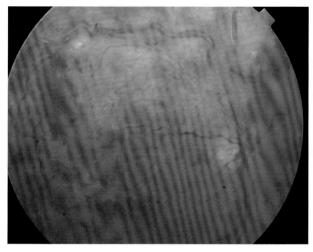

图 3-10-19B　该患者眼底可见视网膜动脉细，静脉迂曲扩张明显，较多出血。

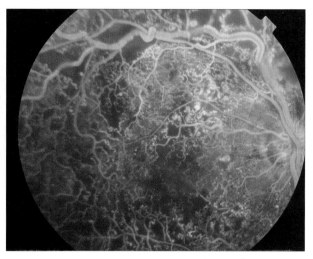

图 3-10-19C　FFA 显示大量无灌注区。

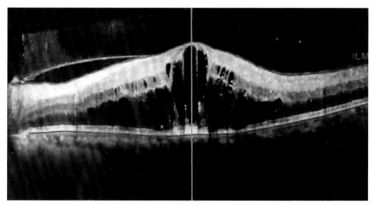

图 3-10-20A　女，54 岁，左眼 CRVO 黄斑水肿，玻璃体局部后脱离，抗 VEGF 治疗后水肿反复发作。

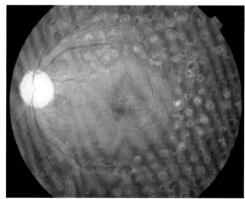

图 3-10-20B　左眼玻璃体切除剥除内界膜后可见椭圆形无内界膜区。

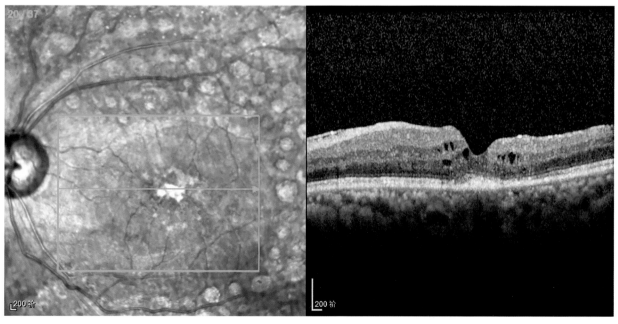

图 3-10-20C　术后随访 1 年，视力 0.5，未再注射抗 VEGF 药物。

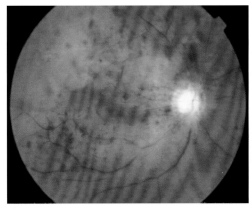

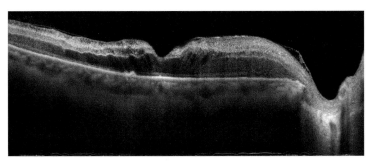

图 3-10-21A 男，65 岁。既往 2 型糖尿病 4 年，高血压 7 年。2015 年 CRVO 行全视网膜光凝治疗。2017 年发现虹膜新生血管，眼压 22mmHg，拟抗 VEGF 后激光。注药后第二天，眼压 36mmHg，视力无光感。

图 3-10-21B 抗 VEGF 注药后发生无光感的病例比较少见，可能与注药后一过性眼压升高或房角关闭有关。该患者几天后眼压为 9mmHg，并一直维持稳定。对于虹膜新生血管的患者，抗 VEGF 治疗需要慎重，并交代预后。

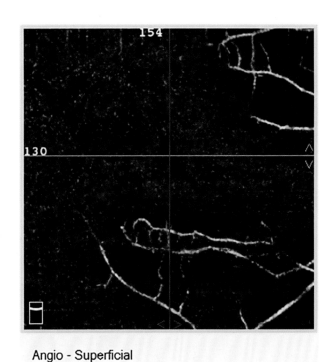

图 3-10-21C OCTA 显示视网膜大片无血流区。

第十一节 视网膜分支静脉阻塞

视网膜分支静脉阻塞（branch retinal vein occlusion，BRVO）是指由于视网膜静脉分支受动脉压迫或其他原因导致阻塞所引起视力下降、视野缺损。根据 FFA 可分为非缺血型和缺血型 BRVO。

【临床表现】

视力下降，出现中心或旁中心暗点。视网膜静脉迂曲、粗大，呈暗红色，视网膜动脉反射性收缩。病变区域呈三角形，尖端指向动静脉交叉处，此范围内视网膜出血，黄斑出血或水肿。

【辅助检查】

FFA 显示静脉充盈迟缓或缺损，静脉壁荧光渗漏，出血遮蔽荧光。

OCT 显示黄斑水肿，出血高信号遮挡，晚期黄斑水肿消退，甚至黄斑萎缩。

OCTA 显示阻塞区域血流密度降低，无灌注、拱环扩大破坏等。

【病因和发病机制】

最常见的是动脉压迫，如高血压、动脉硬化。其他静脉血流淤滞，如低血压、青光眼、红细胞增多症、糖尿病等以及血管内壁损伤如视网膜血管炎、糖尿病等也可以见到。

【治疗和预后】

有黄斑水肿者可以眼内注射抗 VEGF 药物或激素治疗，部分患者局灶光凝或格栅样光凝可以消除水肿并提高视力。大面积荧光造影无灌注区、视网膜新生血管者行激光光凝。玻璃体积血者可行玻璃体切割术，部分患者抗 VEGF 后出血吸收，再行激光治疗。

眼底表现如图 3-11-1～图 3-11-17。

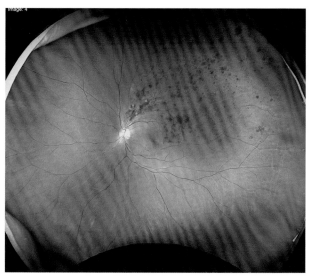

图 3-11-1A 女，56 岁，视网膜颞上分支静脉阻塞，可见颞上散在视网膜出血，少许棉絮斑，中周部视网膜静脉白线。

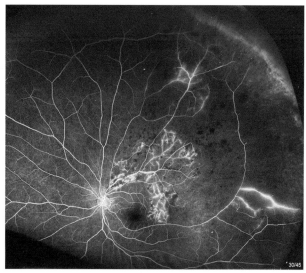

图 3-11-1B 超广角 FFA 显示颞上静脉引流区大片无灌注区，累及范围内的动静脉管壁均有荧光素渗漏。

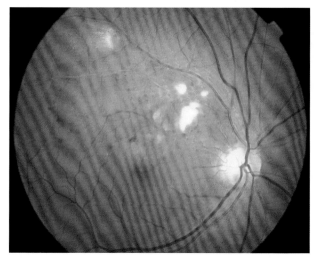

图 3-11-2A 男，42 岁，右眼颞上方静脉阻塞，可见视网膜静脉白线，棉絮斑和出血。

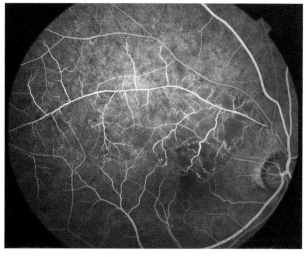

图 3-11-2B FFA 显示右眼颞上方大片无灌注区。中心凹鼻侧可见颞上静脉与颞下方交通。

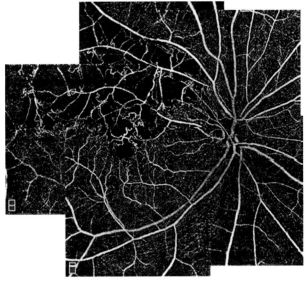

图 3-11-2C　OCTA 拼图清晰显示颞上方的无血流区。

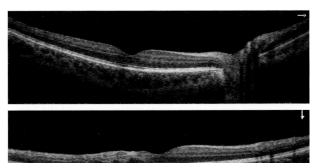

图 3-11-2D　OCT 水平扫描大致正常，垂直扫描可见上方视网膜变薄。

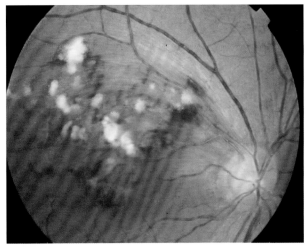

图 3-11-3A　男，36 岁，黄斑分支静脉阻塞，可见颞上出血，棉絮斑。

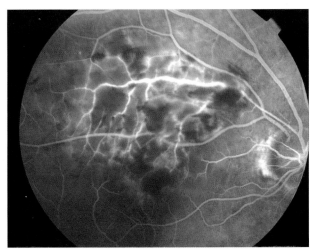

图 3-11-3B　FFA 可见视网膜静脉黄斑分支呈高荧光，视网膜无灌注区，出血遮挡荧光，黄斑拱环破坏。

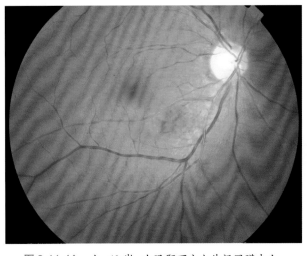

图 3-11-4A　女，43 岁，右眼颞下方小片视网膜出血。

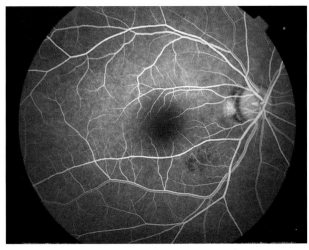

图 3-11-4B　FFA 显示右眼颞下方静脉小分支被动脉压迫，所供应区域出血遮挡荧光。

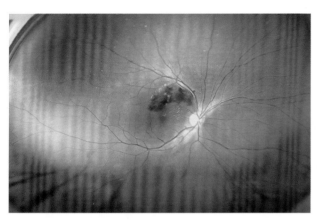

图 3-11-5 男，57岁，超广角眼底照相可见颞上静脉黄斑分支阻塞伴出血，周边未见异常。

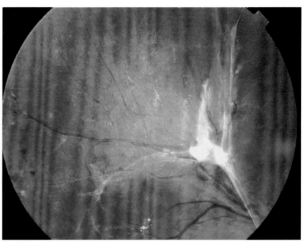

图 3-11-6 男，34岁，颞上支静脉阻塞，新生血管膜纤维化形成视网膜前膜。

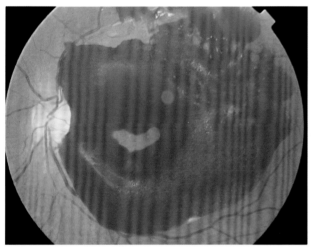

图 3-11-7A 男，70岁，可见玻璃体后界膜下大量出血。此患者很容易误诊为黄斑变性或PCV。

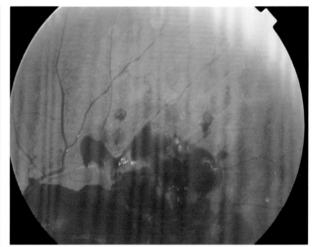

图 3-11-7B 仔细观察颞上方可以看到静脉白线，确诊为分支静脉阻塞。

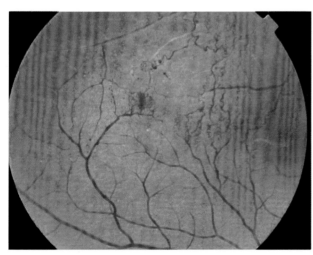

图 3-11-8A 男，55岁，黄斑颞上可见视网膜血管吻合，颞侧有一团异常血管，经造影证实也是视网膜血管吻合。

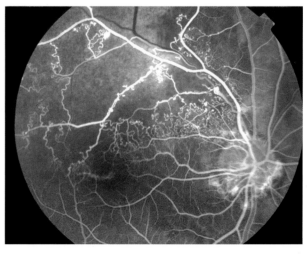

图 3-11-8B FFA显示视网膜颞上方静脉阻塞，广泛无灌注，毛细血管扩张，视网膜血管吻合。

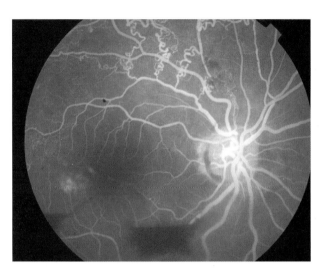

图 3-11-9 女，57 岁，右眼上方分支静脉阻塞，可见上方分支与颞上分支之间形成较多的侧支循环。

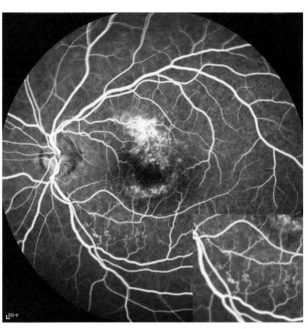

图 3-11-10 男，57 岁，左眼黄斑水肿，怀疑 MacTel 1 型，FFA 发现颞下视网膜分支静脉阻塞有吻合支形成。局部放大图可见动脉压迫静脉处。

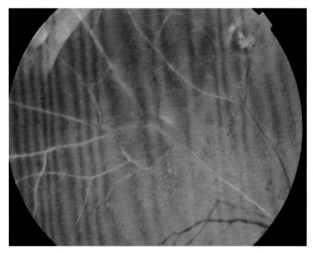

图 3-11-11A 男，65 岁，颞上方分支静脉阻塞后血管形成白线，局部可见新生血管。

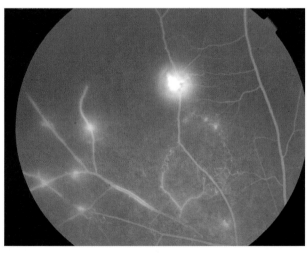

图 3-11-11B FFA 可见大片无灌注区，新生血管渗漏荧光。

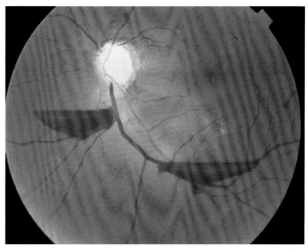

图 3-11-12　男，56 岁，视网膜上方分支静脉阻塞致视网膜前舟状及片状出血，舟状出血下方陈旧部分呈黄白色。

图 3-11-13　男，65 岁，视网膜颞上分支静脉阻塞致视网膜前舟状出血。

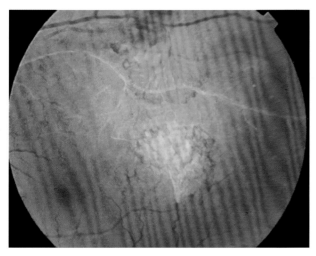

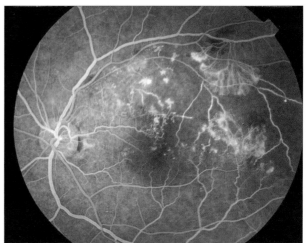

图 3-11-14A　男，45 岁，颞上分支静脉阻塞，局部可见视网膜新生血管。

图 3-11-14B　FFA 大片无灌注区，新生血管呈扇形。

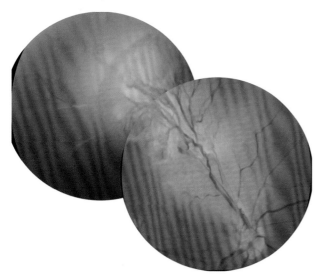

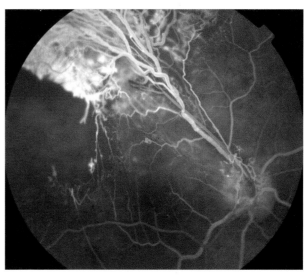

图 3-11-15A　女，55 岁，右眼颞上方分支静脉阻塞，可见扇形新生血管，周边可见视网膜静脉白线。

图 3-11-15B　FFA 显示大片新生血管膜，颞侧大片无灌注区。此患者抗 VEGF 后行玻璃体切除手术治疗。

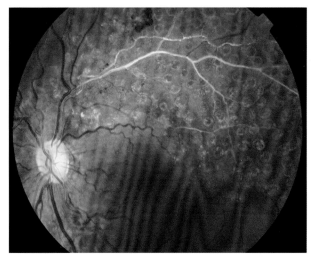

图 3-11-16A 男，51 岁，左眼颞上方分支静脉阻塞，可见静脉白线，广泛激光斑。

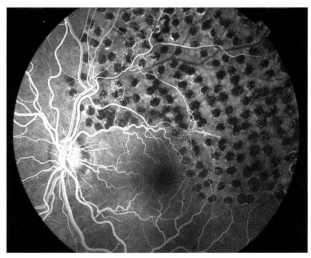

图 3-11-16B FFA 显示颞上方激光斑呈现低荧光。

图 3-11-17 女，78 岁，右眼颞上方分支静脉阻塞，行视网膜激光。在出血上打激光可能会损伤神经纤维层，一般可以考虑先在没有出血或出血较薄的部位进行激光。

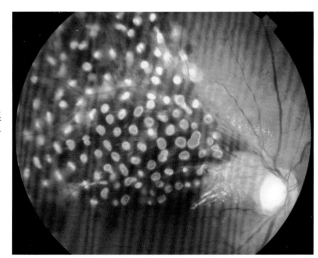

第十二节 视网膜半侧静脉阻塞

视网膜半侧静脉阻塞（hemicentral retinal vein occlusion，HRVO）是指由于血栓形成或栓子等阻塞视网膜中央静脉视神经内分支所引起视力下降、视野缺损。

【临床表现】

视力下降，出现中心或旁中心暗点。视网膜静脉迂曲、粗大，呈暗红色，视网膜动脉反射性收缩。静脉阻塞区域可以占视网膜 1/3、1/2 或 2/3。受累区域视网膜出血，黄斑出血或者水肿。

【辅助检查】

FFA 显示静脉充盈迟缓或缺损，静脉壁荧光渗漏，出血遮蔽荧光。

OCT 显示黄斑水肿，出血高信号遮挡，晚期黄斑萎缩。

OCTA 显示阻塞区域血流密度降低，无灌注、拱环扩大破坏等。

【病因和发病机制】

同视网膜中央静脉阻塞。

【治疗和预后】

发生视网膜新生血管或视盘新生血管者比 CRVO 高，发生虹膜新生血管者比 BRVO 高。

有黄斑水肿者可以眼内注射抗 VEGF 或激素治疗，部分患者可行局灶光凝或格栅样光凝。大面积无灌注区、视网膜新生血管者行激光光凝。玻璃体积血者行玻璃体切除术。

眼底表现如图 3-12-1～图 3-12-6。

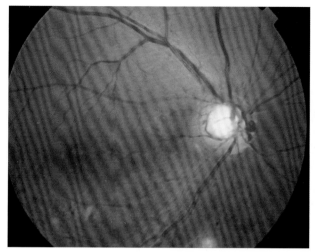

图 3-12-1A 男，43 岁，半侧静脉阻塞，可见视盘鼻侧睫状视网膜静脉吻合。

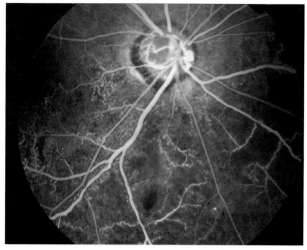

图 3-12-1B FFA 可见下半侧静脉阻塞，吻合静脉已充盈，无荧光素着染或渗漏。

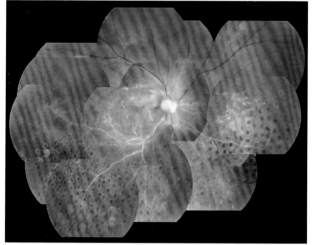

图 3-12-2A 下方半侧静脉阻塞，可见视网膜血管白线及激光斑。

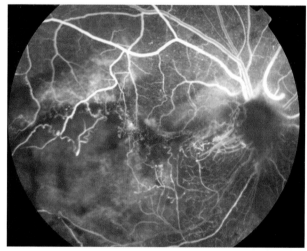

图 3-12-2B FFA 显示视盘下方大片无血管区，部分视网膜血管扩张。

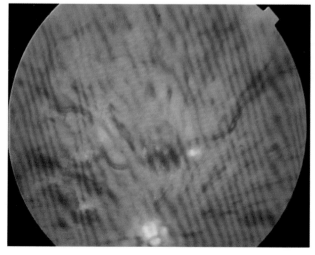

图 3-12-3A 女，57 岁，上方半侧静脉阻塞，可见视网膜静脉迂曲扩张，表面线状出血，灰白色渗出斑。

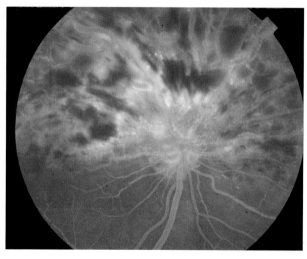

图 3-12-3B FFA 显示上方视网膜静脉迂曲，出血遮挡荧光。

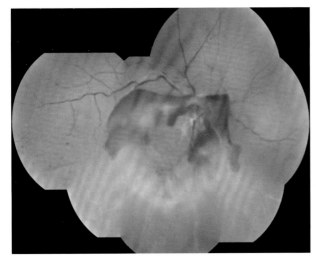

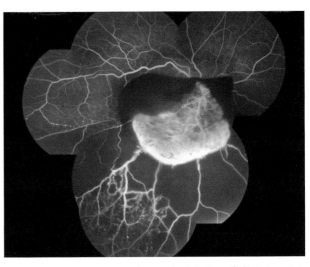

图 3-12-4A 男，37 岁，右眼下方 HRVO，可见视网膜前大片出血，下方大量新生血管，静脉白线。此患者抗 VEGF 治疗后行玻璃体切除手术。

图 3-12-4B FFA 显示视盘下方大片新生血管高荧光，下方大片无灌注区。

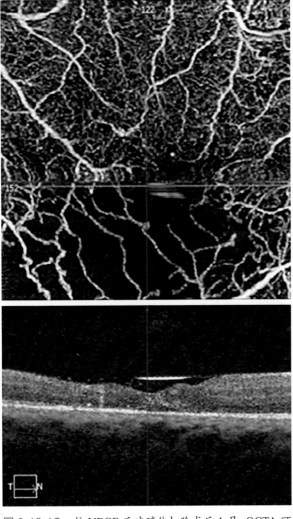

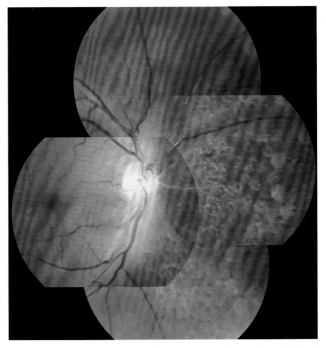

图 3-12-4C 抗 VEGF 后玻璃体切除术后 1 月，OCTA 可见黄斑下方大片无血流区。OCT 上可见黄斑萎缩变薄，中心凹前硅油反光。

图 3-12-5 鼻侧半侧静脉阻塞，可见视网膜静脉白线，广泛激光斑，视盘鼻上方可见睫状视网膜静脉吻合也进一步验证了阻塞范围是在视神经内。

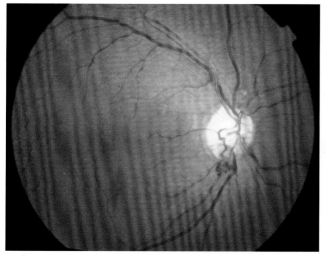

图 3-12-6A　女，68 岁，右眼视力 0.3，视盘可见异常血管。该血管与中央静脉阻塞的睫状视网膜静脉吻合不同，起止点均不在视盘边缘。

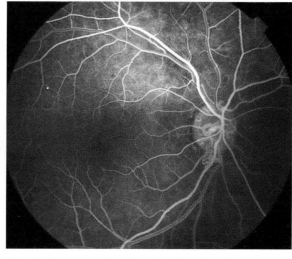

图 3-12-6B　FFA 动静脉期可见异常吻合血管从上方静脉主干根部迂曲走行至颞下静脉主干。

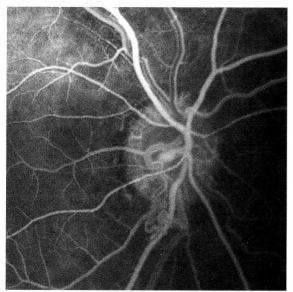

图 3-12-6C　局部放大图，血管走行更清晰。

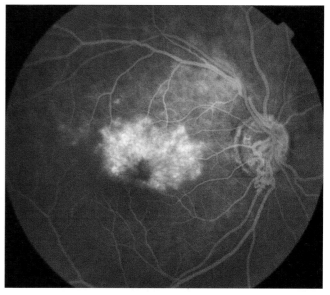

图 3-12-6D　晚期可见黄斑囊样水肿，上方为主，表明此患者为陈旧性上方半侧静脉阻塞。

（戴荣平　张　潇）

第四章
全身性疾病与视网膜血管病变

第一节　糖尿病视网膜病变

糖尿病视网膜病变（diabetic retinopathy，DR）是糖尿病全身微血管并发症中最重要的病变之一，在眼底有其特殊的改变，包括微血管瘤、出血、渗出、新生血管形成等。

【临床表现】

闪光感和视力下降。

非增生性糖尿病视网膜病变（nonproliferative diabetic retinopathy，NPDR）的表现包括微血管瘤、出血、硬性渗出、棉絮斑和视网膜血管病变等。可分为轻、中、重度 NPDR。轻度 NPDR，眼底仅见微血管瘤。中度 NPDR 是指病变介于轻度和重度之间。重度 NPDR 是指出现以下 3 种情况之一：①4 个象限视网膜出血（每个象限大于 20 个出血点），②2 个象限出现静脉串珠，③1 个象限出现视网膜内微血管异常（intraretinal microvascular abnormalities，IRMA）。

增生性糖尿病视网膜病变（proliferative diabetic retinopathy，PDR）最重要的标志就是新生血管增生。视盘及其附近 1PD 范围的新生血管称为视盘新生血管（neovascularization on the disc，NVD），其他任何部位的称为视网膜新生血管（neovascularization elsewhere，NVE）。PDR 的并发症包括视网膜及玻璃体积血、牵拉性视网膜脱离、虹膜红变与新生血管性青光眼等。

糖尿病性黄斑病变包括黄斑水肿、黄斑缺血等。根据水肿与中心凹的距离分为轻、中、重度黄斑水肿。

糖尿病性视神经病变可分为糖尿病性视神经病变、缺血性视神经病变、视盘新生血管形成、伴糖尿病幼年性视神经萎缩（Wolfram 综合征）以及激光及硅油填充后视神经萎缩。

【辅助检查】

FFA 显示微血管瘤呈清晰圆形点状强荧光，晚期荧光渗漏。点状视网膜出血表现为形态大小与之相符的荧光遮挡。浓厚的硬性渗出可轻度遮挡其下的脉络膜背景荧光。棉絮斑处呈小的毛细血管无灌注区。静脉可呈串珠样或管壁有荧光素着染。早期新生血管显示血管芽的形态，呈强荧光，明显渗漏。纤维血管增生膜早期遮挡呈弱荧光，晚期荧光着染。黄斑部可显示毛细血管扩张、拱环结构破坏、毛细血管闭塞、黄斑水肿等。

OCT 显示黄斑区水肿、硬性渗出、出血和棉絮斑等，并可评价视网膜各层结构，对病情随访意义重大。

OCTA 可显示黄斑区毛细血管的结构、拱环的完整性和大小、视网膜浅层和深层毛细血管密度、视网膜无血流区、视盘周围毛细血管密度以及视网膜及视盘新生血管等，可以在一定程度上替代 FFA。

【病因和发病机制】

高血糖是发生 DR 的关键因素，DR 的发生机制可能与下列因素有关，相对高凝状态、红细胞异常、蛋白质糖基化和白细胞黏附等。视网膜毛细血管基底膜增厚和周细胞丧失是早期的病理改变。

糖尿病视神经病变与小视杯有关，可能是 NAION 的轻型和非典型类型。血管的自动调节功能失常导致视神经轴浆流淤滞，从而导致视神经水肿。

【治疗和预后】

控制血糖以及合并的高血压、高血脂以及肾病等。

药物治疗：可以经验性给予改善微循环等药物治疗。抗 VEGF 可以治疗黄斑水肿，但需要反复治疗，并可以在一定程度上稳定或逆转糖尿病视网膜病变。

激光光凝：NPDR 局部光凝封闭微血管瘤渗漏，黄斑水肿可局部光凝或格栅光凝，PDR 或严重的 NPDR 可以做全视网膜光凝。

冷凝治疗：从巩膜外表面冷凝视网膜周边部，可使虹膜和视网膜新生血管消退，目前应用较少。睫状突冷凝治疗眼压无法控制的新生血管性青光眼。

睫状突光凝：从巩膜外表面光凝睫状突，可以治疗眼压无法控制的新生血管性青光眼。

手术治疗：严重的玻璃体积血、增生性玻璃体视网膜病变引起牵拉性视网膜脱离、纤维增生膜侵犯黄斑或发生视网膜裂孔等并发症时需要手术治疗，包括玻璃体切除术、眼内激光光凝和巩膜外环扎等。手术时可以从内路进行睫状突光凝治疗眼压无法控制的新生血管性青光眼。也可以通过其他各种青光眼手术进行治疗。

眼底表现如图 4-1-1～图 4-1-49。

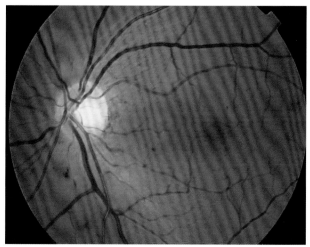

图 4-1-1A　男，56 岁，轻度 NPDR，可见后极部视网膜微血管瘤及小出血点。

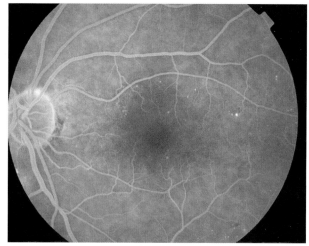

图 4-1-1B　FFA 可见微血管瘤呈点状高荧光，小出血点遮挡荧光。

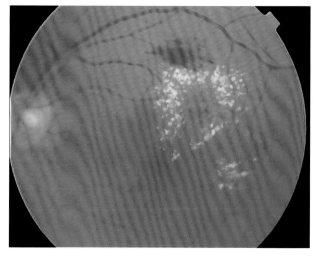

图 4-1-2A　女，36 岁，中度 NPDR，可见微血管瘤、片状视网膜出血及硬性渗出。

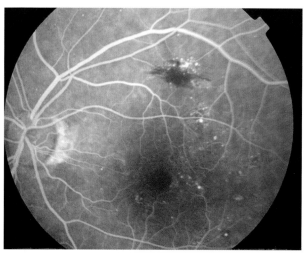

图 4-1-2B　FFA 可见微血管瘤点状高荧光，硬性渗出不遮挡荧光，出血遮挡荧光。

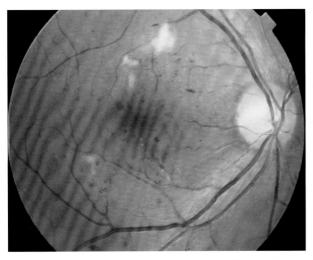

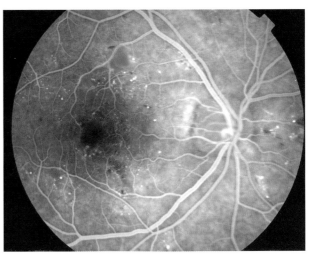

图 4-1-3A 女，49 岁，中度 NPDR，可见微血管瘤、出血点及棉絮斑。

图 4-1-3B FFA 可见微血管瘤的点状高荧光，出血点遮挡荧光，棉絮斑处表现为片状毛细血管无灌注区。该患者同时有黄斑拱环扩大，中心凹周围毛细血管扩张。

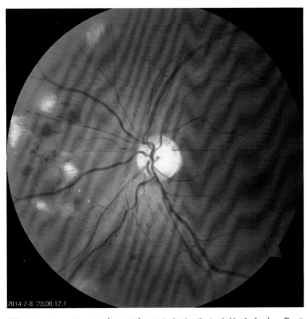

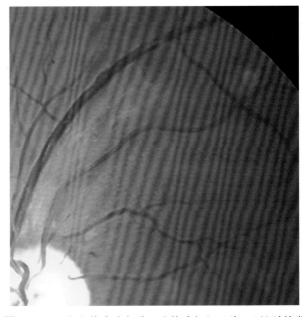

图 4-1-4A 女，48 岁，眼底可见颞上明显的静脉串珠，鼻下静脉轻度串珠状改变，属于重度 NPDR。

图 4-1-4B 颞上静脉放大图可见静脉粗细不均，不规则扩张呈串珠状。

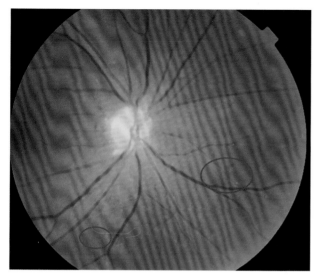

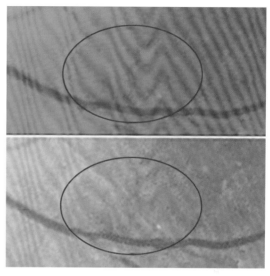

图 4-1-5A 男，51 岁，糖尿病视网膜病变，鼻下可见迂曲扩张的视网膜内血管异常，即 IRMA。IRMA 一般表现为视网膜毛细血管床不规则迂曲、扩张的节段、视网膜内新生血管、视网膜动静脉"短路血管"。管径从刚刚可见至 36μm 或者更大。

图 4-1-5B 局部放大图显示 IRMA，无赤光显示更清楚。

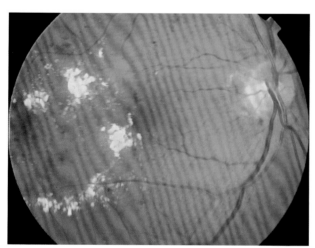

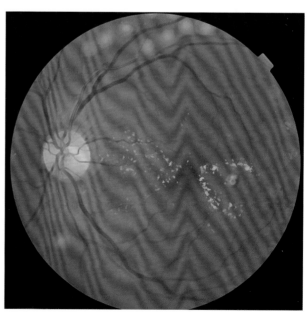

图 4-1-6 男，51 岁，糖尿病视网膜病变，黄斑区及颞侧视网膜环形硬渗。

图 4-1-7 女，50 岁，糖尿病视网膜病变合并黄斑区硬性渗出，中心凹颞下环形硬渗。中央微血管瘤已行激光治疗呈灰白色。

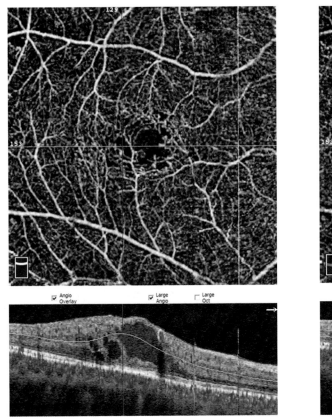

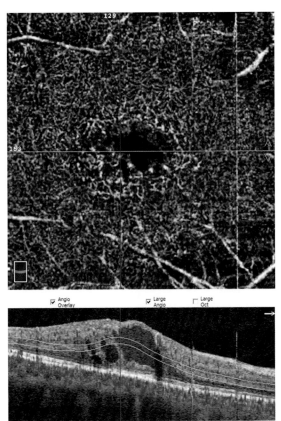

图 4-1-8A　糖尿病黄斑水肿患者 OCTA 显示浅层毛细血管轻度扩张,拱环破坏,中心凹周围毛细血管网眼扩大。

图 4-1-8B　OCTA 深层可见毛细血管扩张,较多微血管瘤。

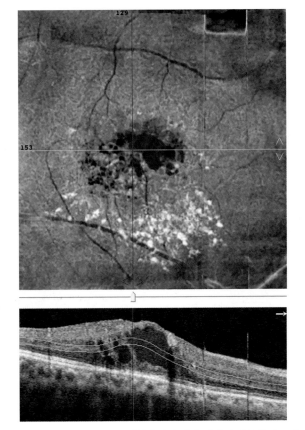

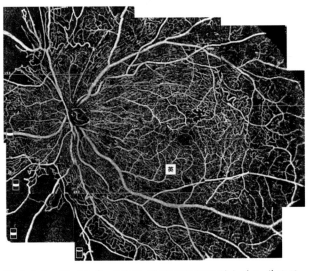

图 4-1-8C　Enface OCT 图像上白色点状病变为硬性渗出。水肿的囊腔呈暗区。

图 4-1-9　男,36 岁,OCTA 拼图可见视网膜大片无灌注区,毛细血管扩张,异常血管吻合。

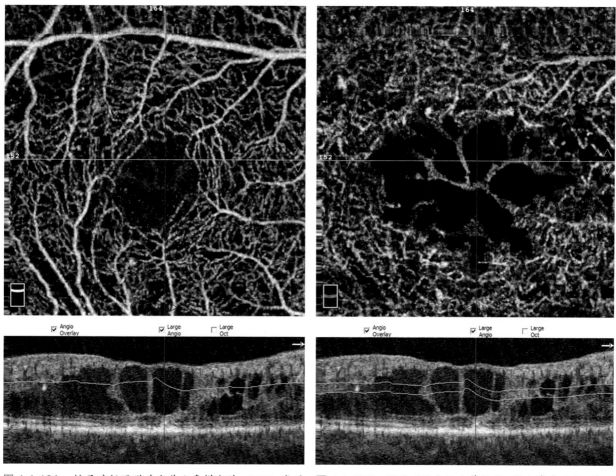

图 4-1-10A　糖尿病视网膜病变黄斑囊样水肿，OCTA 浅层毛细血管密度降低。

图 4-1-10B　深层可见毛细血管扩张，微血管瘤形成，并可见水肿囊腔形态。

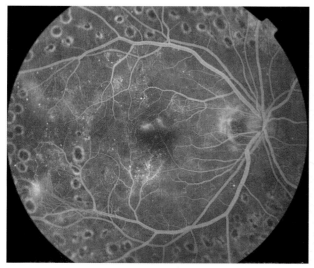

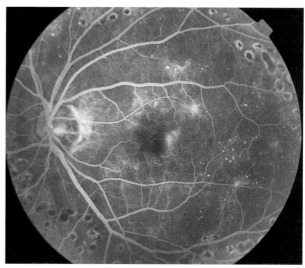

图 4-1-11A　女，50 岁，PDR 行 PRP 后，FFA 显示黄斑中心凹上方轻度高荧光。

图 4-1-11B　左眼表现与右眼类似。

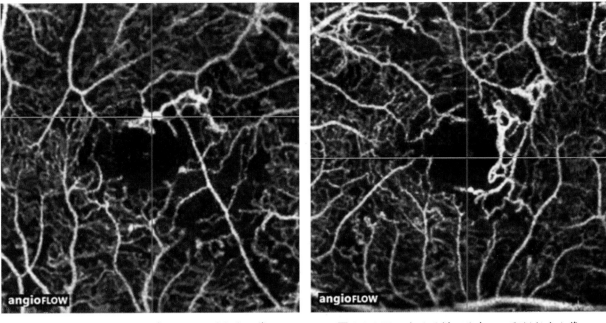

图 4-1-11C　OCTA 显示黄斑区视网膜新生血管。

图 4-1-11D　左眼同样可见中心凹颞侧新生血管。

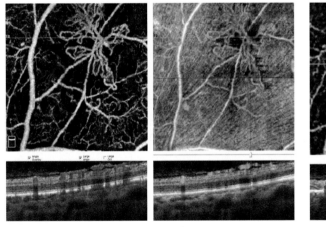

图 4-1-12A　男，37 岁，左眼 OCTA 可见颞上方视网膜新生血管，在下方 OCT 血流层面上可见新生血管沿着玻璃体后界膜生长。

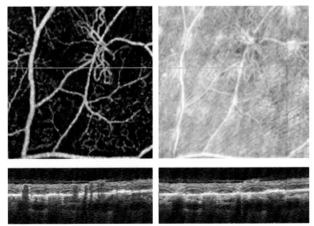

图 4-1-12B　PRP 一周后，可见视网膜新生血管缩小。右图为 Enface 图像，可见激光斑。

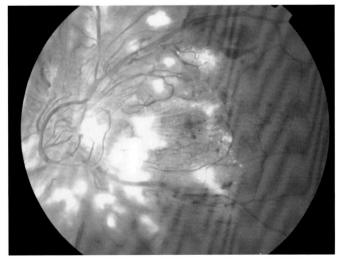

图 4-1-13A　女，22 岁，可见视盘新生血管呈环状，视网膜粗大新生血管，大量棉絮斑，黄斑区可见硬性渗出。

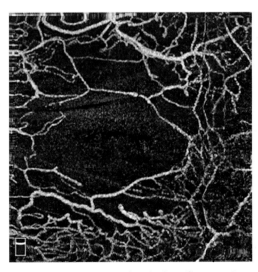

图 4-1-13B　OCTA 显示黄斑大片无灌注。一般 PDR 患者的拱环破坏比 NPDR 明显。

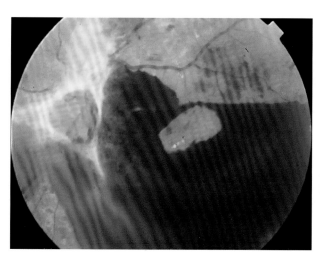

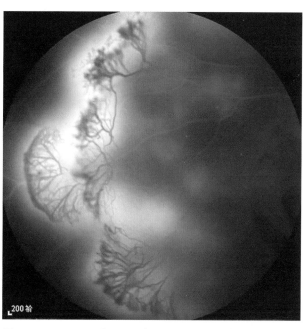

图 4-1-14　男，47 岁，增生性糖尿病视网膜病变致视网膜前大片舟状出血，视盘前大片增生膜。

图 4-1-15　男，43 岁，可见鼻侧大量视网膜新生血管，晚期血管内荧光素流空，呈现低荧光。

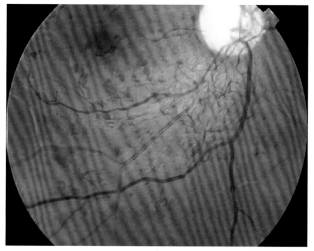

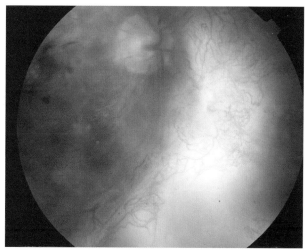

图 4-1-16A　女，29 岁，糖尿病视网膜病变，视网膜广泛新生血管。

图 4-1-16B　FFA 晚期清晰显示新生血管，并可见荧光素渗漏。

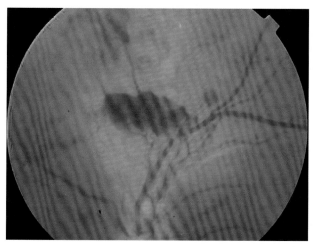

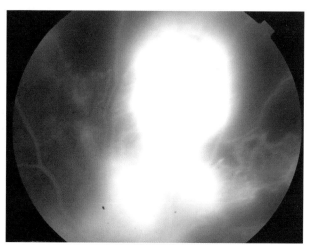

图 4-1-17A　男，28 岁，PDR，可见少许视网膜出血及大片视网膜新生血管。

图 4-1-17B　FFA 可见新生血管高荧光，并有大量荧光素渗漏，其周边有显著的毛细血管无灌注区。

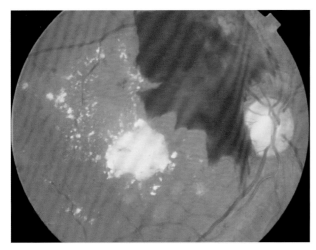

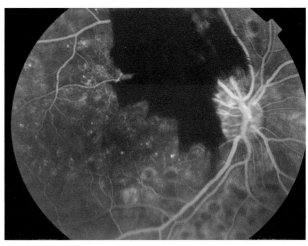

图 4-1-18A　女，45岁，糖尿病10年，右眼可见视盘颞上方大片视网膜前出血，黄斑区团块状硬性渗出，这种硬性渗出往往导致黄斑萎缩，最终视力较差。视网膜前大出血表明患者已经有新生血管，应该积极给予治疗。

图 4-1-18B　FFA显示后极部血管瘤高荧光，大片出血遮挡荧光，下方激光斑呈低荧光。

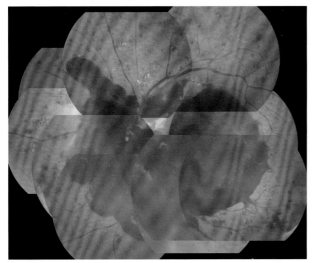

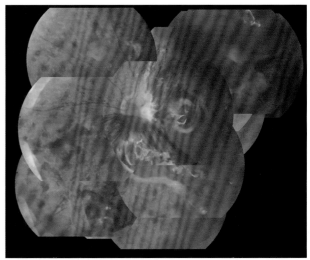

图 4-1-19A　增生性糖尿病视网膜病变，可见视网膜前大片出血。

图 4-1-19B　玻璃体切除硅油填充术后，可见视网膜复位，广泛激光斑。

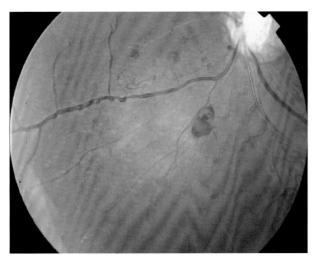

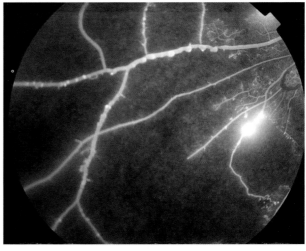

图 4-1-20A　女，49岁，鼻下大片无灌注区，可见新生血管团同时可见明显的静脉串珠。

图 4-1-20B　FFA显示静脉串珠，大片无灌注区，新生血管高荧光。

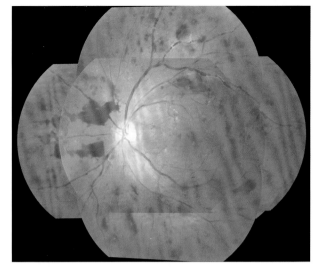

图 4-1-21 女,59岁,可见视网膜广泛点、片状出血,颞上、鼻上、鼻下静脉串珠。临床中静脉串珠更多见于 PDR。

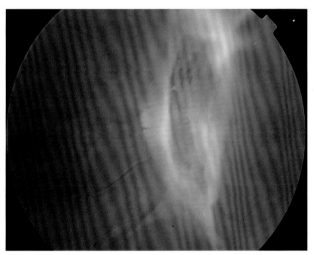

图 4-1-22A 女,44岁,PDR,可见视盘前大片纤维增生膜。

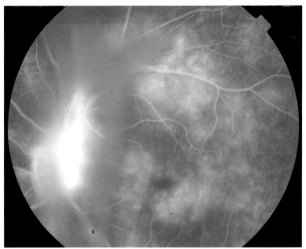

图 4-1-22B FFA 显示视盘新生血管呈高荧光并有荧光素渗漏,黄斑囊样水肿,纤维增生膜轻度荧光着染。

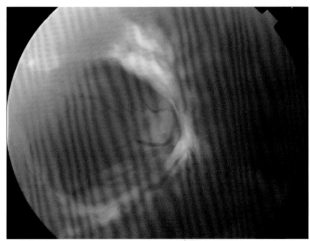

图 4-1-23 女,48岁,PDR,可见视盘前大片新生血管及纤维增生膜,牵拉视网膜脱离。

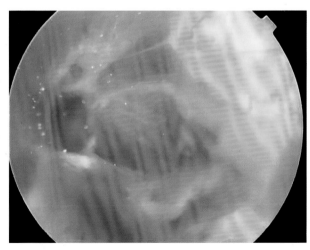

图 4-1-24 男,60岁,PDR,可见陈旧玻璃体积血及纤维增生膜,牵拉视网膜脱离。

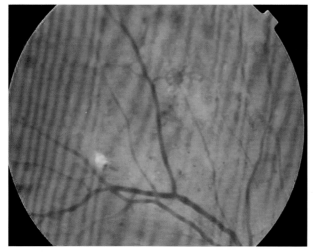

图 4-1-25A   女，32 岁，NPDR，可见微血管瘤、多处视网膜出血及异常血管。

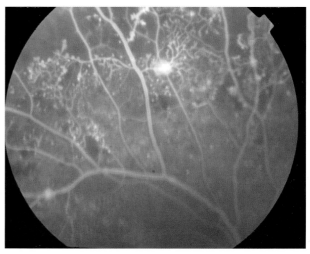

图 4-1-25B   FFA 可见微血管瘤点状高荧光，出血遮挡荧光，片状毛细血管无灌注区，异常血管中无荧光素渗漏者多为 IRMA，有渗漏者为新生血管，一般可依此鉴别两者。

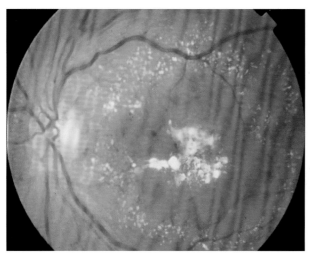

图 4-1-26A   女，57 岁，NPDR，可见微血管瘤及黄斑大片硬性渗出，为重度黄斑水肿。

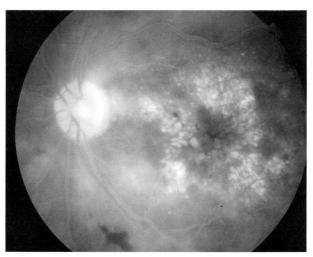

图 4-1-26B   FFA 可见出血遮挡荧光，黄斑囊样水肿。

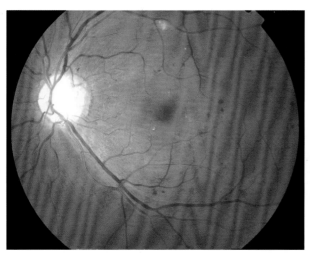

图 4-1-27A   女，48 岁，NPDR，视网膜散在微血管瘤及出血点，颞上方可见棉絮斑。

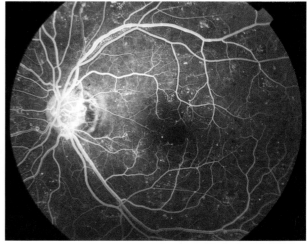

图 4-1-27B   FFA 早期显示拱环破坏扩大，拱环边缘微血管瘤高荧光。

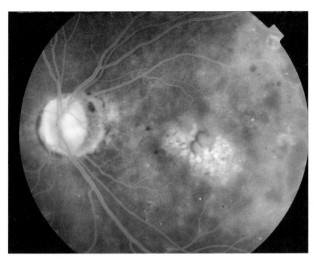

图 4-1-27C　FFA 晚期可见黄斑水肿,提示缺血性糖尿病黄斑病变与黄斑水肿并存。

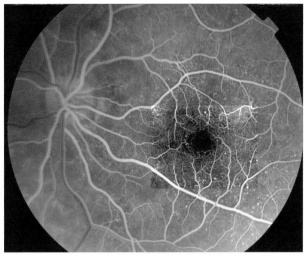

图 4-1-28　男,43 岁,NPDR,FFA 显示拱环扩大,表现为毛细血管闭锁,间隙增宽,提示缺血性糖尿病黄斑病变。

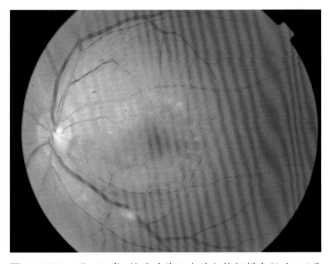

图 4-1-29A　男,61 岁,糖尿病黄斑水肿行格栅样光凝后,可见淡灰色激光斑。

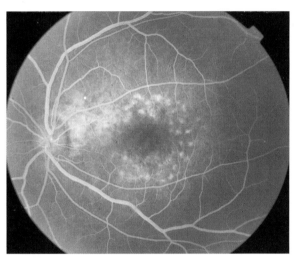

图 4-1-29B　FFA 显示激光斑呈高荧光,格栅样光凝强度较低,与普通激光斑中间低外周高的荧光表现不同。

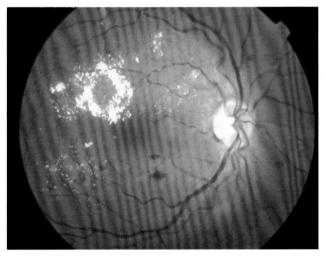

图 4-1-30A　女,49 岁,糖尿病黄斑水肿可见中心凹颞上环形硬渗。

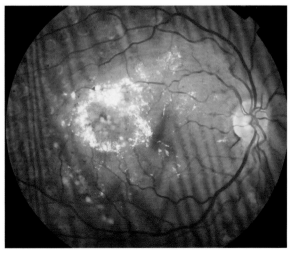

图 4-1-30B　PRP 治疗后环形硬渗未吸收,在环形硬渗中央微血管瘤处局灶光凝,光斑 100μm,时间 0.1s,能量 100mW。

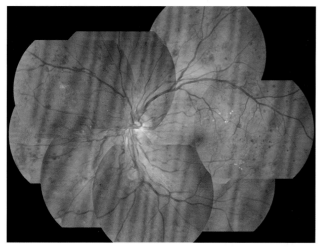

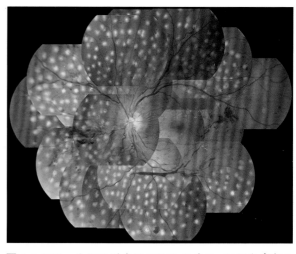

图 4-1-31A 女,46岁,PDR,可见鼻侧、鼻下较多视网膜新生血管。

图 4-1-31B 全视网膜光凝(PRP)治疗后,颞侧尚有部分未行激光治疗。

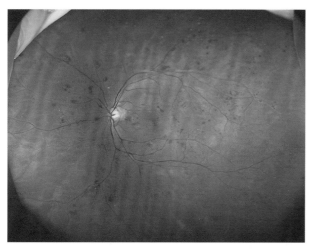

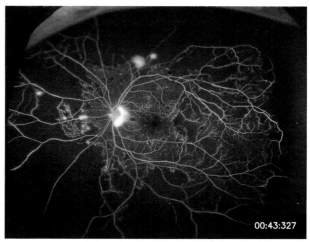

图 4-1-32A 男,57岁,糖尿病视网膜病变,可见大量出血点和微血管瘤,周边部可见血管白线。

图 4-1-32B 超广角 FFA 可见视盘新生血管高荧光,上方鼻侧视网膜新生血管高荧光,中周部和周边部大量无灌注区。

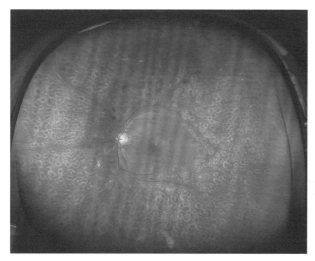

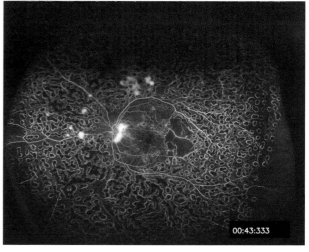

图 4-1-32C PRP 之后眼底可见大量激光斑。

图 4-1-32D 超广角 FFA 仍可见视盘新生血管,黄斑颞侧及周边部无灌注区,视网膜新生血管部分消退。此患者仍需加强光凝。

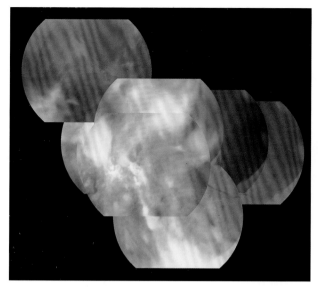

图 4-1-33A 女，48岁，广泛视网膜前增生伴视网膜脱离。

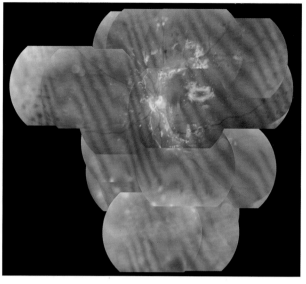

图 4-1-33B 玻璃体切除术后，视网膜复位，硅油填充，周边可见激光斑，后极部术后仍需补充激光。

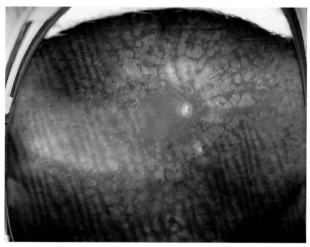

图 4-1-34A 女，50岁，双眼玻璃体切除、眼内激光后，可见广泛的激光斑，色素增生或脱色素。

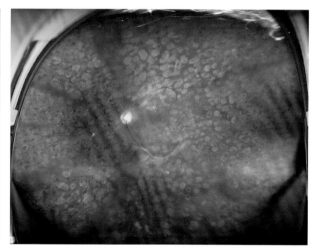

图 4-1-34B 左眼表现与右眼类似。

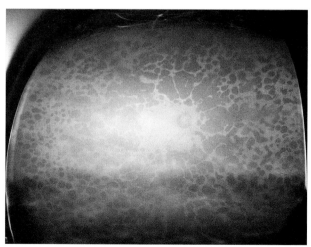

图 4-1-34C 超广角眼底自发荧光显示激光斑处低自发荧光。

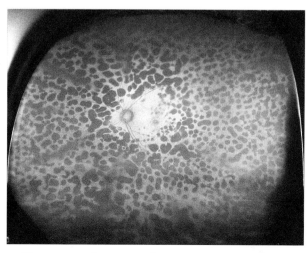

图 4-1-34D 左眼还可见黄斑区局灶光凝的低荧光斑。

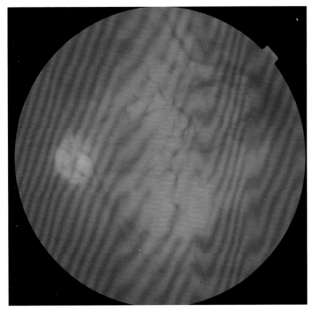

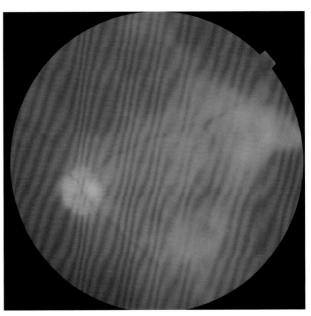

图 4-1-35A 女，26 岁，PDR，视网膜前新生血管，比正常血管还要粗大。

图 4-1-35B 抗 VEGF 治疗 5 天后，新生血管大部分消退，成灰白色膜状物。患者视力由 0.1 下降到指数。

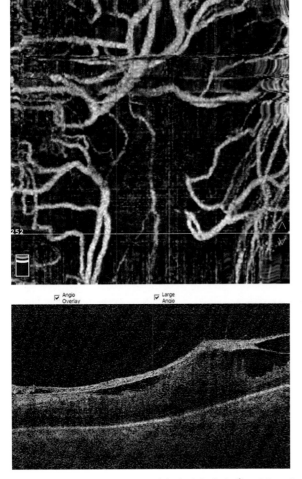

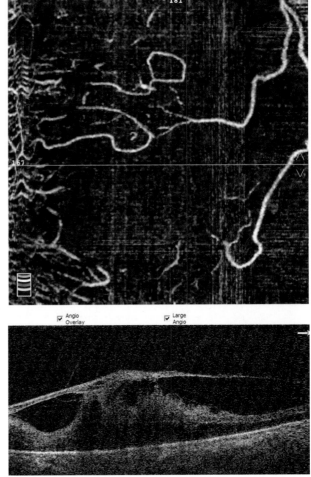

图 4-1-35C OCTA 显示视网膜粗大的新生血管，下方 B 扫描 OCT 显示黄斑前膜牵拉视网膜黄斑区致黄斑水肿。

图 4-1-35D 抗 VEGF 治疗后可见新生血管大部分消退，黄斑区牵拉加重，视力有所下降。

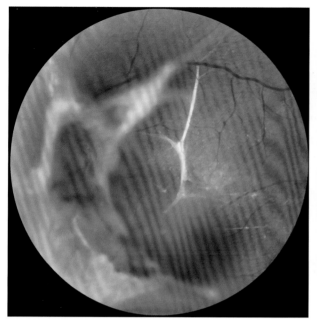

图 4-1-36A　女，38 岁，PDR 合并视网膜下膜，患者鼻下方视网膜脱离，陈旧性玻璃体积血。

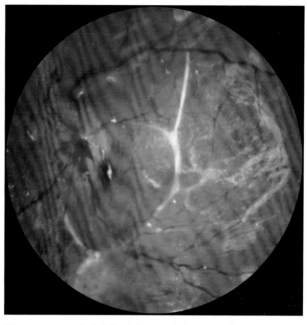

图 4-1-36B　玻璃体切除术后，剥除视网膜前膜，视网膜下膜未处理。

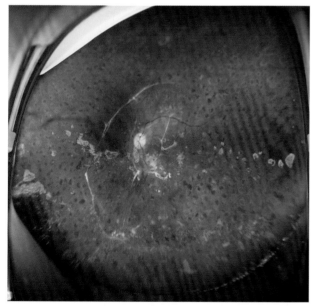

图 4-1-36C　超广角眼底照相显示该患者除黄斑区下膜外，鼻侧也有长条形下膜。手术中下膜未取出，不影响视网膜复位。

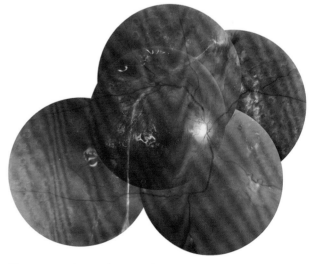

图 4-1-37　女，30 岁，糖尿病视网膜病变玻璃体切除术后，可见颞侧长条状下膜。

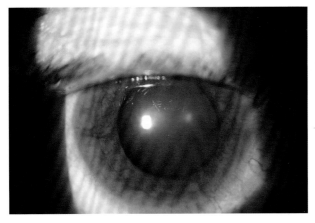

图4-1-38A 男，49岁，双眼糖尿病视网膜病变、右眼可见大量虹膜新生血管。

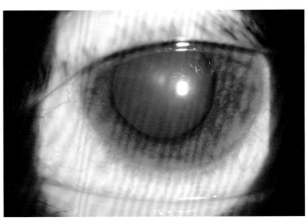

图4-1-38B 左眼同样可见大量新生血管，眼压在40~50mmHg之间，双眼视力HM。

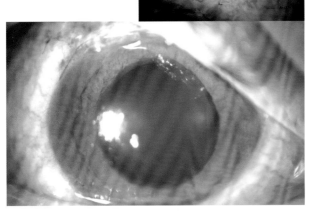

图4-1-38C 右眼抗VEGF后行小梁切除，眼压控制在20mmHg左右，后发生玻璃体积血，行玻璃体切除硅油填充，视力维持在指数。

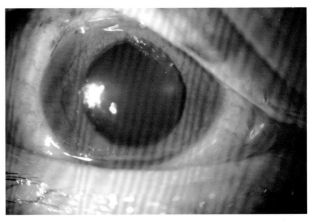

图4-1-38D 左眼行睫状突光凝，眼压控制在25mmHg左右，后发生玻璃体积血，牵拉性视网膜脱离，最终无光感。

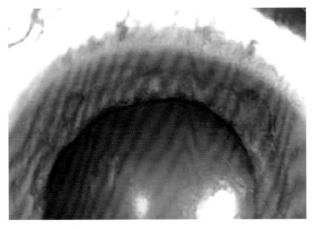

图4-1-39A 女，24岁，1型糖尿病，PDR玻璃体切除联合硅油充填术后数月发生新生血管性青光眼。

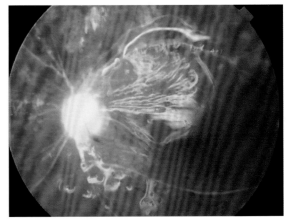

图4-1-39B 眼底视盘色白，视网膜血管呈白线，局部视网膜出血及后极部视网膜硅油反光。

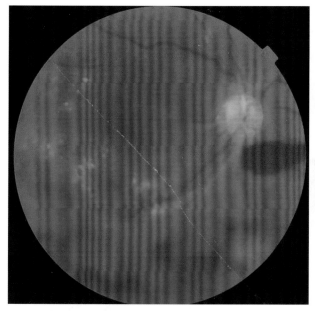

图 4-1-40A　男，56 岁，PDR，贫血，肾功能不全，黄激光 0.3mm，0.2s，280mW，400 点。术后第四天患者视力下降。

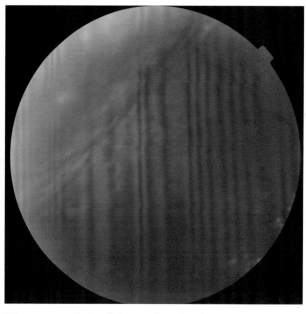

图 4-1-40B　颞上、鼻上可见脉络膜脱离。全视网膜光凝后脉络膜脱离并不少见。

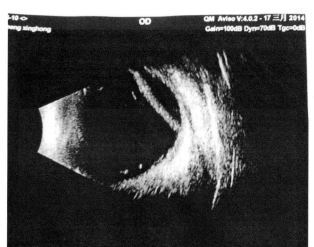

图 4-1-40C　B 超显示脉络膜脱离。

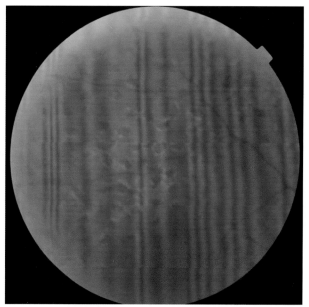

图 4-1-40D　球侧注射地塞米松 3mg，1 周后颞上方脉络膜脱离吸收。该患者激光时配合欠佳，激光能量并非很大，脉络膜脱离可能与全身情况有关。

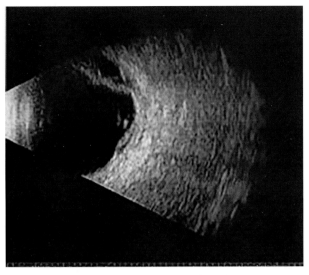

图 4-1-41A　男，50 岁，玻璃体切除术中行 PRP 约 1 000 点，术后第 3 天发生脉络膜脱离，给予地塞米松 5mg 隔日注射。

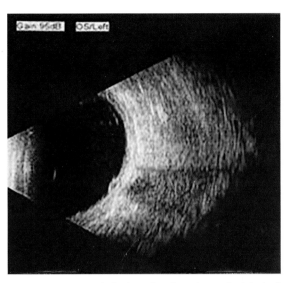

图 4-1-41B　2 周后患者脉络膜脱离吸收，一次性激光量较大可能是术后脉络膜脱离的因素，但脱离恢复后并不影响视力恢复。

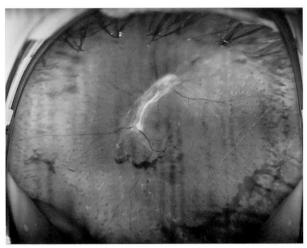

图 4-1-42　女，49 岁，左眼视盘及颞上方增生膜。增生膜范围不大，未累及黄斑，部分患者通过 PRP 能够稳定，不一定需要玻璃体切除手术。

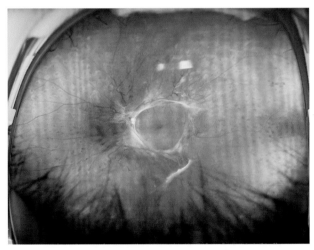

图 4-1-43　男，52 岁，左眼视盘及血管弓处环形增生膜，黄斑中心凹在位，视力 0.6，此类患者多数病情继续进展，视网膜脱离加重，需要及时手术治疗。

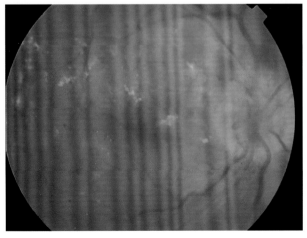

图 4-1-44A　女，51 岁，糖尿病性视盘水肿，后极部可见弥漫性黄斑水肿、硬性渗出及点状出血。

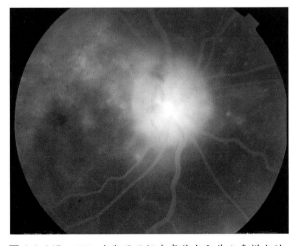

图 4-1-44B　FFA 晚期显示视盘高荧光和黄斑囊样水肿。

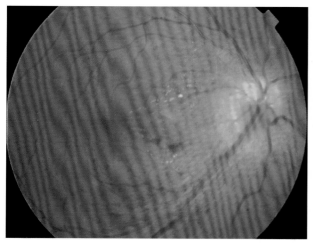

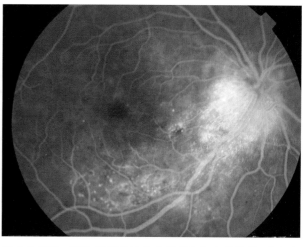

图 4-1-45A 男，56 岁，糖尿病视神经病变进展为典型 NAION。水肿的视盘上半部分色淡，下半部分充血伴周围毛细血管扩张。视网膜动脉细，颞下动脉最为显著。后极部可见动脉瘤、片状出血及硬性渗出。

图 4-1-45B FFA 早期显示视盘下半毛细血管扩张，后极部可见微动脉瘤点状高荧光以及片状出血遮挡荧光。

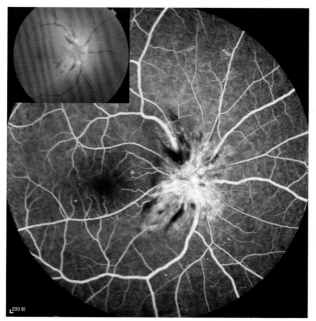

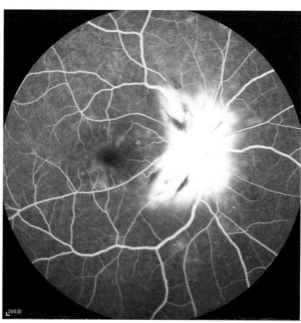

图 4-1-46A 男，47 岁，糖尿病 6 年，视力右眼 0.8。眼底可见视盘水肿，伴线状出血，FFA 显示视盘毛细血管扩张渗漏荧光，后极部散在微血管瘤高荧光。

图 4-1-46B FFA 晚期可见视盘荧光渗漏明显，黄斑区荧光积存。

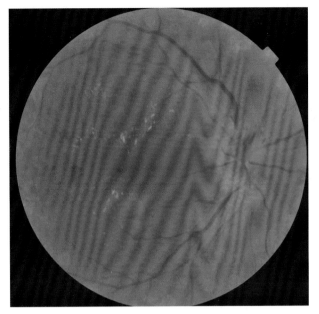

图 4-1-47A 女,56 岁,PDR 行 4 次 PRP 术后复查发现视盘边界模糊。

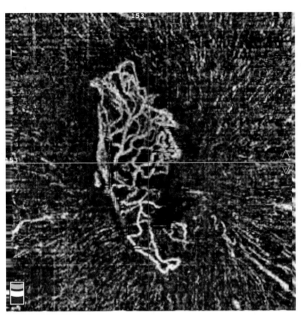

图 4-1-47B OCTA 显示视盘前新生血管。

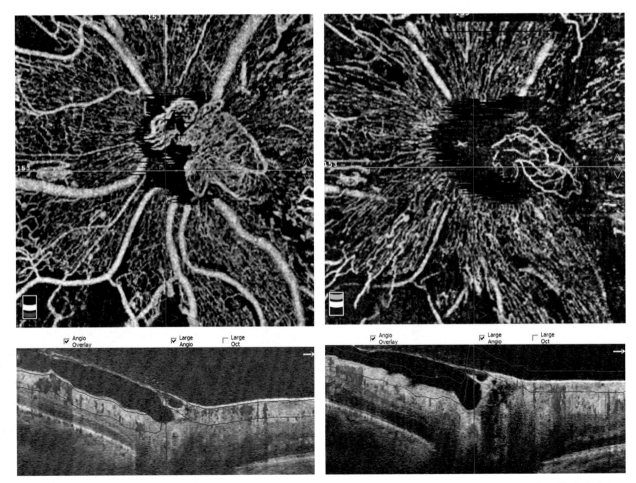

图 4-1-48A 男,37 岁,OCTA 显示视盘新生血管,视盘周围可见无灌注区。OCTB 扫描显示视盘处不完全玻璃体后脱离。视盘新生血管的患者均有不完全玻璃体后脱离。

图 4-1-48B 抗 VEGF 术后 1 天,可见新生血管消退明显。

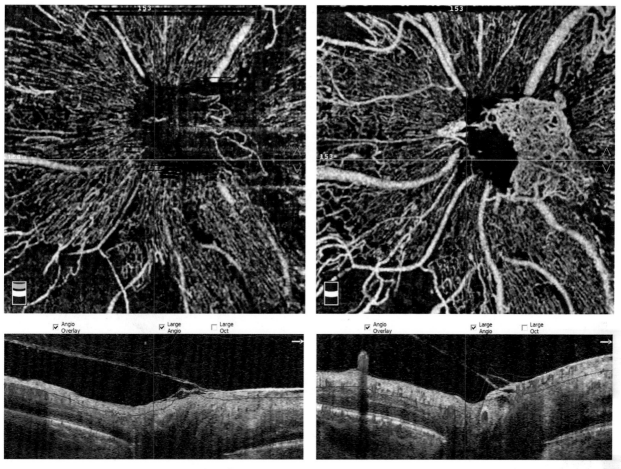

图 4-1-48C　抗 VEGF 术后 1 周,新生血管继续消退。

图 4-1-48D　抗 VEGF 术后 8 周,新生血管复发。大部分患者抗 VEGF 后需要联合激光治疗。

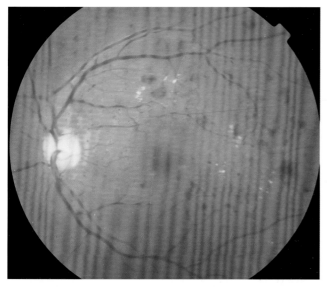

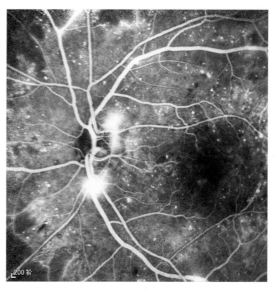

图 4-1-49A　女,60 岁,因视力下降就诊,发现糖尿病视网膜病变。左眼虹膜少许新生血管、视盘可见新生血管、视网膜出血、硬性渗出。

图 4-1-49B　FFA 显示视盘新生血管高荧光。

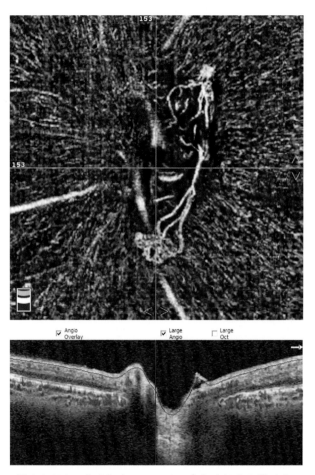

图 4-1-49C 左眼视盘 OCTA 显示清晰的新生血管形态。

第二节 高血压视网膜病变

　　高血压视网膜病变（hypertensive retinopathy）是高血压在眼底的表现。WHO 按靶器官损害程度将高血压分为 3 期，其中Ⅱ期时眼底检查可见视网膜动脉普遍或局限性狭窄，Ⅲ期眼底见视网膜出血、渗出，合并或不合并视盘水肿。因此，认识眼底血管和视网膜的这些特征性改变，将有助于高血压的分期和治疗，并帮助估计患者预后。

　　【临床表现】

　　重度或恶性高血压可引起视物模糊或视物变形，高血压引起视盘水肿可能引起一过性黑矇。

　　动脉狭窄（动静脉管径比 1∶2，甚至可到 1∶3）、管壁反光增强、铜丝样动脉、银丝样动脉、血管白鞘。静脉扩张迂曲，黄斑部小静脉螺旋状迂曲，有时可见白鞘。动静脉交叉处出现不同程度的动静脉交叉或动静脉压迫现象，表现为静脉隐蔽、变尖，交叉处静脉远端扩张，也可以表现为静脉偏向，或被压陷至视网膜深部，或在动脉上方呈拱桥样隆起。

　　视网膜水肿、出血斑、棉絮斑及硬性渗出。前三种表现均是高血压急性阶段的表现，其中视网膜水肿多见于急性进行性高血压病或慢性进行性高血压病过程中血压突然上升的阶段。高血压病的视网膜出血与血压波动幅度有关。

　　视盘水肿、视神经萎缩均为双侧性，水肿、萎缩程度基本一致。

　　脉络膜血管受累可导致视网膜色素上皮及脉络膜改变，脉络膜毛细血管斑块状无灌注，当病变痊愈后可见中央色素增殖，边缘色素脱失称为 Elsching 斑。

　　高血压性视网膜病变的 Keith-Wagener 分级：Ⅰ级为视网膜小动脉普遍轻度变细。Ⅱ级为视网膜小动脉狭窄明显，动静脉交叉压迫征阳性。Ⅲ级为在Ⅱ级加上视网膜出血、渗出、棉絮斑。Ⅳ级为Ⅲ级加上视盘水肿。

【辅助检查】

FFA 可显示视网膜动脉细窄、充盈不良，静脉扩张迂曲，视盘高荧光等表现，Elsching 斑表现为局部低荧光，脉络膜病变导致的色素上皮病变可表现为窗样缺损。

OCTA 显示视网膜水肿、视网膜层间高反射物质、棉絮斑、视网膜下积液等，严重的高血压视网膜病变患者神经纤维层变薄、黄斑神经上皮变薄。OCTA 可以显示视网膜缺血无灌注区形成。

【病因和发病机制】

视网膜血管自动调节能力丧失，引起血管内皮细胞改变，使血 - 视网膜屏障被破坏，液体、血、大分子物质等渗漏进视网膜。

视网膜终末动脉的阻塞导致神经纤维层梗死，脉络膜急性多灶性小动脉阻塞和毛细血管缺血导致脉络膜病变，并可进一步引起 RPE 病变。

临床上高血压可分为原发性高血压和继发性高血压，可以继发于嗜铬细胞瘤、肾小球肾炎、肾动脉狭窄、妊娠期高血压综合征等。

【治疗和预后】

内科治疗高血压。血压下降后，眼底出血和渗出可以吸收，视力多数恢复良好，但可出现视网膜神经上皮萎缩变薄、色素上皮病变等。一旦发生动脉阻塞、黄斑区脉络膜缺血，视力预后欠佳。

眼底表现如图 4-2-1～图 4-2-24。

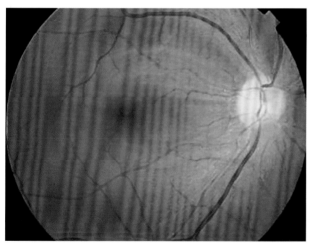

图 4-2-1　男，60 岁，高血压视网膜病变，视网膜动脉细窄，反光增强，动静脉之比约为 1：3。

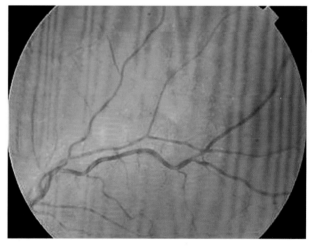

图 4-2-2　女，58 岁，高血压视网膜病变，视网膜动脉稍细，视网膜静脉迂曲扩张。

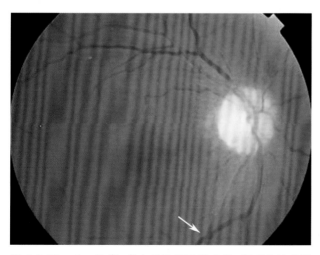

图 4-2-3A　女，60 岁，高血压性视网膜病变，颞下方视网膜动静脉交叉征。

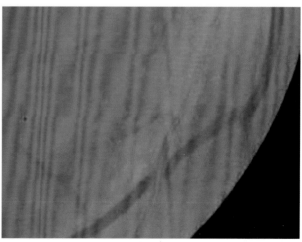

图 4-2-3B　局部放大显示为 Salus 征，即动静脉交叉处静脉隐蔽并有偏向。

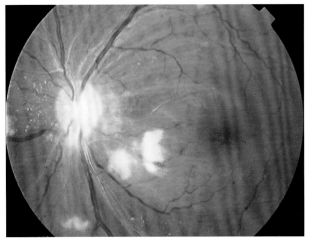

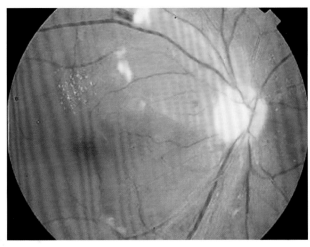

图 4-2-4　男，39 岁，高血压视网膜病变，视网膜动脉变细，呈银丝样，后极部视网膜可见片状棉絮斑及硬性渗出。

图 4-2-5　女，53 岁，高血压视网膜病变，视网膜动脉变细，呈铜丝样，颞上支动脉旁可见线状出血、片状棉絮斑及硬性渗出。

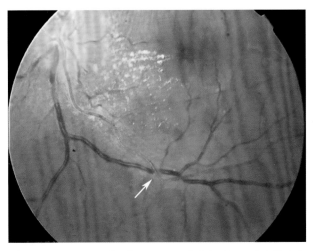

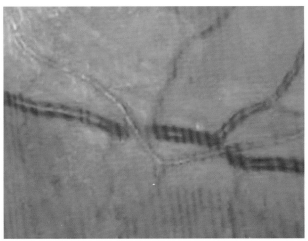

图 4-2-6A　女，50 岁，高血压视网膜病变，视网膜动静脉交叉征，视盘边界不清，可见硬性渗出。

图 4-2-6B　局部放大显示为 Gunn 征，即动静脉交叉处静脉被隐蔽、变尖。

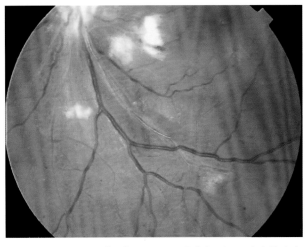

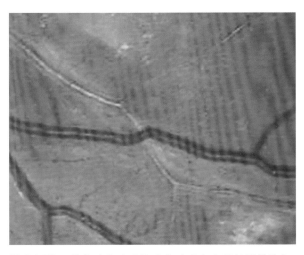

图 4-2-7A　男，39 岁，高血压视网膜病变，视网膜动静脉交叉征，可见片状棉絮斑。

图 4-2-7B　局部放大显示静脉在动脉上方呈拱桥样隆起。

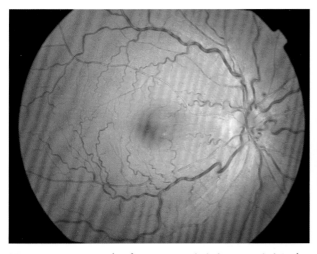

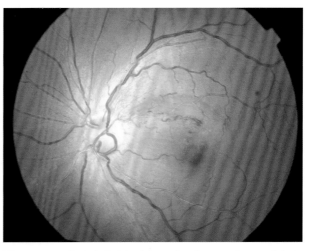

图 4-2-8A　男，34 岁，高血压视网膜动脉硬化，动脉细窄，静脉血管迂曲扩张。

图 4-2-8B　左眼动脉呈铜丝状，A∶V 约 1∶3，交叉压迫征阳性，该患者合并颞上方黄斑分支静脉阻塞。

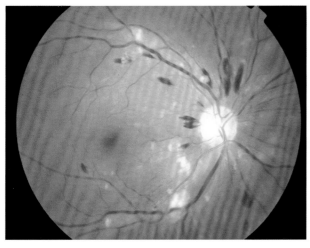

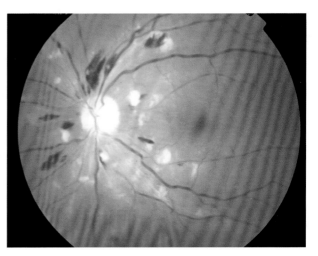

图 4-2-9A　男，39 岁，眼底可见视网膜动脉细窄，A∶V 约 1∶2，视盘周围线状出血，大量棉絮斑。

图 4-2-9B　左眼表现与右眼类似。

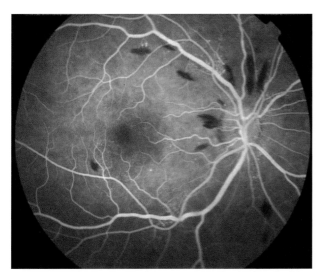

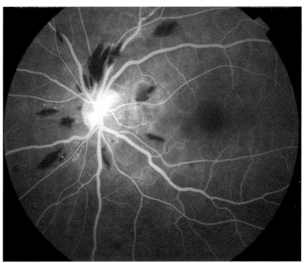

图 4-2-9C　FFA 显示动脉细窄更明显，颞下方动静脉交叉处静脉拱桥状隆起。出血遮挡荧光，棉絮斑处无灌注区不明显，为视盘周围放射状毛细血管缺血。

图 4-2-9D　左眼表现与右眼类似。

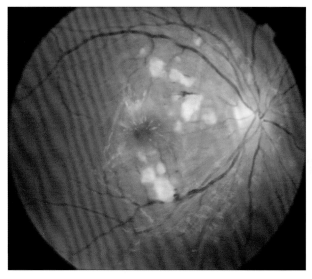

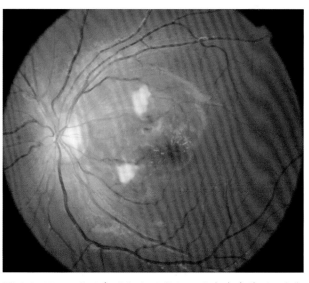

图 4-2-10A 女，20 岁，双眼视力下降 10 天，右眼 0.2，左眼 0.4。双眼眼底可见黄斑区棉絮斑，少许出血，黄斑区硬性渗出呈星芒状。

图 4-2-10B 左眼表现与右眼类似。此患者来诊后，首先怀疑恶性高血压引起的眼底病变，测量血压 196/137mmHg。外科诊断为肾动脉狭窄，行扩张手术 2 次。

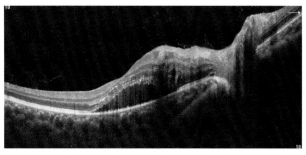

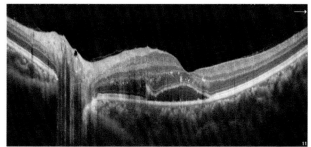

图 4-2-10C OCT 显示右眼黄斑水肿，视网膜下液，视网膜层间可见硬性渗出呈高反射点。

图 4-2-10D 左眼 OCT 表现与右眼类似。

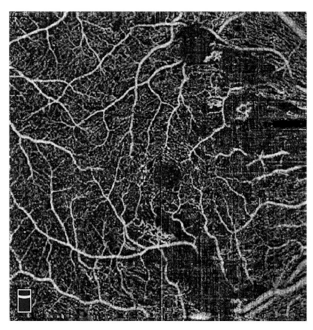

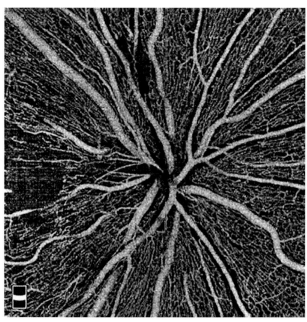

图 4-2-10E OCTA（6mm×6mm）显示右眼黄斑区视网膜浅层与棉絮斑相对应的缺血区。

图 4-2-10F OCTA（4.5mm×4.5mm）显示右眼视盘周围毛细血管稀疏，颞侧缺血区。

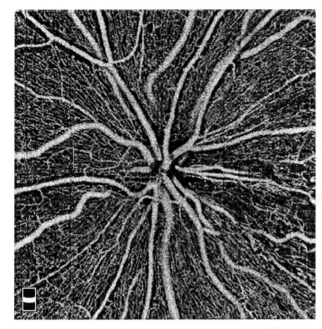

图 4-2-10G　OCTA（4.5mm×4.5mm）显示左眼视盘周围颞侧毛细血管稀疏。

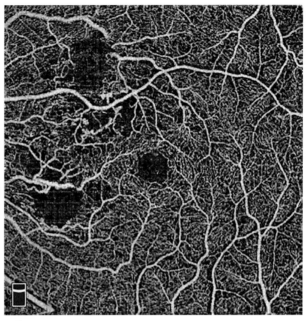

图 4-2-10H　OCTA（6mm×6mm）显示左眼视网膜浅层毛细血管缺血区，与棉絮斑相对应。

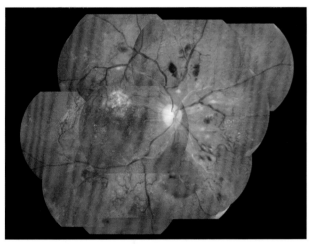

图 4-2-11A　男，17岁，高血压视网膜病变，右眼可见出血，渗出，血管迂曲，A:V 约为 1:3，动脉呈银丝样。

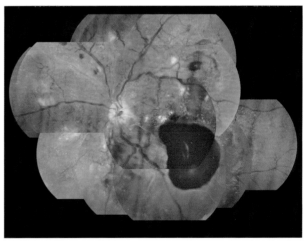

图 4-2-11B　左眼黄斑下方大片状出血，余表现与右眼类似。

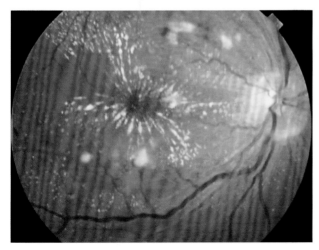

图 4-2-12　女，49岁，高血压视网膜病变，黄斑区星芒状渗出，视网膜棉絮斑。

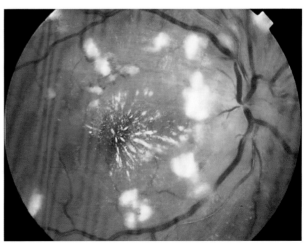

图 4-2-13　女，26岁，高血压视网膜病变，黄斑区星芒状渗出，视网膜棉絮斑。

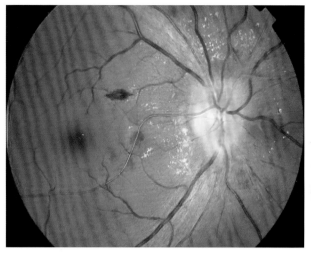

图 4-2-14A　男，43 岁，高血压性视网膜病变，视盘水肿，视网膜动脉呈铜丝状，视网膜可见片状出血和硬性渗出。

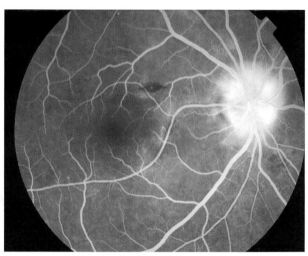

图 4-2-14B　FFA 可见视盘高荧光，边界模糊，出血遮挡荧光。

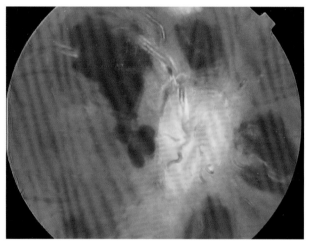

图 4-2-15　男，40 岁，高血压视网膜病变致视网膜前广泛出血，视盘水肿边界欠清。

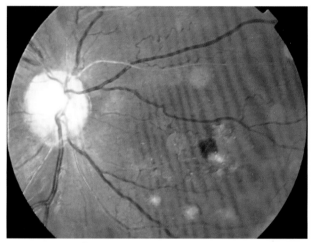

图 4-2-16　男，24 岁，高血压视网膜病变，鼻上支动脉呈银丝样，视盘鼻侧可见毛细血管扩张，片状出血，视盘苍白。

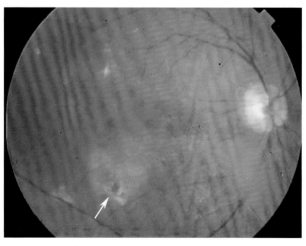

图 4-2-17A　高血压性脉络膜病变，箭头所指为 Elsching 斑，即色素上皮增殖，为脉络膜缺血的表现。

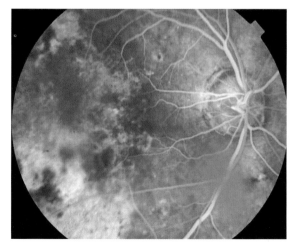

图 4-2-17B　FFA 显示颞侧脉络膜背景荧光充盈不均匀，低荧光为脉络膜缺血导致，高荧光为色素上皮病变脱色素所致。

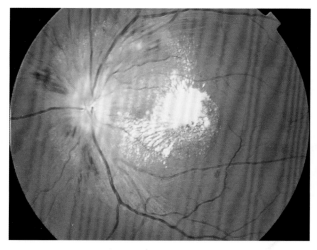

图 4-2-18　女，39 岁，肾病性视网膜病变，可见视网膜动脉细窄，线状出血，黄斑区大量硬性渗出。

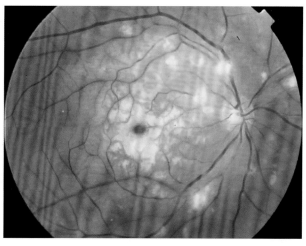

图 4-2-19　男，53 岁，高血压视网膜病变，可见黄斑区大片缺血灰白斑片，为中小动脉阻塞所致。

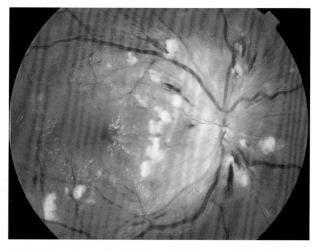

图 4-2-20　男，22 岁，肾性视网膜病变，视网膜浅层出血，大量棉絮斑，黄斑区硬性渗出。

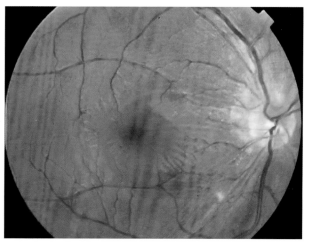

图 4-2-21　男，28 岁，急性肾小球肾炎，可见视盘边界轻度模糊，视网膜动脉细窄，反光强，视网膜轻度水肿，视盘和黄斑之间可见皱褶。

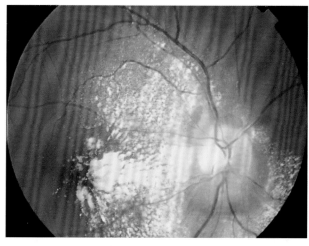

图 4-2-22A　女，27 岁，慢性肾小球肾炎，可见右眼视盘边界轻度模糊，视网膜动脉细窄，视盘周围至黄斑区可见大量硬性渗出，黄斑区渗出呈星芒状。

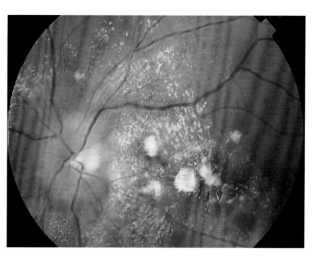

图 4-2-22B　左眼底表现大致同右眼。

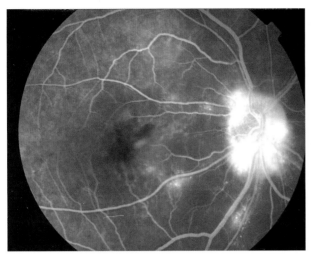

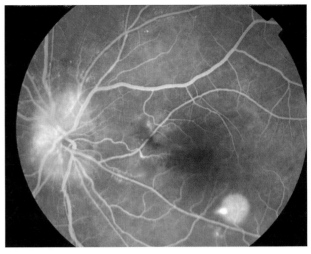

图 4-2-22C　FFA 显示视盘大量荧光素渗漏，视网膜动脉细窄，视盘周围散在血管瘤样高荧光。

图 4-2-22D　左眼 FFA 表现大致同右眼，黄斑颞下方可见片状高荧光。

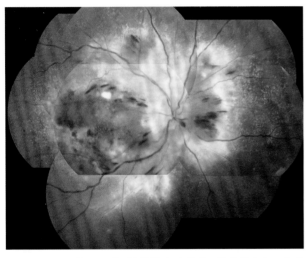

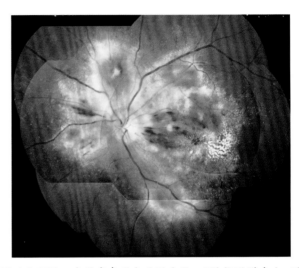

图 4-2-23A　女，36 岁，慢性肾小球肾炎，肾病综合征，右眼视盘边界轻度模糊，视网膜色泽发灰，表面散在线状出血，动脉细窄，静脉充盈，后极部大量硬性渗出，视盘颞上和鼻上可见棉絮斑。

图 4-2-23B　左眼底表现大致同右眼，可见视网膜出血、硬性渗出和棉絮斑。

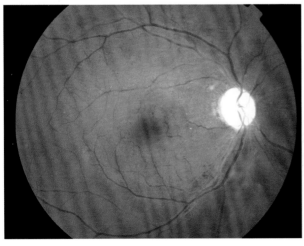

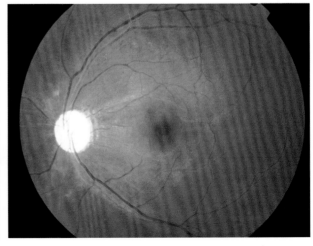

图 4-2-24A　男，36 岁，肾性高血压，可见视盘色白，视网膜血管细窄，颞下方可见出血点。

图 4-2-24B　左眼视盘色白，视网膜动脉细窄。

第三节 血液病相关视网膜病变

血液病常发生眼底改变,典型者可为临床诊断的客观指标之一。不同血液病的眼底表现可彼此类似,但也有其特征之处。

(一)贫血

贫血会导致眼底病变,通常当红细胞总数降到 $1.5 \times 10^{12}/L$ 或为正常的 30% 以下,血红蛋白降至 50g/L 或为正常的 30% 以下时,因贫血导致视网膜呈缺氧状态,出现贫血性眼底改变。不同原因导致的贫血可有相似的表现,不能依据眼底表现分析贫血类型。

【临床表现】

视力下降,视物模糊。视网膜动静脉颜色接近,动脉管径加宽,动静脉难以区分。视网膜出血,可呈多样形态,如火焰状、圆形出血、视网膜前出血及 Roth 斑。视网膜水肿、硬性或软性渗出。视盘颜色因缺血变淡或苍白,急性者可有视盘水肿,慢性者可表现为轻度视神经萎缩。

【病因和发病机制】

缺氧引起末梢血管扩张,血流速度缓慢。因血红蛋白减少使视网膜缺氧,代谢产物蓄积,渗透性增加,视网膜出血、水肿和渗出。

【治疗和预后】

治疗原发病。贫血改善后,眼底改变可缓解,视力得到一定恢复。

(二)白血病

白血病是一类恶性造血干细胞克隆性疾病。白血病细胞因为增生失控、分化障碍、凋亡受阻等机制在骨髓和其他造血组织中大量增生累积,并浸润其他非造血组织和器官。各种类型的白血病,眼底均可有改变,一般多见于急性和粒细胞型白血病。

【临床表现】

视力可以无影响,黄斑受累则视力下降。可见不同层次的视网膜出血(如视网膜前、视网膜内甚至视网膜下出血)。典型的视网膜内出血者表现为 Roth 斑,即视网膜出血中央一黄白色芯。视网膜可见灰白色水肿、渗出。视盘可呈水肿,晚期视神经萎缩。

【病因和发病机制】

白细胞数大量增多,不成熟白细胞比例增加,红细胞数量减少。由于贫血和血液成分改变使循环淤滞,红细胞、血小板和凝血因子减少而导致静脉出血。Roth 斑白色中心是由未成熟的白细胞聚集而成。

【治疗和预后】

治疗原发病。眼底的变化可提示全身治疗效果。

(三)真性红细胞增多症

真性红细胞增多症是外周血液中单位体积的血红蛋白浓度、红细胞计数和血细胞比容明显高出正常范围。真性红细胞增多症引起的眼底改变主要与血容量与血液黏滞度增高所致血循环缓慢有关。

【临床表现】

整个眼底由正常的橘红色变成紫红色,视网膜静脉高度扩张迂曲,血柱呈暗紫色,管径粗细不匀,有时呈腊肠状。可类似视网膜静脉阻塞表现如视盘水肿、视网膜出血、渗出等。

【病因和发病机制】

血容量增加,红细胞和血红蛋白增加,血液黏滞度增高和血流淤滞。

【治疗和预后】

治疗原发病。

眼底表现如图 4-3-1～图 4-3-8。

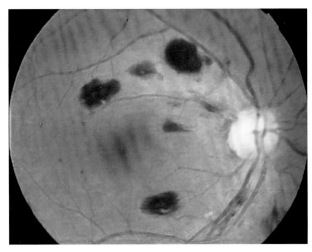

图 4-3-1A　女，38 岁，骨髓增生异常综合征导致贫血，右眼后极部可见片状出血，部分出血中心有白点（Roth 斑）。

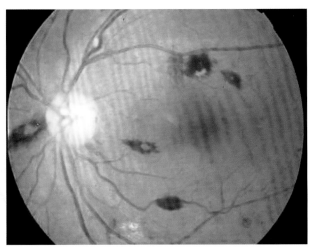

图 4-3-1B　左眼眼底表现大致同右眼。

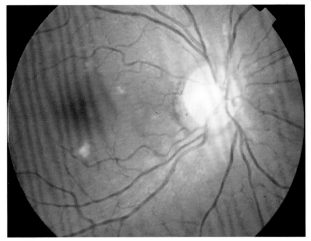

图 4-3-2　女，57 岁，贫血，视网膜后极部可见数个棉絮斑。

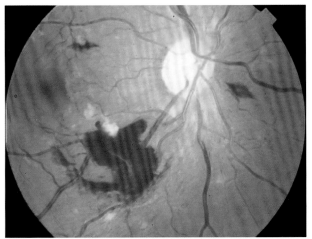

图 4-3-3　男，20 岁，白血病，血小板降低，可见视网膜前和视网膜内出血、棉絮斑。

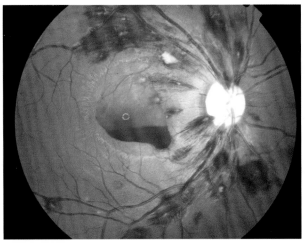

图 4-3-4A　女，19 岁，贫血导致视网膜大量线状出血，白色渗出物，双眼黄斑区视网膜内界膜下出血，出血周围可见内界膜脱离的反光晕。

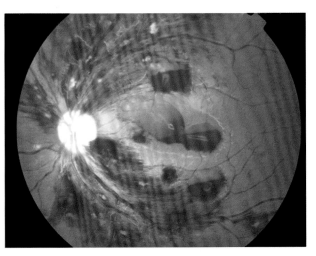

图 4-3-4B　左眼表现与右眼类似。

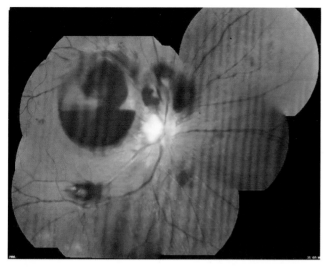

图 4-3-5A　白血病，可见视网膜内界膜下舟状出血。

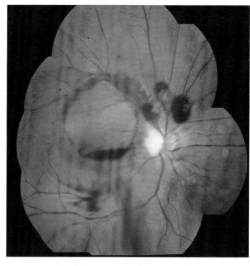

图 4-3-5B　该患者行 YAG 激光视网膜内界膜切开后 1h，大部分积血已流到玻璃体腔。

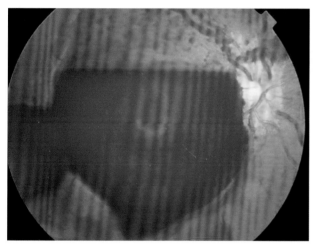

图 4-3-6A　女，25 岁，白血病。双眼视力下降，可见双眼黄斑区内界膜下大量出血。

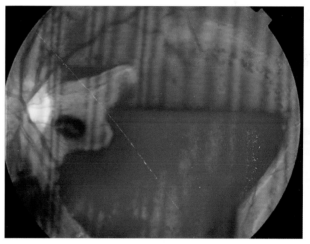

图 4-3-6B　除内界膜下出血外，视网膜表面可见点、片状出血，视网膜静脉色暗。

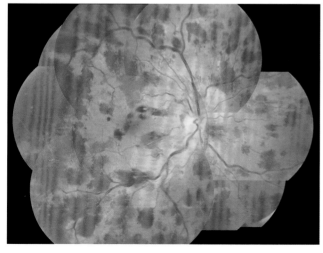

图 4-3-7A　女，43 岁，多发性骨髓瘤，右眼视网膜静脉色暗，轻度扩张，广泛视网膜浅层、深层出血，以深层出血为主。

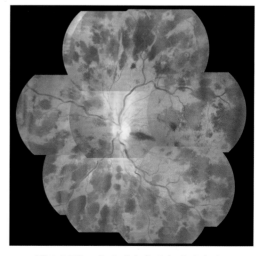

图 4-3-7B　左眼眼底表现大致同右眼。

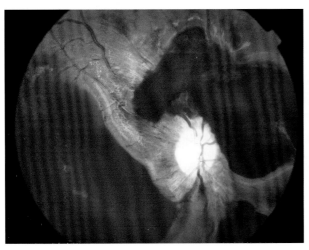

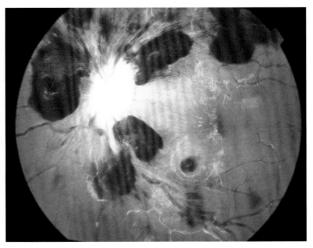

图 4-3-8A   白血病，可见大量视网膜前出血，少许线状出血。

图 4-3-8B   左眼可见上方视网膜火焰状出血，视网膜表面出血，黄斑区少许硬性渗出。

第四节   视网膜脂血症

视网膜脂血症（lipemia retinalis）为少见病，多发生于年轻伴有严重酸中度的糖尿病患者，少数发生于非糖尿病原发性血脂过多症或高脂血症患者。

【临床表现】

视网膜脂血症一般不影响视力，或仅有轻度视力下降。

眼底改变随血中脂质含量增加而有不同程度改变。动静脉颜色相似，可呈肉糜色甚至奶油乳白色。血管改变起始于眼底周边小血管，逐渐波及大血管，呈扁平带状，血管反光消失或弥散。视盘多正常或者类似于血管的颜色改变。脉络膜血管与视网膜的血管颜色接近，故眼底变得暗淡。除偶有小出血斑外，视网膜可有水肿与渗出。前房液也可呈乳糜状。

少数病例的眼底类似外层渗出性视网膜病变，眼底后极部有广泛的硬性渗出，小的如点状，位于视网膜血管之上或密集在血管旁呈白鞘状，有的融合呈斑块，位于视网膜血管之下。当血脂恢复正常后，硬性渗出可逐渐吸收。个别患者可出现视网膜静脉阻塞。

【病因和发病机制】

不同原因产生的血中脂质增高时视网膜血管的表现。高脂血症常见，但视网膜脂血症少见。

【治疗和预后】

由内科根据引起高脂血症的原因进行治疗。

高脂血症治疗后眼底可恢复正常，预后良好。

眼底表现如图 4-4-1。

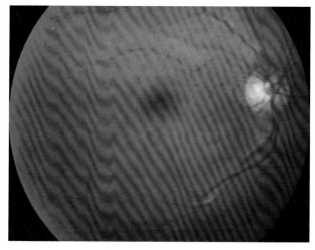

图 4-4-1A　女，28 岁，血甘油三酯 24.31mmol/L（正常 0.56～1.71），双眼视网膜血管呈肉色，动脉和静脉难以区分，视网膜色暗淡，未见明显出血、渗出及微血管改变。（此病例由孙二丹提供）

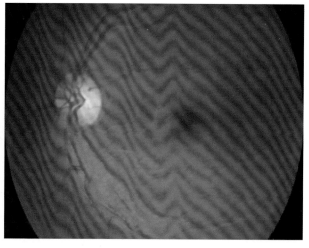

图 4-4-1B　左眼底表现与右眼类似，眼底色泽暗淡，眼底颜色与脉络膜血管受累也有关。

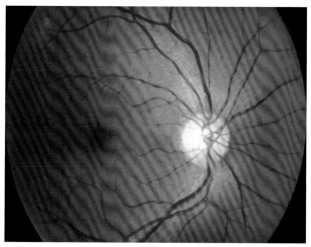

图 4-4-1C　经内科治疗，血脂控制后，眼底亦随之恢复正常。

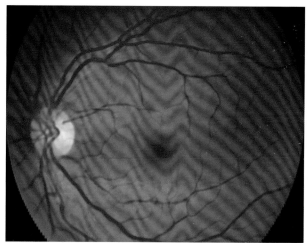

图 4-4-1D　左眼眼底也恢复正常。

第五节　妊娠相关视网膜病变

妊娠相关视网膜病变主要是妊娠高血压综合征引起的视网膜病变，此外可见 HELLP 综合征（（hemolysis，elevated liver enzymes，and low platelets syndrome）、羊水栓塞、妊娠糖尿病等视网膜病变。

妊娠高血压综合征发生于妊娠 24 周之后及产后短期内，依其病情轻重分为轻度、中度、先兆子痫、子痫四级，约有 60% 的患者可发生不同程度的眼底病变。HELLP 综合征以溶血、肝酶升高和血小板减少为特点，是妊娠期高血压疾病的严重并发症。羊水栓塞是指在分娩过程中羊水突然进入母体血液循环引起急性肺栓塞，过敏性休克，弥散性血管内凝血，肾功能衰竭或猝死的严重的少见并发症。

【临床表现】

视物模糊、闪光幻觉、视野可有暗点或复视等。

眼底改变类似于高血压视网膜病变。视网膜动脉功能性狭窄，动静脉管径之比超过 1∶2。时间较长者视网膜动脉硬化，动脉管壁反光增强，管径狭窄，可见动静脉交叉征。严重的先兆子痫和子痫可合并视网膜水肿、渗出、出血、渗出性视网膜脱离，视盘水肿等。脉络膜病变多表现为眼底灰白色斑片、渗出性视网膜脱离、Elsching 斑等。

HELLP 综合征患者可见脉络膜缺血、周边血管渗漏、视网膜动脉阻塞、Purtscher 样视网膜病变等。

羊水栓塞患者可见视网膜出血、Purtscher 样视网膜病变等。

【辅助检查】

FFA 可见视盘周围和后极部脉络膜血管充盈延迟或充盈缺损，视网膜动脉狭窄，毛细血管代偿性扩张或局限性闭塞，可有血管壁着染和无灌注区。视网膜下和 RPE 下可见点状荧光素渗漏，视网膜脱离复位后，由于 RPE 受损可产生窗样缺损。

ICG 造影可见脉络膜充盈缓慢，三角形缺血区等。

OCTA 可显示黄斑水肿，视网膜无血管区，慢性期可见视网膜萎缩变薄，色素上皮局部增生等。

【病因和发病机制】

与原发性高血压引起的相同。HELLP 及羊水栓塞者与血栓形成有关。

【治疗和预后】

治疗高血压。合并出血、渗出、渗出性视网膜脱离等病变者可考虑终止妊娠。妊娠高血压视网膜病变预后尚佳，终止妊娠后，眼底改变多数可消失，少数出现视网膜神经上皮萎缩变薄、色素上皮病变等。

一旦发生动脉阻塞、黄斑区脉络膜缺血，视力预后欠佳。

眼底表现如图 4-5-1～图 4-5-4。

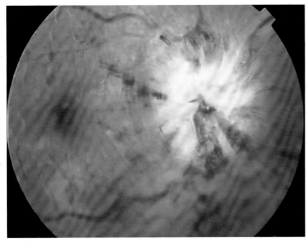

图 4-5-1A 女，27 岁，妊娠高血压综合征，右眼视盘水肿、表面出血，视网膜动脉细，静脉迂曲扩张，视网膜色泽灰白。

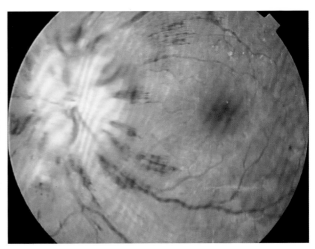

图 4-5-1B 左眼眼底表现大致同右眼。

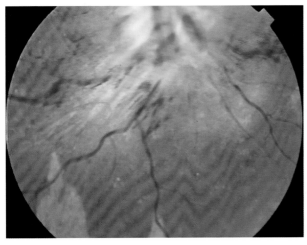

图 4-5-1C 右眼下方可见视网膜色素紊乱，大片视网膜黄白色区域，为脉络膜缺血导致的视网膜色素上皮病变。

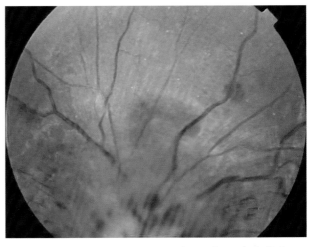

图 4-5-1D 左眼上方可见视网膜深层出血，色素紊乱。

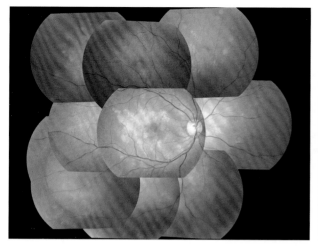

图 4-5-2A 女,28 岁,妊娠期高血压综合征分娩后 3 天眼底照相,可见后极部大片灰白色深层病变,周边点状黄白色点状病变,颞下方神经上皮脱离。

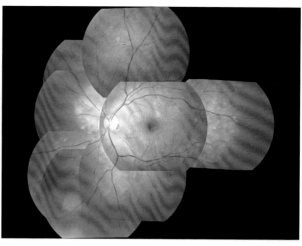

图 4-5-2B 左眼可见较多深层黄白色病变,上方视网膜神经上皮下积液。

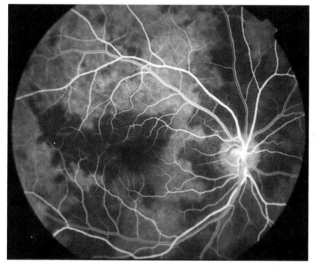

图 4-5-2C 右眼 FFA 可见脉络膜充盈不均匀,为脉络膜缺血的表现。

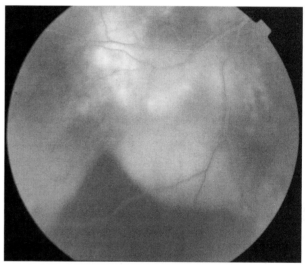

图 4-5-2D 晚期可见颞下方神经上皮下荧光积存。

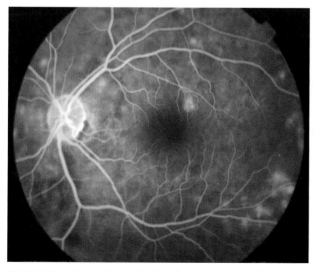

图 4-5-2E 左眼可见与眼底黄白色病变对应的高荧光,为脉络膜缺血部位。

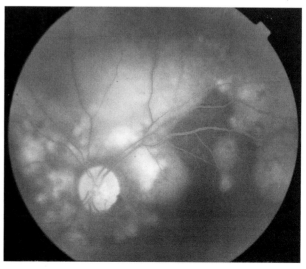

图 4-5-2F 晚期可见上方神经上皮下荧光积存。

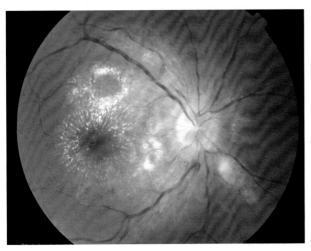

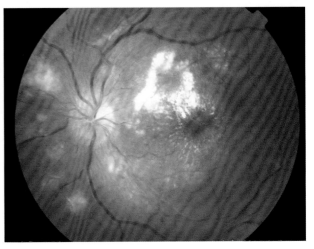

图 4-5-3A　女，27 岁，双眼视力下降 4 个月，妊娠期高血压综合征、子痫、血栓性微血管病变，视力右眼 0.05，左眼 0.03。可见右眼视盘边界欠清，视网膜动脉细窄，静脉轻度扩张，动静脉比例 1:2，可见棉絮斑和黄斑区星芒状渗出。

图 4-5-3B　左眼表现与右眼类似，患者的棉絮斑处于吸收过程中。

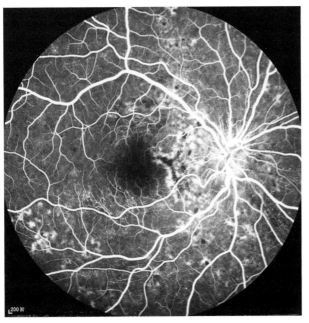

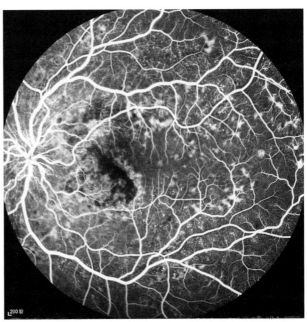

图 4-5-3C　FFA 56s 可见视盘轻度高荧光，视网膜动脉细窄，后极部广泛色素上皮病变所致高荧光，黄斑中心凹鼻侧条状低荧光，考虑为脉络膜缺血所致。

图 4-5-3D　左眼 FFA 31s 表现类似于右眼。

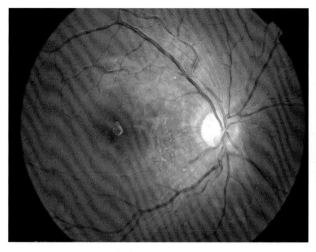

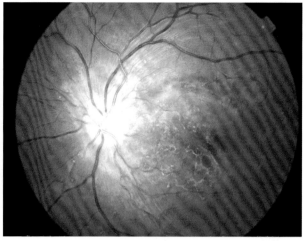

图 4-5-3E　9 个月后复诊。视力右眼 0.5，左眼 0.07，视网膜动脉细窄，反光强呈铜丝状，黄斑区色素变动。

图 4-5-3F　左眼表现类似，但黄斑区色素变动，显示黄斑萎缩。

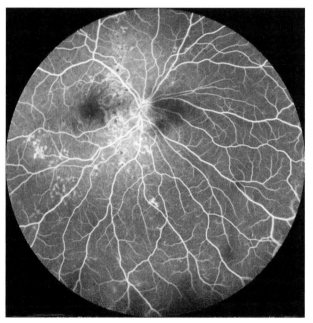

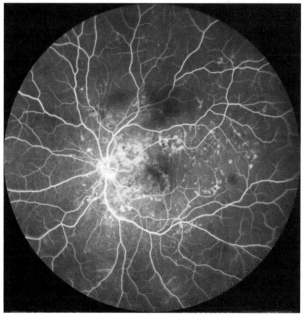

图 4-5-3G　广角 FFA 6min 27s 显示后极部点、片状高荧光较前减少。

图 4-5-3H　左眼 10min 19s，病变集中在黄斑和视盘周围。

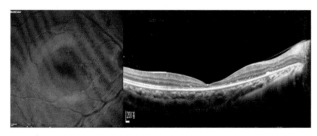

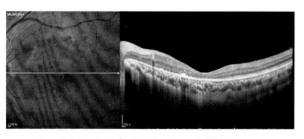

图 4-5-3I　炫彩眼底照相可以更清楚的显示色素上皮增生的点状病变。OCT 表现为色素上皮层面隆起的高反射点，其后信号遮挡。

图 4-5-3J　左眼表现类似，黄斑区萎缩更明显。

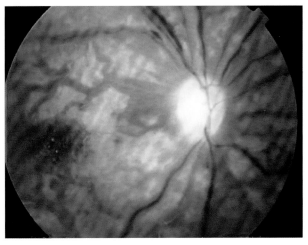
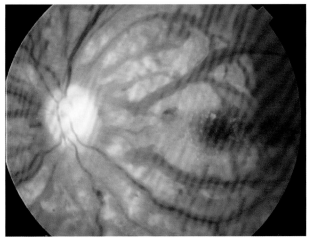

图 4-5-4A 女,28 岁,羊水栓塞导致 Purstcher 样视网膜病变,视网膜可见广泛白色斑片,少许出血。

图 4-5-4B 左眼表现与右眼类似。

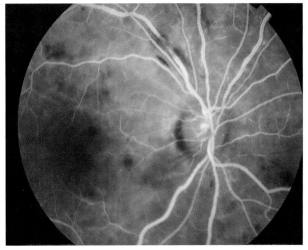
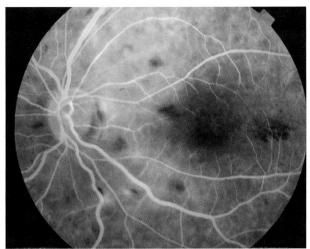

图 4-5-4C FFA 显示动脉较细,视网膜毛细血管充盈不良,出血遮挡荧光。

图 4-5-4D 左眼表现基本同右眼。

第六节 自身免疫性疾病相关视网膜血管病变

自身免疫性疾病是指免疫系统对自体成分发生免疫反应,造成各个系统和器官的损害。其中能引起眼底病变的主要有系统性红斑狼疮、大动脉炎、结节性多动脉炎、皮肌炎、白塞病、Wegener 肉芽肿等。白塞病将在葡萄膜炎相关视网膜血管性疾病中介绍。

(一)系统性红斑狼疮

系统性红斑狼疮(systemic lupus erythematosus,SLE)是多系统自身免疫病,最常见于育龄女性。眼部表现多样,几乎累及各种眼部和眼周围结构。大约 3%～10% 的 SLE 患者有视网膜疾病。

【临床表现】

症状随视网膜受累程度而变化,从视力正常到严重持久性视力损害。

最常见的眼底表现为棉绒斑,伴或不伴视网膜出血。

严重的血管阻塞性疾病不常见,可以累及视网膜中央动脉、视网膜中央静脉、视网膜分支动脉或者全部视网膜血管。少数患者可出现 Purtscher 样视网膜病变,还可出现霜样分支静脉周围炎。

脉络膜病变表现为单眼或者双眼神经上皮和/或色素上皮多灶性浆液性脱离。

【辅助检查】

FFA 可显示视网膜毛细血管无灌注、视网膜血管荧光着染、视网膜血管阻塞。脉络膜病变的患者，可显示脉络膜灌注延迟、神经上皮脱离区荧光积存、色素上皮脱离区高荧光。

【病因和发病机制】

系统性红斑狼疮病因尚未清楚，可能与遗传、性激素以及一些环境因素有关。SLE 相关视网膜病变、脉络膜病变的发病机制不清楚，在视网膜和脉络膜血管壁中，发现引起微血管病变的免疫复合物。免疫复合物引起相应的血管病变和组织损伤。

【治疗和预后】

棉絮斑和出血一般无需特殊治疗，但与 SLE 的活动性相一致。

严重的血管阻塞性疾病没有有效治疗方法，视力预后差。可以考虑抗凝和大剂量糖皮质激素治疗。全视网膜光凝预防新生血管有作用。

（二）大动脉炎

大动脉炎（Takayasu's arteritis），又称非特异性主动脉炎（nonspecific aortoarteritis）和无脉症（pulseless disease），是一种慢性进行性、增生性、非特异性、肉芽肿性大血管炎症，累及主动脉及其主要分支，出现血管内膜纤维化和狭窄。年轻女性多发，男女比例 1:6，平均年龄 30 岁。该病有三个主要特征：①单侧或双侧大动脉搏动消失或极度减弱。②颈动脉窦反射亢进。③特有的眼部病变。

【临床表现】

缺血性眼部表现：女性多见，血管狭窄导致眼部缺血，也有患者出现中央动脉阻塞。单侧或双侧不同程度的视力障碍，可有闪光感，一过性黑矇。视力可轻度减退，也可严重下降，甚至完全失明。有时呈发作性，发作与体位突然改变有关，例如从卧位急速起立时。根据病程进展，眼底改变分为 4 期。

第 1 期（血管扩张期）：视网膜静脉扩张，管径不均，色调发暗，毛细血管扩张。视网膜动脉压低，视盘表面常可见动脉自发性搏动。

第 2 期（视网膜微血管瘤期）：扩张的视网膜细小血管末梢端，见到葡萄状或串珠状小血管瘤。视网膜静脉扩张与色泽暗紫进一步加重。血流缓慢，呈断断续续的颗粒状。视网膜出血及棉絮斑。视网膜动脉压极度降低，眼压降低。

第 3 期（视网膜血管吻合期）：视盘周围的血管发生吻合和新生。球结膜血管扩张。眼球轻度凹陷。

第 4 期（并发症期）：虹膜红变，新生血管性青光眼。瞳孔散大固定，虹膜萎缩。并发性白内障。增生性玻璃体视网膜病变，牵拉性视网膜脱离。

高血压性眼部表现：男性多见，累及胸、腹主动脉或肾动脉时导致肾性高血压。

【辅助检查】

FFA 表现为臂视网膜循环时间延长，视网膜循环时间延长，微血管瘤点状高荧光，毛细血管扩张。静脉迂曲扩张，血流缓慢呈颗粒状。视网膜无灌注区，视网膜血管吻合，新生血管。视盘萎缩高荧光。

【病因和发病机制】

大动脉炎病因迄今未明，多数学者认为本病为自身免疫性疾病，与体内产生免疫反应相关。眼部病变多由锁骨下动脉、颈动脉等狭窄导致眼部缺血所致，也可由肾动脉狭窄导致高血压所致。

【治疗和预后】

大动脉炎由内科治疗，动脉狭窄的病变必要时可以行血管外科手术。

若发生缺血性视网膜病变，可行全视网膜光凝，预防新生血管形成，但往往效果不佳。发生虹膜新生血管时眼压可能不高，可行全视网膜光凝或玻璃体腔注射抗 VEGF 药物，但效果往往欠佳。

（三）结节性多动脉炎

结节性多动脉炎（ployarteritis nodosa）又称坏死性血管炎，主要病变为全身多个器官或多个系统的坏死性中小动脉炎。

【临床表现】

眼睑及结膜水肿，结膜充血，结膜下出血，巩膜外层炎及坏死，虹膜睫状体炎，泪腺病变，眼球筋膜炎，眼球突出，眼外肌麻痹和视神经病变等。

眼底可见视网膜动脉管径不均匀狭窄，形成梭形动脉瘤，晚期动脉可呈白线，静脉迂曲扩张。视网膜棉絮斑、出血、视网膜水肿、黄斑星芒状渗出及渗出性视网膜脱离。视盘缺血性水肿，晚期萎缩。脉络膜缺血致散在黄白色病灶或三角形缺血区，晚期色素沉着。

【辅助检查】

FFA 显示视网膜动脉充盈不良，管径不规则，管壁增厚、荧光着染，周围弥漫荧光素渗漏。

【病因和发病机制】

尚不明确。可能与免疫失调、病毒感染、药物等有关。

【治疗和预后】

由内科进行全身治疗。

(四) 皮肌炎

皮肌炎（dermatomyositis，DM）是一种主要累及横纹肌，以淋巴细胞浸润为主的非化脓性炎症病变，可伴有或不伴有皮肤损害。临床上以对称性肢带肌、颈肌及咽肌无力为特征，常累及多种脏器，亦可伴发肿瘤和其他结缔组织病。

【临床表现】

眼睑皮肤红斑，眶周水肿伴暗紫红皮疹，可有复视、斜视。

眼底后极部可见棉絮斑、出血，视网膜静脉迂曲扩张，视盘水肿。严重者可见视网膜中央静脉阻塞。

【病因和发病机制】

本病的确切病因尚不清楚，一般认为与遗传和病毒感染有关。

【治疗与预后】

由内科进行全身治疗。

(五) Wegener 肉芽肿

Wegener 肉芽肿（Wegener's granuloma，WG）是一种坏死性肉芽肿性血管炎，属自身免疫性疾病。该病变累及小动脉、静脉及毛细血管，偶尔累及大动脉，其病理以血管壁炎症为特征，主要侵犯上、下呼吸道和肾脏，通常以鼻黏膜和肺组织的局灶性肉芽肿性炎症开始，继而进展为血管的弥漫性坏死性肉芽肿性炎症。临床常表现为鼻和鼻窦炎、肺病变和进行性肾功能衰竭。还可累及关节、眼、皮肤，亦可侵及眼、心脏、神经系统及耳等。

【临床表现】

眼部表现可有巩膜炎、周边角膜炎，亦可有眼眶病变，视网膜血管及视神经受累者约占 10%～18%。

眼底轻者仅有棉絮斑、出血。较严重者可出现视网膜血管闭塞性病变，表现为视网膜动脉阻塞或视网膜静脉阻塞。视神经病变比视网膜血管病变更常见，可见缺血性视神经病变和视盘血管炎。如有广泛血管阻塞还可导致视网膜新生血管形成、玻璃体积血及新生血管性青光眼。

【病因和发病机制】

尽管该病有类似的炎性过程，但尚无独立的致病因素，病因至今不明。

【治疗和预后】

内科根据全身情况，选择最佳治疗方案。

眼底表现如图 4-6-1～图 4-6-19。

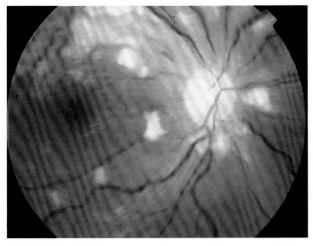

图 4-6-1A　女，24 岁，SLE，右眼视盘色稍淡，后极部可见大量棉絮斑，黄斑颞上视网膜呈灰白色，少许线状出血。

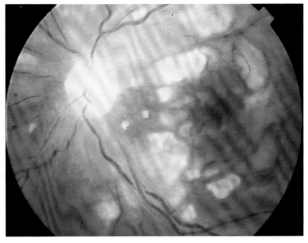

图 4-6-1B　左眼视盘色淡，可见更多的棉絮斑和视网膜灰白色病变。

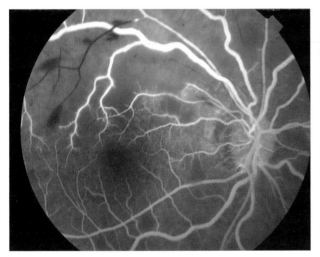

图 4-6-1C　FFA 可见视网膜颞上动脉细窄，部分分支阻塞呈低荧光，大片无灌注区。

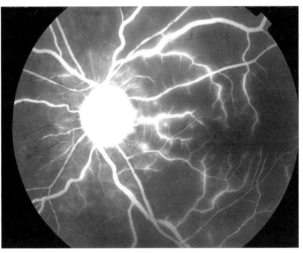

图 4-6-1D　左眼视网膜动脉细窄，后极部视网膜大片无灌注区，视盘高荧光。

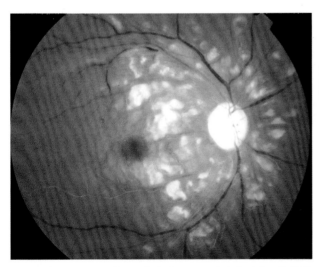

图 4-6-2A　女，22 岁，视盘色淡，视网膜动脉细窄，静脉扩张，视盘周围大量棉絮斑，黄斑区可见 Purtscher 斑，少许线状出血。

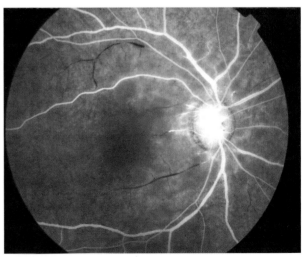

图 4-6-2B　FFA 显示视网膜颞下动脉分支充盈不良，颞上视网膜静脉分支充盈不良，大片视网膜无灌注区。

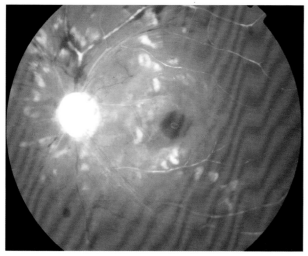

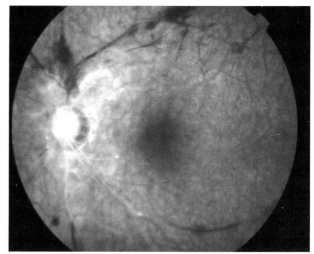

图 4-6-2C 左眼病情较右眼重,视盘苍白,视网膜动静脉广泛白线,大量棉絮斑,视网膜萎缩变薄暴露脉络膜。

图 4-6-2D FFA 显示动静脉均充盈不良。

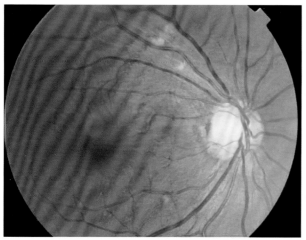

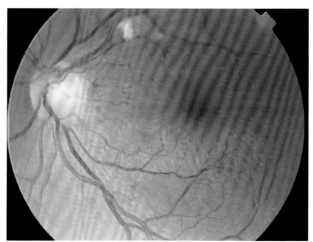

图 4-6-3A 女,33 岁,SLE,可见视网膜颞上棉絮斑,黄斑区轻度皱褶。

图 4-6-3B 左眼表现与右眼类似。

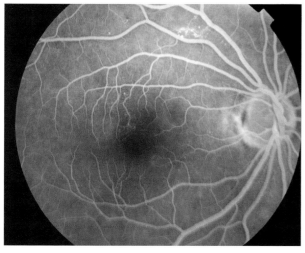

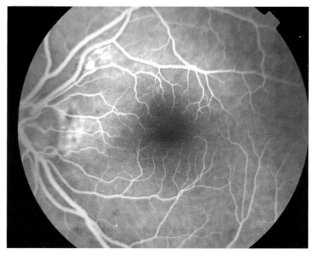

图 4-6-3C FFA 可见视网膜颞上方小片无灌注,并可见高荧光点,黄斑区荧光大致正常。

图 4-6-3D 左眼表现与右眼类似。

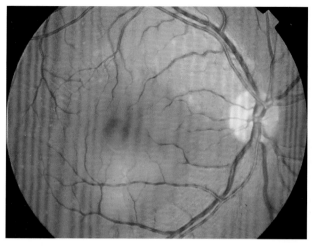

图 4-6-4A 男，38 岁，SLE 脉络膜病变，黄斑区神经上皮脱离，颞侧可见黄白点状病变。

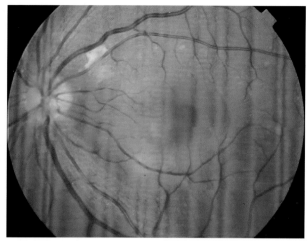

图 4-6-4B 左眼表现与右眼类似。

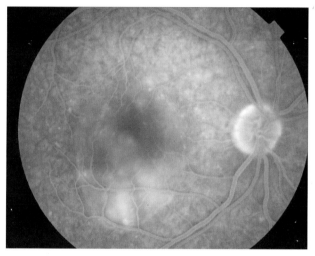

图 4-6-4C FFA 可见后极部少许高荧光点，黄斑区荧光积存。

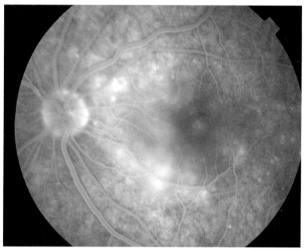

图 4-6-4D 左眼表现基本同右眼。

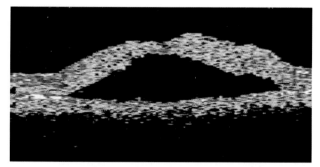

图 4-6-4E OCT 显示浆液性神经上皮脱离。

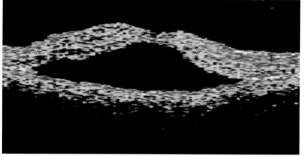

图 4-6-4F 左眼表现同右眼。

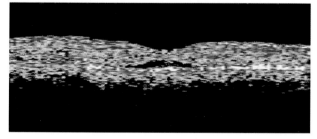

图 4-6-4G 免疫抑制剂治疗 1 个月后，OCT 显示右眼神经上皮脱离大部分恢复。

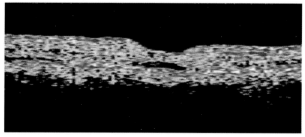

图 4-6-4H 治疗后左眼的 OCT 表现与右眼类似。

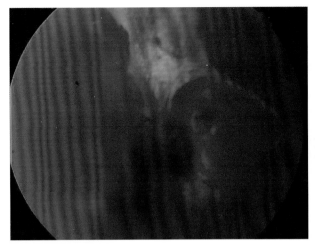

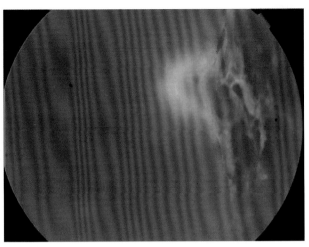

图 4-6-5A 女，9岁，SLE，右眼视盘新生血管膜，导致玻璃体积血。

图 4-6-5B 左眼视盘新生血管膜，导致玻璃体积血。

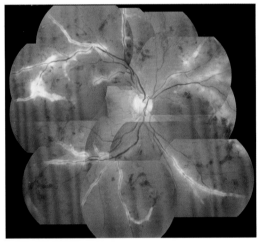

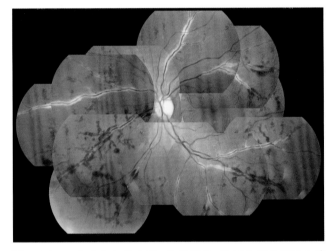

图 4-6-6A 女，36岁，SLE 致双眼视网膜血管炎，可见右眼广泛血管白鞘、出血斑片。

图 4-6-6B 左眼基本同右眼，表现稍轻，鼻下方可见静脉血管旁较多出血。

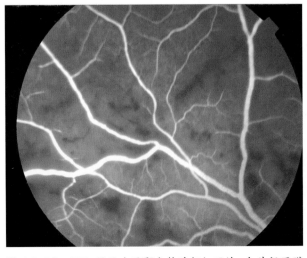

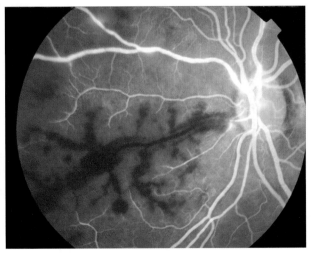

图 4-6-6C FFA 显示右眼颞上静脉粗细不均，大片视网膜无灌注区。

图 4-6-6D FFA 可见左眼鼻侧静脉完全闭塞呈低荧光，出血遮挡荧光。

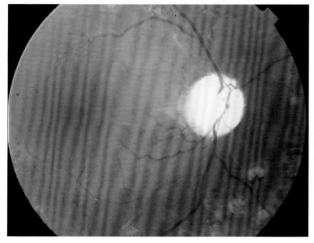

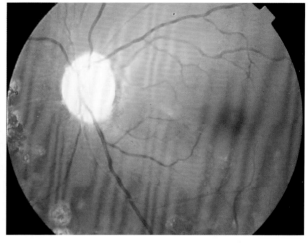

图 4-6-6E 右眼激光治疗后，可见视盘色淡，血管细窄，广泛激光斑。

图 4-6-6F 左眼表现基本同右眼。

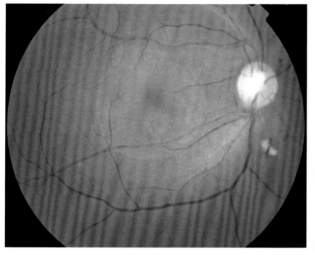

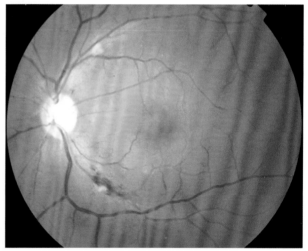

图 4-6-7A 女，35 岁，右眼可见下方棉絮斑，少许出血，黄斑区神经上皮脱离。

图 4-6-7B 左眼表现与右眼类似。

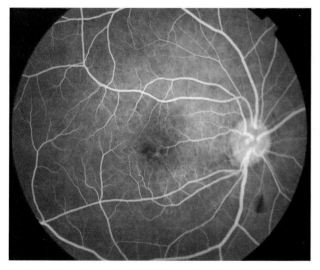

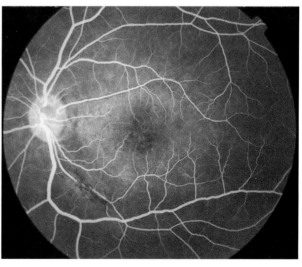

图 4-6-7C FFA 未见明显渗漏点，神经上皮脱离区域轻度荧光积存，下方出血遮挡荧光。

图 4-6-7D 左眼表现与右眼类似。

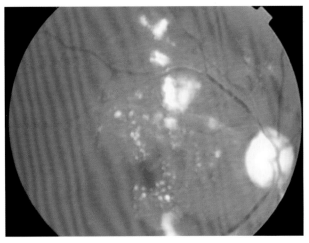

图 4-6-8A　女,41 岁,SLE,右眼可见视网膜棉絮斑,少许硬性渗出。

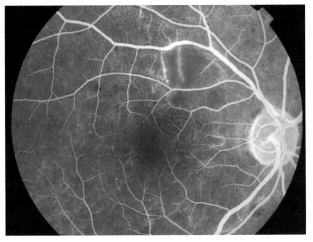

图 4-6-8B　FFA 可见颞上、颞下方无灌注区。

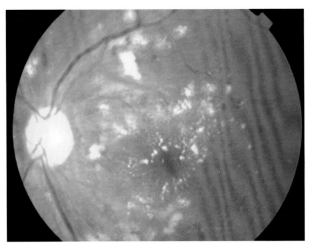

图 4-6-8C　左眼表现与右眼类似。

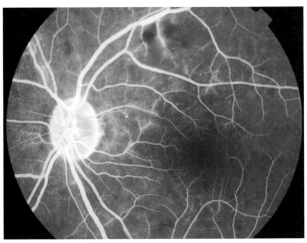

图 4-6-8D　FFA 可见颞上、中心凹鼻侧无灌注区。

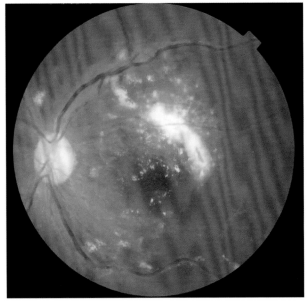

图 4-6-8E　在全身应用激素过程中,左眼黄斑颞上方出现灰白色病灶伴少许出血,为巨细胞病毒感染。

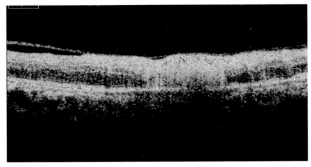

图 4-6-8F　OCT 显示视网膜全层高反射信号,为视网膜坏死灶。

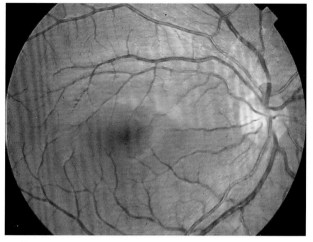

图 4-6-9A 女，24 岁，大动脉炎，眼底可见视网膜静脉色暗。

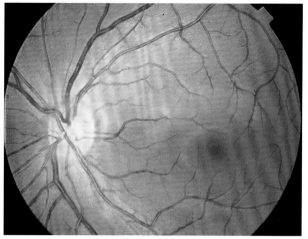

图 4-6-9B 左眼表现与右眼类似。

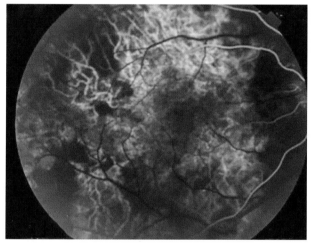

图 4-6-9C 动脉充盈时间 16.3s，可见前锋现象，显示充盈缓慢。

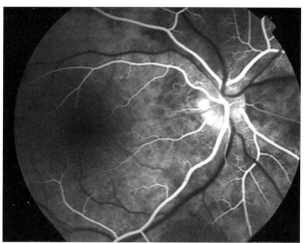

图 4-6-9D 19s 时动脉充盈完全。

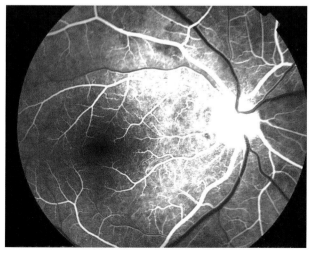

图 4-6-9E 23s 时静脉出现层流，视网膜循环时间为 7s，明显延长，通常为 2～5s。

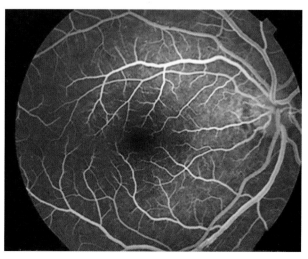

图 4-6-9F 静脉完全充盈时间为 34s，距动脉充盈时间 18s。通常此时间在 11s 左右。

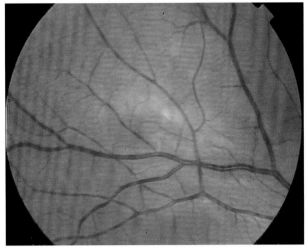

图 4-6-9G 仔细检查视网膜中周部，可见毛细血管瘤样扩张。

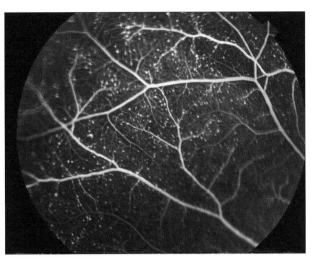

图 4-6-9H FFA 显示大量点状高荧光，为扩张的毛细血管。

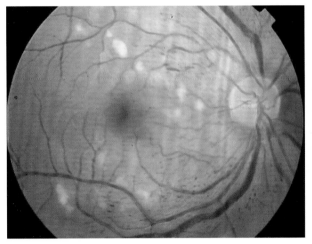

图 4-6-10A 女，25岁，大动脉炎，可见静脉扩张色暗，棉絮斑，视网膜毛细血管扩张。

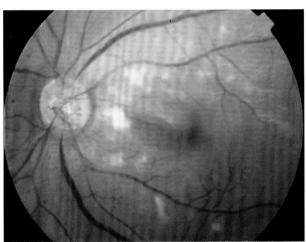

图 4-6-10B 左眼表现与右眼类似。

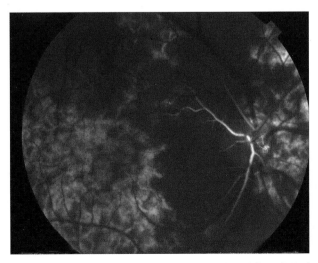

图 4-6-10C FFA 可见动脉充盈时间 22s，明显延长。脉络膜充盈不良。

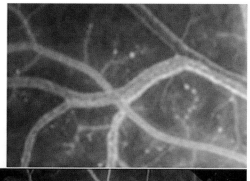

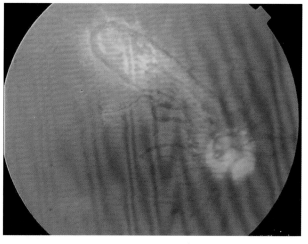

图 4-6-10E 4年后患者病情进一步加重,可见视盘表面异常血管,视网膜血管吻合,周边血管闭塞。

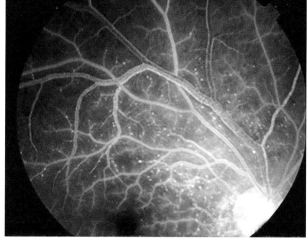

图 4-6-10D FFA 2min 6s 时静脉仍未充盈完全,血流呈颗粒状,呈现淤泥现象。上方为局部放大图。

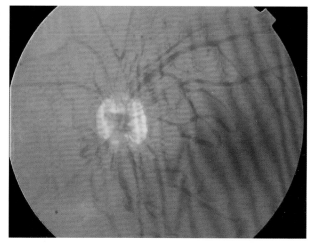

图 4-6-10F 左眼视盘表面异常血管,视网膜动脉细,静脉不规则扩张。

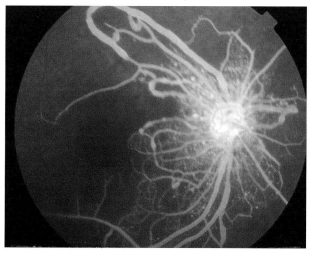

图 4-6-10G FFA 显示视盘及周围血管吻合,不规则扩张,周边大片无灌注区。

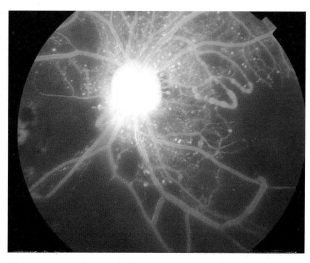

图 4-6-10H 左眼视盘高荧光,视网膜血管吻合扩张,大量微血管瘤样高荧光。

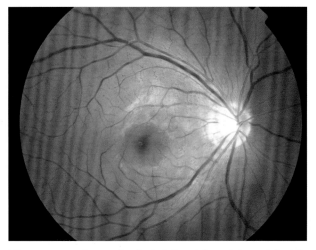

图 4-6-11A 女，24岁，大动脉炎，眼底可见视网膜静脉色暗，轻度扩张，A∶V 约 1∶3。

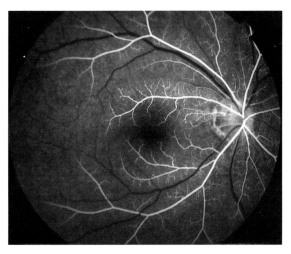

图 4-6-11B FFA 19s，可见动脉充盈，颞侧充盈稍差，视盘周围毛细血管扩张。

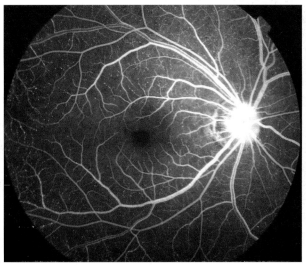

图 4-6-11C FFA 55s，可见视盘高荧光，静脉层流，广泛微血管瘤样高荧光。

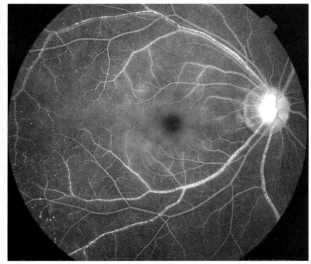

图 4-6-11D FFA 6min 30s，视盘轻度高荧光，视网膜静脉内淤泥样荧光，黄斑区弥漫高荧光。

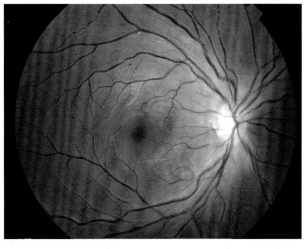

图 4-6-12A 男，18岁，大动脉炎，可见视网膜色暗，静脉色暗。

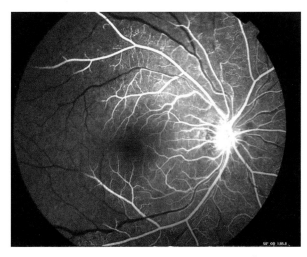

图 4-6-12B FFA 1min 5s，颞侧视网膜动脉仍未充盈。

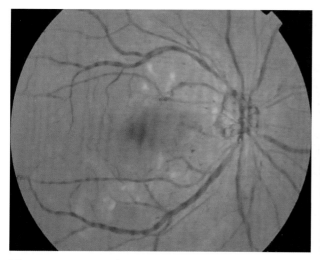

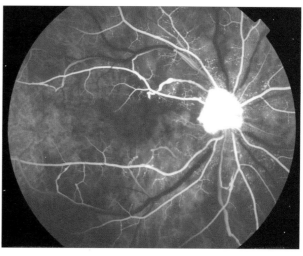

图 4-6-13A　女，36岁，右眼视力下降1月。双眼视力HM，视盘发红，有异常血管，视网膜色灰暗，静脉色暗扩张呈腊肠样，视网膜毛细血管扩张。对侧眼大致正常。

图 4-6-13B　FFA可见视盘高荧光，颞上视网膜动脉不规则扩张，毛细血管扩张。

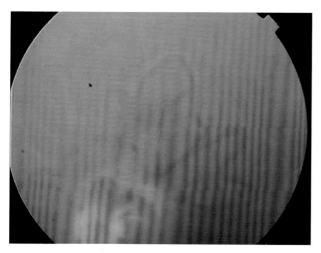

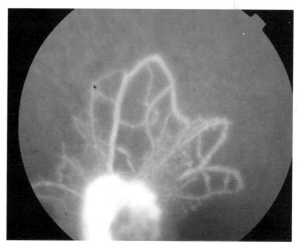

图 4-6-14A　女，25岁，大动脉炎患者眼底彩照示左视盘周围动静脉血管吻合及视盘新生血管膜，视网膜广泛血管闭塞。

图 4-6-14B　FFA显示视盘周围血管吻合、粗细不均，视盘新生血管荧光渗漏，视网膜广泛无灌注区。

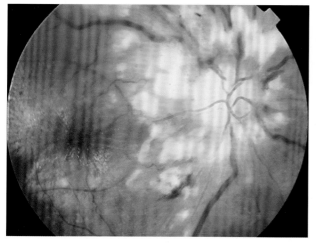

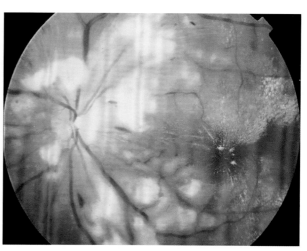

图 4-6-15A　女，10岁，大动脉炎导致肾动脉狭窄，引起高血压眼底病变，可见视盘周围大量棉絮斑，视网膜动脉细窄，黄斑区星芒状渗出，视网膜线、片状出血。

图 4-6-15B　左眼表现与右眼类似。

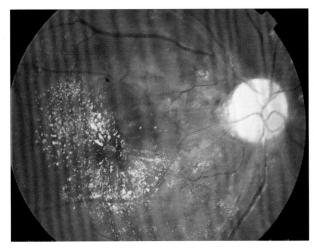

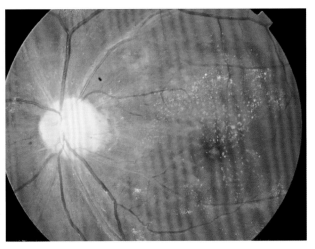

图 4-6-15C 2个月后眼底可见视盘色淡，视网膜动脉细窄，黄斑区渗出大部分吸收。

图 4-6-15D 左眼表现与右眼类似。

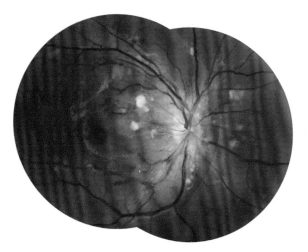

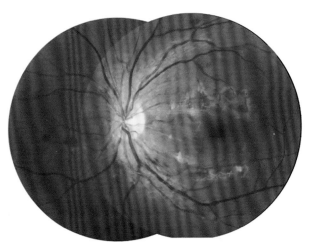

图 4-6-16A 女，23 岁，大动脉炎，发现双眼视物模糊3天，右眼 0.8，左眼 1.0。右眼视盘周围可见棉絮斑，少许线状点状出血。

图 4-6-16B 左眼表现类似，棉絮斑较少。

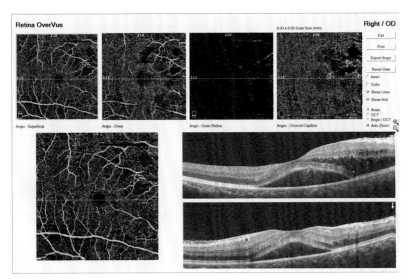

图 4-6-16C OCTA 显示局部血流信号缺失，边界模糊，右眼拱环破坏明显，拱环旁毛细血管间隙增大。OCT 可见中心凹视网膜下液。

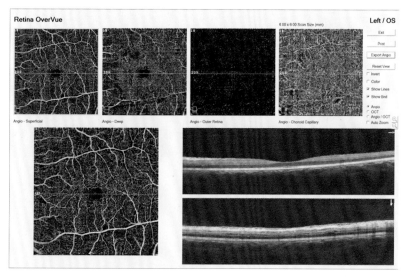

图 4-6-16D　OCTA 显示左眼黄斑毛细血管局部小片无血流区,中心凹形态大致正常。

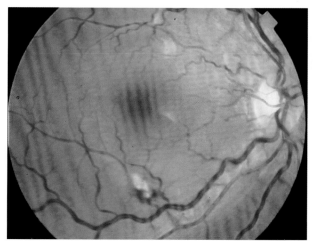

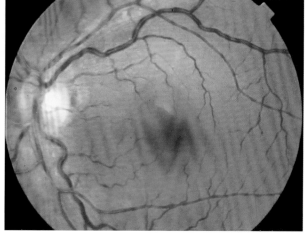

图 4-6-17A　女,48 岁,皮肌炎病史,眼底可见视网膜静脉迂曲,少许出血斑片和棉絮斑。

图 4-6-17B　左眼静脉血管迂曲,黄斑区未见出血和棉絮斑。

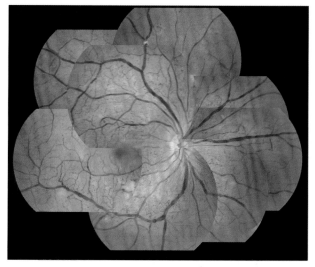

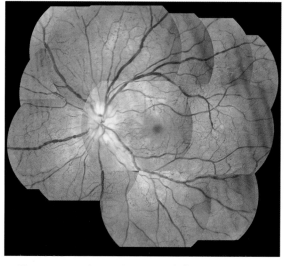

图 4-6-18A　女,22 岁,双眼视力下降,右眼 0.1,眼底可见视网膜动脉较细,静脉节段状扩张呈腊肠样,大量视网膜毛细血管瘤样扩张。既往坏疽性脓皮病,颈动脉超声显示右颈总动脉重度狭窄,颈内动脉闭塞,左颈总动脉闭塞。皮肤科诊断为 Wegener 肉芽肿。

图 4-6-18B　左眼视力 0.06,眼底表现与右眼类似。

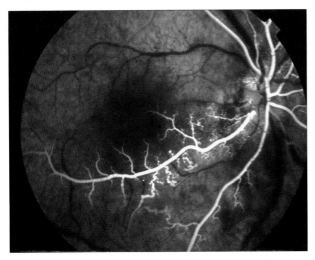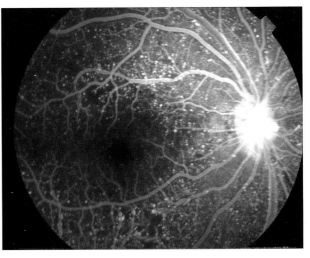

图 4-6-18C　FFA 25s 可见动脉充盈,颞侧远端仍不完全,视网膜静脉未充盈。

图 4-6-18D　FFA 1min 9s,可见视网膜静脉充盈不完全,视网膜大量毛细血管瘤,颞下片状无灌注区,视盘高荧光。

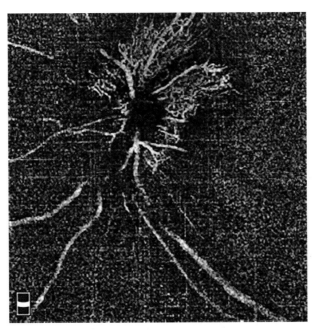

图 4-6-19　女,19 岁,结节性多动脉炎病史。左眼突然视物不见 20min,左眼视力无光感(NLP),左瞳孔 RAPD(+)。OCTA视网膜动脉极细,部分动脉未见血流信号,除视盘周围少许血流信号外,整个视网膜无血流信号。

第七节　艾滋病相关视网膜血管病变

　　艾滋病(acquired immuno-deficiency syndrome,AIDS)即获得性免疫缺陷综合征,是由于人类免疫缺陷病毒(human immuno-deficiency virus,HIV)感染而引起的。40%~70%HIV 感染者和 AIDS 患者出现眼部病变,其发病率随 CD4$^+$T 淋巴细胞数的降低而升高。

（一）HIV 视网膜病变

【临床表现】

患者一般无自觉症状。眼底主要表现为棉絮斑，常出现在后极部。1 个或多个，在 4~6 周内自行消失，继而在不同部位再发生新病灶。可伴有视网膜出血、微血管瘤和黄斑水肿。

【辅助检查】

FFA 显示毛细血管无灌注区，出血遮挡荧光，微血管瘤呈现高荧光点。

【治疗和预后】

在全身高效抗反转录病毒治疗法（highly active antiretroviral therapy，HAART）的治疗下，随着 CD4$^+$T 淋巴细胞数的增加，眼底棉絮斑慢慢消退。

（二）巨细胞病毒性视网膜炎

巨细胞病毒性视网膜炎（cytomegalovirus retinitis，CMV）是 AIDS 患者晚期最常见的眼部机会性感染，是最严重的眼部并发症。常发生于 CD4$^+$T 淋巴细胞计数低于 50 个 /mm^3 的患者。

【临床表现】

眼前漂浮物、闪光感、视力下降、视野缺损。孤立的黄斑病变或者 CMV 视神经炎不常见，但是能够导致严重的视力损害。进行性、坏死性视网膜炎，常伴有视网膜出血、视网膜血管炎，呈"奶酪加番茄酱样视网膜炎"。病变可发生于眼底任何部位，也可表现为多灶性。晚期视网膜萎缩呈灰白色，视网膜血管硬化，RPE 萎缩，可透见脉络膜血管。约 17%~34% 发生视网膜脱离。病变消退后可以再次出现视网膜炎，在以前感染的视网膜边缘又出现颗粒状白色斑点。

【辅助检查】

FFA 显示早期病变区遮挡背景荧光，晚期荧光染色，病变区内视网膜血管荧光渗漏，出血遮挡荧光。

【病因和发病机制】

巨细胞病毒是一种疱疹 DNA 病毒，可见于视网膜全层，感染通过细胞之间传播。

【治疗和预后】

内科治疗 AIDS。眼部病变需行抗病毒药物静脉给药或玻璃体腔注射。视网膜脱离时需行手术治疗。眼底表现如图 4-7-1~图 4-7-7。

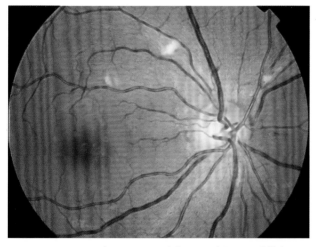

图 4-7-1A 男，43 岁，HIV 视网膜病变，视盘上方数片棉絮斑。

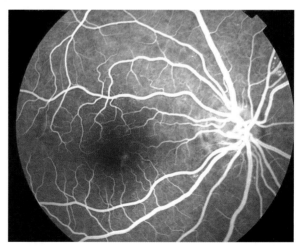

图 4-7-1B FFA 显示棉絮斑处毛细血管无灌注区。

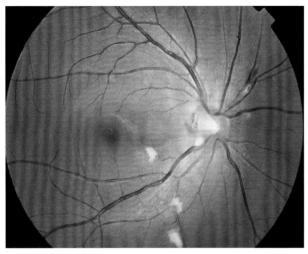

图 4-7-2A 男，30 岁，HIV 感染，眼底可见较多棉絮斑。

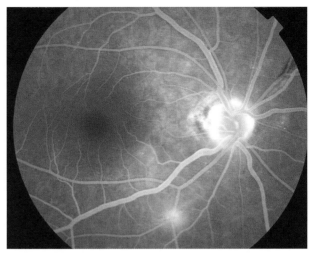

图 4-7-2B 右眼 FFA 显示视网膜棉絮斑处轻度高荧光。

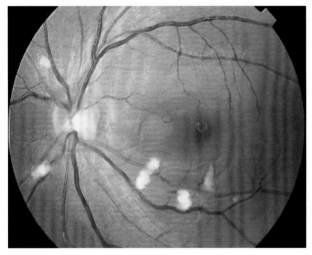

图 4-7-2C 左眼也可见棉絮斑，颞下可见线状出血。

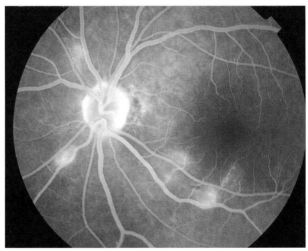

图 4-7-2D 左眼 FFA 基本同右眼，棉絮斑处毛细血管稀疏，渗漏荧光呈轻度高荧光。

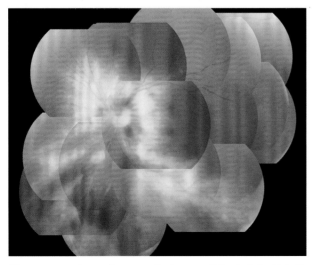

图 4-7-3A 男，51 岁，AIDS 合并 CMV 性视网膜炎，伴视神经炎，可见视盘水肿、出血，视网膜广泛黄白色病灶，沿血管分布，周边血管白线。

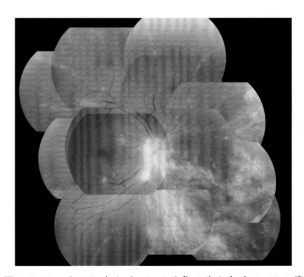

图 4-7-3B 左眼视盘水肿，视网膜鼻下黄白色病灶，沿血管分布，周边血管白线。

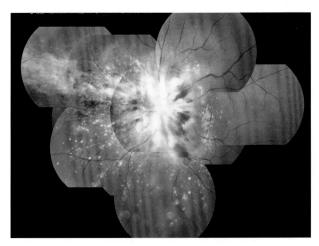

图 4-7-4 AIDS 合并 CMV 性视网膜炎,视盘及后极部见浓厚的黄白色病变,其上有较多片状出血,边缘有不规则的黄白颗粒,呈典型"奶酪加番茄酱样视网膜炎"特征。

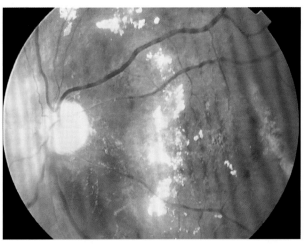

图 4-7-5 AIDS 合并 CMV 性视网膜炎患者眼底视网膜萎缩呈灰色,视网膜血管硬化、狭窄,视网膜色素上皮萎缩,可透见脉络膜血管,视神经萎缩。

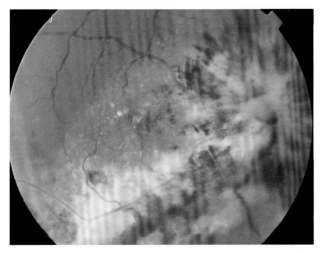

图 4-7-6A 男,46 岁,AIDS 合并 CMV 性视网膜炎,眼底可见视盘水肿出血边界不清,后极部视网膜大量黄白色坏死病变伴出血,黄斑区可见硬性渗出。

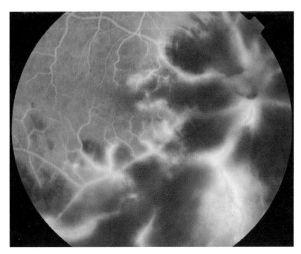

图 4-7-6B FFA 显示黄白色病变和出血遮挡背景荧光,血管壁荧光着染。

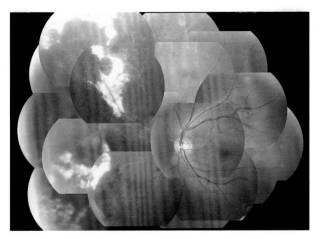

图 4-7-7 男,28 岁,患者 HIV 合并 CMV 视网膜炎,可见左眼鼻侧及上方视网膜动脉白线,沿动脉走行的视网膜渗出和出血。

第八节 睡眠呼吸暂停综合征相关视网膜血管病变

阻塞性睡眠呼吸暂停低通气综合征（occlusive sleep apnea hypopnea syndrome，OSAHS）是多种原因导致的睡眠呼吸疾病，临床表现有夜间睡眠打鼾伴呼吸暂停和白天嗜睡。由于呼吸暂停引起反复发作的夜间低氧和高碳酸血症，可导致高血压，冠心病，糖尿病和脑血管疾病等并发症及交通事故，甚至出现夜间猝死。

【临床表现】

OSAHS 患者可并发多种视网膜病变或为其危险因素，包括 CSC、RVO、糖尿病视网膜病变及青光眼视网膜病变以及视网膜毛细血管密度降低等。

【病因和发病机制】

OSAHS 导致机体间歇性缺氧，从而造成视网膜及视神经的缺氧。同时，睡眠呼吸紊乱还可以影响视网膜血管的灌注而导致眼部灌注压降低。OSAHS 还可引起氧化应激而导致氧自由基增多，进一步造成视网膜缺血、缺氧改变。

【治疗和预后】

由耳鼻喉科进行相关治疗。

眼底表现如图 4-8-1。

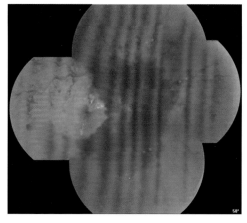

图 4-8-1A 男，45 岁，双眼视力下降 1 月，可见右眼视盘水肿，视盘表面及周围大量出血，中周部视网膜表面少许出血点，视网膜血管迂曲，黄斑区可见硬性渗出，视网膜下少许出血。

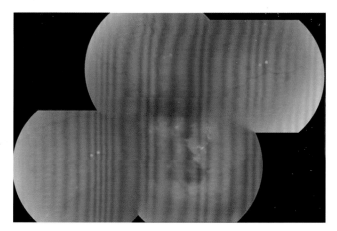

图 4-8-1B 左眼底表现与右眼类似。

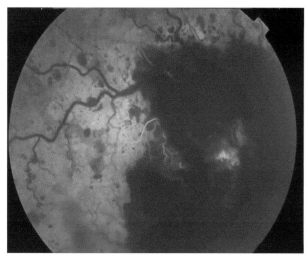

图 4-8-1C FFA 显示 43s 时静脉仍未充盈，出血遮挡荧光。

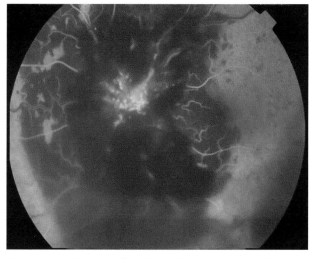

图 4-8-1D 左眼 FFA 表现类似，并可见视盘表面血管扩张。

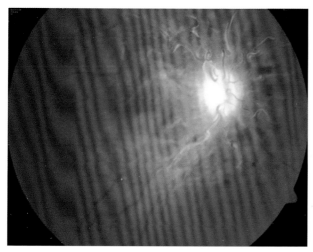

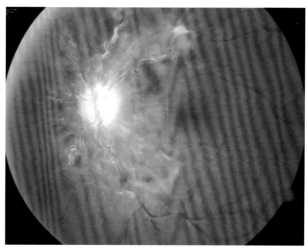

图 4-8-1E 内科确诊为 OSAHS,经鼻气道持续正压通气治疗 2 个月后,可见视盘色淡,视网膜出血大部分吸收,视网膜静脉仍迂曲。

图 4-8-1F 左眼表现与右眼类似。

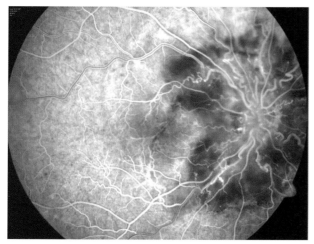

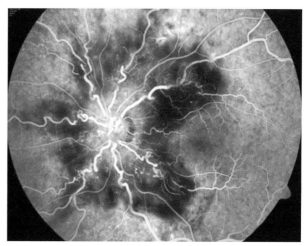

图 4-8-1G FFA 显示静脉充盈明显改善,仍有迂曲扩张,视盘周围深层出血遮挡荧光。

图 4-8-1H 左眼表现与右眼类似。

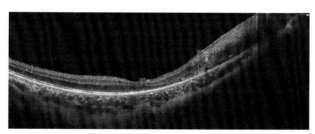

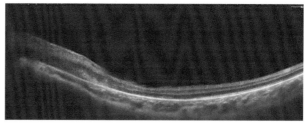

图 4-8-1I OCT 显示黄斑区神经上皮变薄,椭圆体带破坏,局部黄斑前膜。

图 4-8-1J 左眼神经上皮萎缩较右眼明显。

第九节　Susac 综合征

Susac 综合征（Susac syndrome）多见于中青年女性，特征性三联征为急性多灶性脑病、视网膜分支动脉阻塞、感音神经性耳聋。视网膜分支动脉阻塞一般为双侧分布。

【临床表现】

突然出现视野缺损伴或不伴视力下降。根据阻塞的小动脉分支供应视网膜范围大小，黄斑可受累或不受累。眼底区域性视网膜水肿，视网膜水肿区域与动脉供应部位一致。

【辅助检查】

FFA 显示受累动脉充盈迟缓或缺损。

【病因和发病机制】

不明确，可能与免疫反应介导的内皮细胞增生损伤了大脑、视网膜、耳蜗的微血管系统有关。

【治疗和预后】

按视网膜动脉阻塞治疗，同时可加用激素。

眼底表现如图 4-9-1。

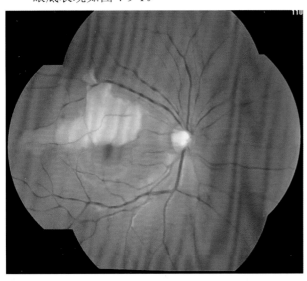

图 4-9-1A　女，29 岁，右眼局部视野缺损 1 天，视力 0.6，眼底彩色照相可见黄斑区上方片状视网膜灰白水肿。

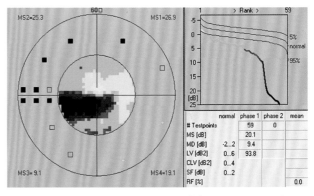

图 4-9-1B　与视网膜水肿缺血区域相一致的视野缺损。

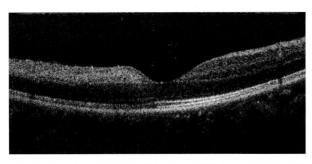

图 4-9-1C　上方 OCT（垂直扫描，左侧代表上方）显示右眼黄斑区上方神经上皮内层结构紊乱，反射增强，外层反射信号减弱，系信号遮挡所致。

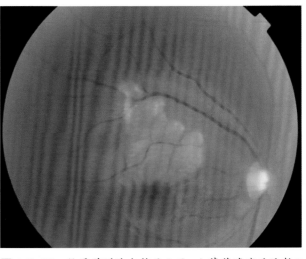

图 4-9-1D　给予前列地尔静注 3 天，山莨菪碱球后注射 3 天，2 周后患者视力恢复，灰白水肿大部分消退。

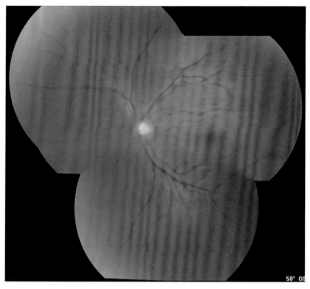

图 4-9-1E　同一个病人，1 年半后出现左眼下方视野缺损伴有闪光感，视力 1.0，颞上方见轻度视网膜水肿。

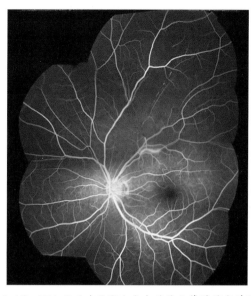

图 4-9-1F　FFA 显示左眼颞上分支动脉血管壁荧光着染，上方分支充盈呈节段状。

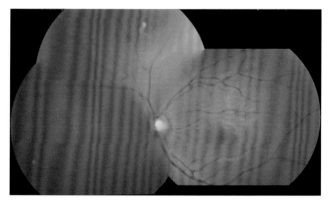

图 4-9-1G　同一个病人，3 年后出现左眼颞侧视野缺损，视力 1.0，眼底鼻下方见轻度的视网膜水肿。

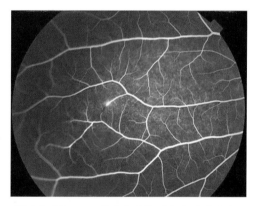

图 4-9-1H　FFA 显示左眼鼻下方小动脉闭塞。

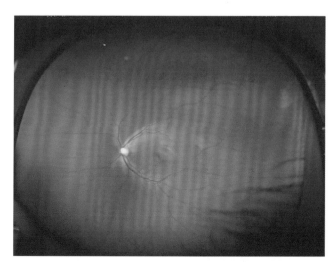

图 4-9-1I　同一个病人，5 年后出现左眼视野缺损，黄斑区颞上方视网膜水肿。

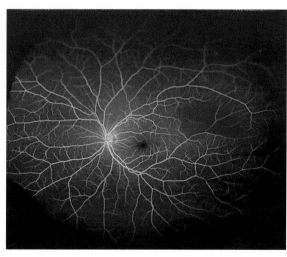

图 4-9-1J　超广角 FFA 早期显示左眼颞上小分支动脉充盈不佳，局部显示无灌注区。

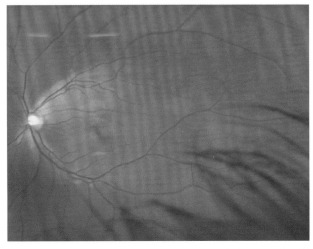

图 4-9-1K 治疗 9 天后左眼视野缺损症状消失,视网膜水肿减轻。

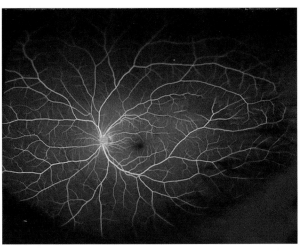

图 4-9-1L 超广角 FFA 早期显示小动脉分支充盈不良,局部无灌注,但比治疗前 FFA 早期相比,范围有所缩小。

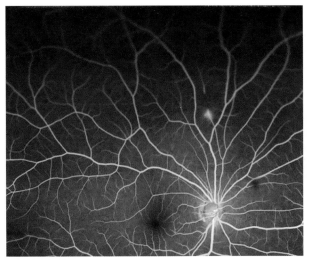

图 4-9-1M 患者此后右眼又先后发生不同部位的小动脉阻塞,FFA 显示上方小动脉闭塞。

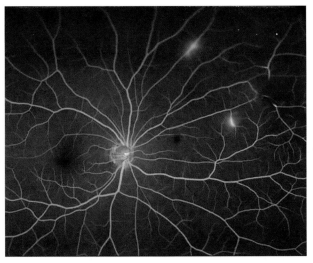

图 4-9-1N FFA 显示鼻上方多处小动脉荧光着染,局部闭塞。此患者听力检查中低频率轻度减退。曾经诊断为精神分裂症(妄想症)服用阿立哌唑 15mg/d。头颅 MRI 显示双侧基底节区、半卵圆中心可见少许点状病灶,T1WI 为低信号,T2WI 为高信号,FLAIR 序列部分病灶为高信号,符合 Susac 诊断。

第十节 Terson 综合征

　　1881 年 Moritz Litten 首次报道蛛网膜下腔出血后出现眼内出血。1900 年 Albert Terson 首次命名 Terson 综合征(Terson syndrome, TS)。1962 Paunoff 首次描述玻璃体积血与蛛网膜下腔出血相关。现在 Terson 综合征用于描述因蛛网膜下腔出血、外伤性脑损伤、硬脑膜下血肿及药物注射等引起的玻璃体积血、视网膜前及视网膜各层次的出血。Terson 综合征发病多在 50～60 岁,女性多于男性,单眼多见。成人蛛网膜下腔出血中 12%～50% 的患者出现 Terson 综合征,儿童蛛网膜下腔出血中 70% 患者可能出现 Terson 综合征。

【临床表现】

患者感觉迟钝,常无急性视力丧失主诉,清醒后主诉视力差或有中心暗点,当时可有单眼或双眼视力丧失,以后视力可部分恢复。

视网膜出血局限在黄斑区或视盘周围视网膜内界膜下,出血可突破内界膜进入玻璃体腔。

【病因和发病机制】

颅内压突然升高导致眼内静脉回流受阻,进而引起视网膜表面毛细血管破裂,发生内界膜下出血。

【治疗和预后】

轻微的视网膜前出血,尤其是不累及黄斑中心凹的出血,可自行消退。大量视网膜出血遮蔽黄斑或者导致眼底窥不清的玻璃体积血,需要进行手术治疗。通常预后很好,如果发生视网膜神经上皮下积血,则预后较差。

对于年幼儿童,由于未能在恰当时机去除大量视网膜前出血或者玻璃体积血,可导致患眼发生形觉剥夺性弱视。

眼底表现如图 4-10-1、图 4-10-2。

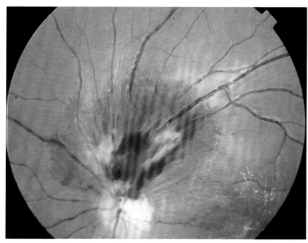
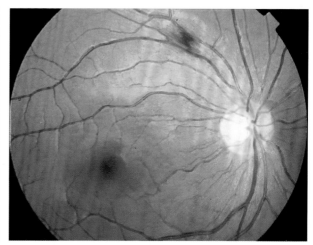

图 4-10-1A　女,16 岁,蛛网膜下腔出血,Terson 综合征,左眼视盘上方可见视网膜表面出血及深层出血。

图 4-10-1B　右眼颞上方也可见少量出血。

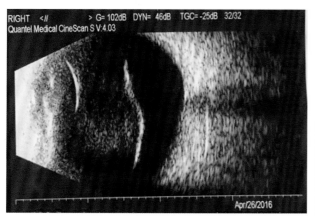
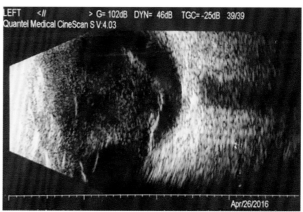

图 4-10-2A　女,58 岁,昏迷 1 个月后双眼视力下降 3 月。双眼视力指数,B 超可见玻璃体积血。

图 4-10-2B　左眼 B 超可见玻璃体积血,玻璃体后脱离。

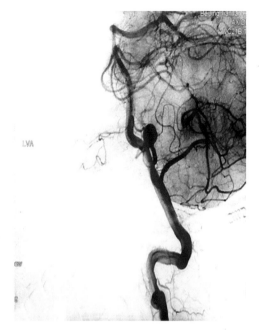

图 4-10-2C　左侧小脑后下动脉瘤。

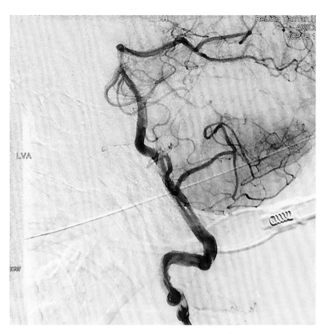

图 4-10-2D　左侧小脑后下动脉瘤血管栓塞术后。

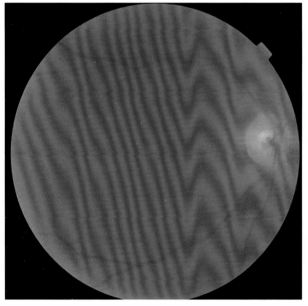

图 4-10-2E　右眼玻璃体切除术后 1 个月,眼底因白内障轻度模糊,视盘下方可见视网膜前积血。

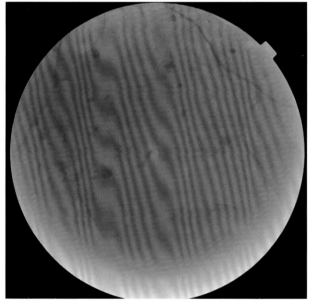

图 4-10-2F　周边视网膜可见视网膜色素沉积,提示曾经有视网膜下出血。

第十一节　Valsalva 视网膜病变

　　Valsalva 视网膜病变(Valsalva retinopathy)是由于胸内压或腹内压升高造成眼内静脉压增加,导致视网膜表面毛细血管的破裂而引起的病症,也可发生于用力提重物、咳嗽、打喷嚏、呕吐、分娩或者超负荷状态。

【临床表现】

　　中心视力突然丧失。视网膜内界膜下红色圆形或卵圆形隆起病灶。随着血液吸收,出血逐渐变成黄色。最轻微的病例可表现为视网膜小片扁平的出血,常发生于黄斑中心。也可有玻璃体积血、视网膜前出血、视网膜内出血,偶见视网膜下出血。

【病因和发病机制】

用力呼气时声门紧闭导致胸内压增加，使得颅内压增加，导致眼内静脉回流减少，致使视网膜内层毛细血管破裂。

【治疗和预后】

多数病例可以观察，待出血吸收。当玻璃体积血致使眼底窥不清或者发生大量视网膜前出血时，可以进行玻璃体切除手术治疗。YAG（钇铝石榴石）激光用于治疗内界膜下出血，使得出血进入玻璃体腔。

眼底表现如图4-11-1～图4-11-2。

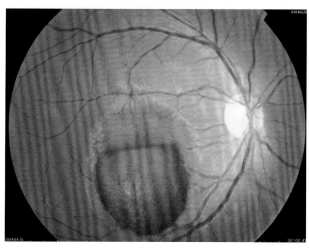

图4-11-1A　男，38岁，因用力后出现右眼视力下降，视力0.4。可见黄斑区视网膜内界膜下出血，周围可见内界膜隆起的反光。

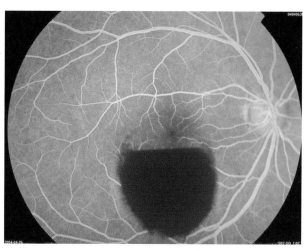

图4-11-1B　FFA可见出血遮挡荧光，未见明确的视网膜血管或视网膜病变。

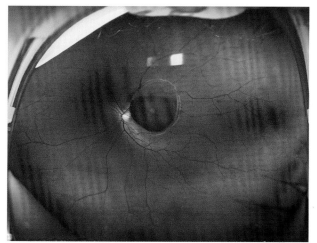

图4-11-2A　女，28岁，怀孕7个月，剧烈咳嗽后左眼视力下降，可见黄斑区舟状出血，内界膜脱离有圆形反光带。视网膜血管未见异常。

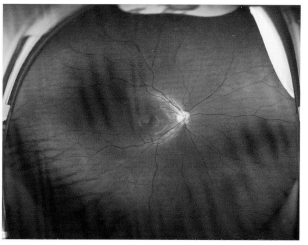

图4-11-2B　右眼底未见明显异常。

第十二节　颈动脉海绵窦瘘相关视网膜血管病变

颈动脉海绵窦瘘（carotid-cavernous fistula）是由于颅内海绵窦段的颈内动脉分支或颈外动脉与海绵窦之间形成异常的动静脉交通，导致海绵窦内的压力增高而出现一系列临床综合征。部分高流量型海绵窦瘘会造成视网膜静脉回流受阻从而出现视盘水肿、视网膜出血等眼底表现。

【临床表现】

可表现为视盘水肿、渗出，视网膜出血，视网膜、脉络膜皱褶，从而造成视力下降。头痛、耳畔搏动性杂音。眼球突出，低头或增加腹压时加重。

眼睑水肿，球结膜血管螺旋状扩张，球结膜充血外翻。眼球运动障碍，复视。鼻出血及颅内出血。

【病因和发病机制】

海绵窦内压力增高，眼上静脉动脉化，眼部血流淤滞、回流受阻，造成视网膜中央静脉阻塞的表现。

【治疗和预后】

由外科或介入科进行治疗。

眼底表现如图4-12-1。

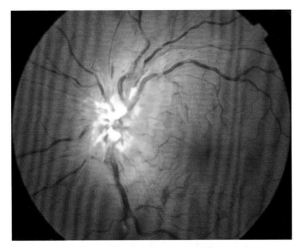 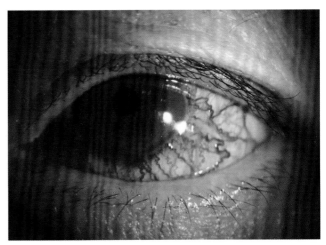

图4-12-1A 男性，56岁，颈动脉海绵窦瘘，右眼可见视盘水肿，视盘旁线状出血，静脉迂曲扩张，黄斑区水肿，视网膜皱褶，符合视网膜中央静脉阻塞表现。

图4-12-1B 患者右眼前节照相显示球结膜充血，血管迂曲扩张。

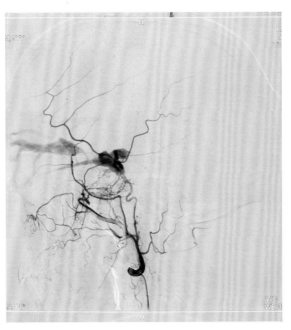

图4-12-1C 患者右侧颈外动脉DSA造影显示海绵窦提前显影，眼上静脉增粗。

（戴荣平 吴 婵 曲进锋）

第五章
葡萄膜炎相关视网膜血管病变

第一节　视网膜血管炎总论

视网膜血管炎是一类视网膜血管的炎症性疾病，可由眼部局部原因所致，也常由全身疾病引起。眼局部原因所致的视网膜血管炎包括 Eales 病、中间葡萄膜炎、鸟枪弹样视网膜脉络膜病变等。全身疾病所致的视网膜血管炎包括白塞综合征、结节病、多发性硬化、Wegner 肉芽肿、系统性红斑狼疮等。感染性疾病如梅毒、结核、疱疹病毒和眼弓蛔虫病等也可以表现为视网膜血管炎。除以上命名或病因外，还有不少患者找不到病因，也不符合现有疾病分类，称为特发性视网膜血管炎。本节主要介绍特发性视网膜血管炎。

【临床表现】

早期可无症状，可表现为视力下降、眼前黑影飘动等。眼前节炎症轻重不一，多数前节反应轻微。玻璃体内可见细胞或者明显的玻璃体混浊。眼底可见视网膜血管白鞘、出血、渗出、黄斑水肿、黄斑前膜以及视网膜新生血管形成、视盘新生血管和玻璃体积血等。

若不及时治疗，可形成纤维血管性增生膜，导致牵拉性视网膜脱离，甚至视力丧失。

【辅助检查】

FFA 可见视网膜无灌注区、毛细血管扩张、微血管瘤形成等缺血表现，可伴有血管壁荧光素着染，新生血管明显荧光素渗漏。

OCT 有助于对黄斑水肿的诊断和随访，可判断脉络膜的厚度。

OCTA 有助于发现视网膜无灌注区、毛细血管扩张、微血管瘤形成和新生血管。

【治疗和预后】

激光光凝视网膜缺血区，使新生血管消退。合并玻璃体积血、视网膜增生膜或牵拉性视网膜脱离时，可行玻璃体切除术，术中联合视网膜激光光凝。针对病因治疗，如抗结核、抗梅毒、抗病毒等。排除感染因素可以全身口服激素治疗。

针对黄斑水肿或新生血管可以采用抗 VEGF 治疗，也可以采用缓释地塞米松注药、口服免疫抑制剂等治疗。一些新型单抗类药物有助于控制炎症。

眼底表现如图 5-1-1～图 5-1-3。

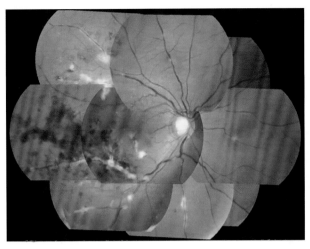

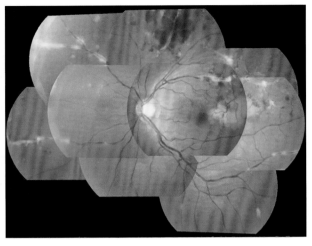

图 5-1-1A   男，25 岁，双眼特发性视网膜血管炎，未查到病因，可见视网膜静脉白鞘，出血，后行双眼激光治疗。

图 5-1-1B   左眼表现类似，黄斑颞侧有灰白色视网膜缺血性改变。

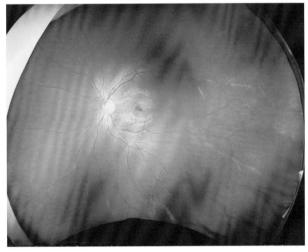

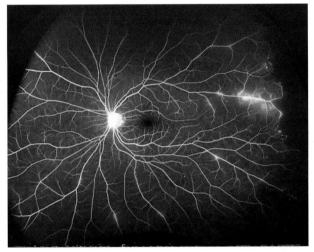

图 5-1-2A   女，31 岁，不明原因的视网膜血管炎。超广角眼底照相可见周边部视网膜静脉白鞘。

图 5-1-2B   超广角 FFA 可见视盘高荧光，周边部视网膜静脉壁荧光着染，颞侧周边部无灌注区。

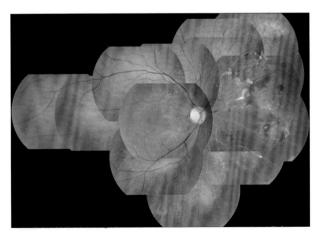

图 5-1-3   女，42 岁，左眼特发性视网膜血管炎，全身筛查未找到病因。可见鼻侧视网膜血管白线、出血及新生血管形成。

第二节　Eales 病

Eales 病是一种特发性的视网膜周边血管闭塞性疾病,它主要累及周边部视网膜血管,表现为静脉周围炎、微血管瘤,周边视网膜无灌注,导致新生血管形成和反复玻璃体积血。Eales 病常见于 20~30 岁的青年人,男性患者多见,多为双眼发病。

【临床表现】

早期可无症状,玻璃体积血时可表现为视力下降、眼前黑影飘动等。眼前节炎症罕见,部分患者可见玻璃体细胞。眼底可见周边部视网膜血管白鞘、毛细血管扩张、新生血管形成以及视网膜内出血、视网膜前出血、玻璃体积血等。也可有视盘新生血管、黄斑水肿和黄斑前膜。若不及时治疗,可形成纤维血管性增生膜,导致牵拉性视网膜脱离。

【辅助检查】

FFA 可见周边视网膜无灌注区、毛细血管扩张、微血管瘤形成、视网膜内出血荧光遮蔽等缺血表现,可伴有血管壁荧光着染和渗漏,新生血管渗漏荧光等。OCT 有助于诊断和随访黄斑水肿。

【病因和发病机制】

病因尚不明确,可能与结核有关。其他感染性病灶,如慢性扁桃体炎、龋齿、皮肤脓肿等也是可能的病因。此外,血栓闭塞性脉管炎、梅毒、结节病、白塞综合征等也可能相关。

发病机制尚不明确,推测可能为周边部视网膜血管炎症导致了血管闭塞,并进一步引起了缺血和新生血管形成。

【治疗和预后】

激光光凝视网膜周边缺血区,使新生血管消退。合并玻璃体积血、视网膜增生膜或牵拉性视网膜脱离时,可行玻璃体切除术,术中常常可见玻璃体劈裂,需要切除干净,术中联合周边视网膜激光光凝。可以联合全身口服激素治疗。多数患者视力预后较好。

眼底表现如图 5-2-1~图 5-2-7。

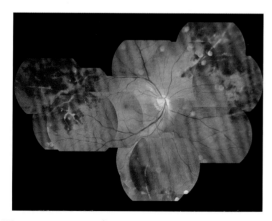

图 5-2-1A　男,29 岁,右眼 Eales 病,可见周边部多处视网膜静脉白鞘伴视网膜内出血。

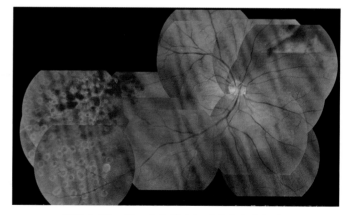

图 5-2-1B　同一患者周边视网膜激光光凝后。

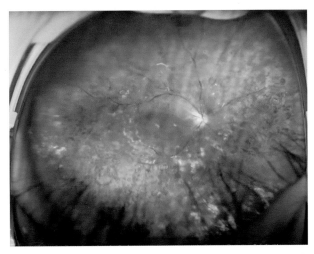

图 5-2-2A　男，25 岁，双眼视网膜血管炎，反复玻璃体积血，长期口服糖皮质激素治疗。右眼行玻璃体切除、全视网膜光凝和硅油填充。

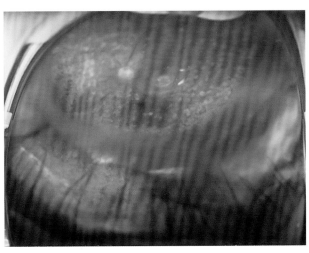

图 5-2-2B　左眼周边部密集光凝，视网膜血管炎患者周边一般需加强光凝，有助于控制病情。患者为人工晶体眼，超广角眼底照相时可见到晶体边缘。

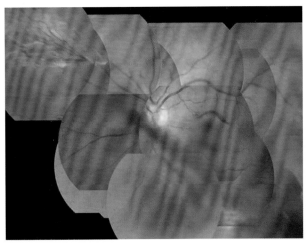

图 5-2-3A　男，33 岁，Eales 病，玻璃体积血，周边视网膜新生血管形成。

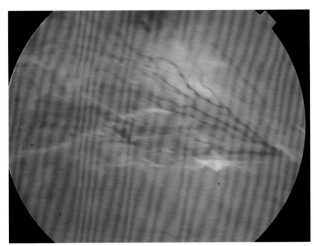

图 5-2-3B　周边视网膜新生血管呈扇形。

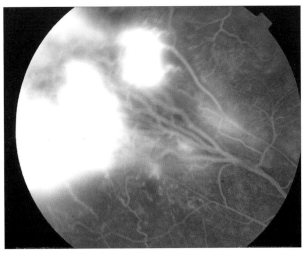

图 5-2-3C　FFA 示新生血管荧光渗漏明显。

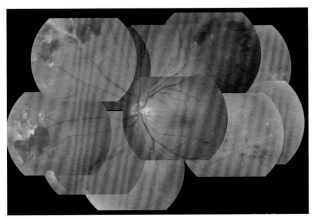

图 5-2-4　男，26 岁，周边可见多处视网膜静脉周围炎、血管白线、出血，鼻侧大片视网膜前出血，是新生血管出血所致。

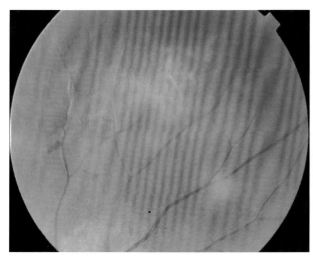

图 5-2-5A　男，33 岁，Eales 病，上方周边视网膜可见血管白线，视网膜浅层出血。

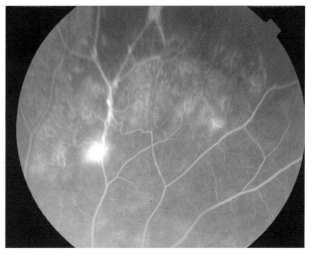

图 5-2-5B　FFA 显示周边无灌注区、毛细血管扩张、侧支循环建立以及新生血管形成呈高荧光。

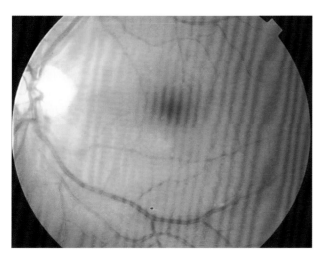

图 5-2-5C　该患者黄斑区轻度水肿。

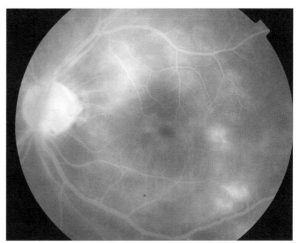

图 5-2-5D　FFA 示后极部视网膜弥漫高荧光、晚期黄斑水肿荧光积存。

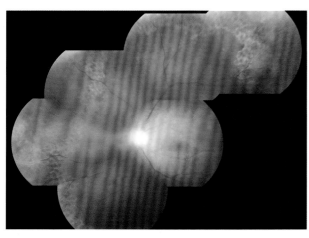

图 5-2-6A　男，22 岁，右眼视网膜血管炎反复玻璃体积血，左眼眼底稍模糊，可见周边部分激光斑。

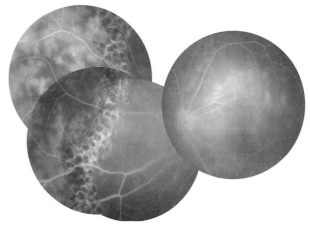

图 5-2-6B　FFA 显示激光斑周边仍有血管渗漏，黄斑区轻度高荧光。后补加大量激光，仍发生玻璃体积血，玻璃体切除术后，病情稳定。

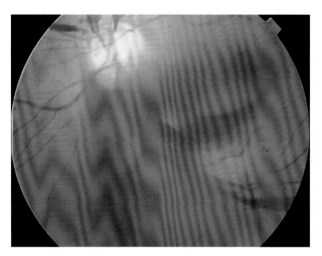

图 5-2-7 男，33 岁，Eales 病致玻璃体积血。

第三节 弓蛔虫病相关视网膜血管病变

眼部弓蛔虫病（ocular toxocariasis）是犬弓蛔虫引起的儿童和青年人常见的寄生虫感染。犬弓蛔虫是一种常见的狗蛔虫，是内脏幼虫移行症和眼弓蛔虫病的最常见病因，这两种疾病极少同时发生。

【临床表现】

患者出现典型的单眼视力损害、斜视、白瞳症。眼弓蛔虫病典型表现有四种，慢性眼内炎、后极部肉芽肿、周边炎症性肉芽肿以及混合型。

眼内炎症的程度不一，轻度炎症显示玻璃体雾状混浊，严重的患者伴有前部肉芽肿性葡萄膜炎、前房积脓、浓密的玻璃体膜。

致病性幼虫大小约 300～400μm，临床上不能看见，偶尔手术中可以见到。

【辅助检查】

前房穿刺或玻璃体切除标本可以检查犬弓蛔虫抗体。

超声、CT 可以与 PHPV、视网膜母细胞瘤和 Coats 病等鉴别。

【病因和发病机制】

人类接触本病主要通过摄入污染的水、食物，而不是直接接触狗。感染性幼虫从小肠壁移行，血源性传播入眼。运动性幼虫移行引起内眼结构损伤，蠕虫的排泄产物和宿主的炎症反应造成视网膜和血管的炎症。组织病理学上，幼虫被嗜酸细胞和巨噬细胞包围，形成肉芽肿和脓肿。

【治疗和预后】

大多数眼弓蛔虫病病例没有明显的炎症或玻璃体视网膜病变，不需要治疗。局部和全身糖皮质激素药物治疗目的是控制急性炎症。因为犬弓蛔虫幼虫在人体内不能繁殖，免疫抑制后感染不会再恶化。驱蠕虫药的作用未经证实。玻璃体视网膜手术，用于治疗玻璃体混浊、视网膜脱离、视网膜前膜等并发症。视力预后主要取决于黄斑受累和潜在的弱视。

眼底表现如图 5-3-1～图 5-3-3。

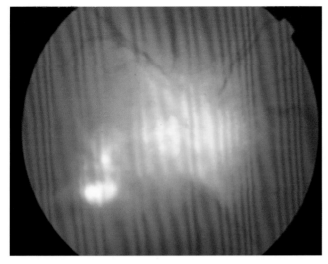

图 5-3-1A 女,32岁,视力下降2月余,无犬类接触史,厨师。眼底可见视盘表面增生膜,视网膜静脉扩张,玻璃体混浊。

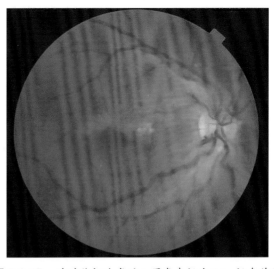

图 5-3-1B 玻璃体切除术后1周患者视力0.1,视盘前膜消失,视网膜血管仍有扩张。眼内液弓蛔虫 IgG 25.37U/L。

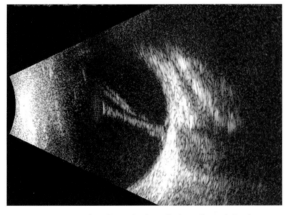

图 5-3-2A 男,5岁,发现白瞳症半年,外院诊断为 PHPV,B超显示漏斗状视网膜脱离。

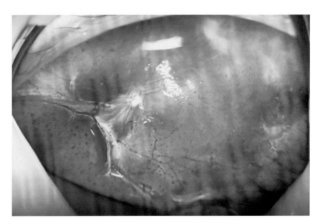

图 5-3-2B 玻璃体切除、下方视网膜切开及硅油填充术后2年,视网膜稳定。玻璃体切除术中查眼内液弓蛔虫 IgG 9.34U/L。

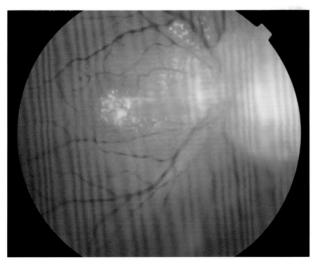

图 5-3-3A 男,34岁,屠宰厂工作,右眼视力下降1个月,可见视盘鼻侧增生膜,后极部大量硬性渗出。

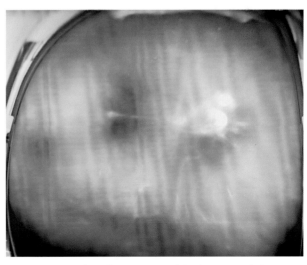

图 5-3-3B 激素治疗2个月后,增生膜扩大,视盘表面和视网膜颞上也可见增生膜,玻璃体混浊加重。

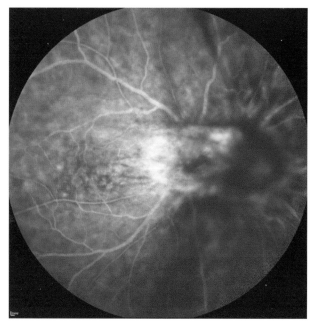

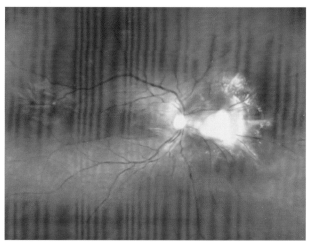

图 5-3-3C　FFA 显示视盘前膜状物高荧光,视网膜毛细血管渗漏荧光。

图 5-3-3D　右眼玻璃体切除术后,视盘膜状物消失,鼻侧仍有残留膜。术中玻璃体液送检,弓蛔虫 IgG 45.53U/L,Goldmann-Witmer 系数 8.55,确诊为眼弓蛔虫病。

第四节　视神经视网膜炎

视神经视网膜炎(neuroretinitis)是指由于视盘血管炎症而引起视盘水肿和视盘旁视网膜水肿、渗出,可伴有黄斑区星芒状渗出的一类疾病。部分文献将其命名为弥漫性单侧亚急性视神经视网膜炎(diffuse unilateral subacute neuroretinitis,DUSN)。患者以年轻人为主,多单眼发病。按照病因可分为感染性和非感染性(特发性)视神经视网膜炎。

【临床表现】

视物模糊,伴色觉变化,可伴有流感样前驱症状。单眼发病者可见相对性传入性瞳孔传导障碍,通常无明显前节炎症反应,常有玻璃体炎性细胞。眼底检查初期仅见视盘水肿隆起,边界不清,视盘周围可有线状出血。1～2 周后可出现黄斑区星芒状渗出,视盘水肿逐渐减轻。

【辅助检查】

FFA 显示视盘毛细血管扩张,荧光渗漏,黄斑区通常没有明显的毛细血管改变。OCT 检查可见视盘水肿隆起以及黄斑区视网膜下液、硬性渗出。视野检查可呈中心暗点或者弓形缺损。色觉检查异常。

【病因和发病机制】

巴尔通体、梅毒、结核、艾滋病、莱姆病、吸吮线虫、弓蛔虫、贝利蛔线虫和弓形体等可能导致视神经视网膜炎。感染可以影响视神经毛细血管通透性,导致蛋白质和脂质渗出,引起视网膜水肿。随着浆液成分的吸收,脂质和蛋白质沉积在外丛状层被巨噬细胞吞噬,形成特征性黄斑星芒样渗出。

【治疗和预后】

发生视神经视网膜炎时应首先排除感染性原因并针对病因治疗。猫抓病是视神经视网膜炎的常见原因。所有患者需要检查血液中汉赛巴尔通体和五日热巴尔通体的 IgG 和 IgM 滴度。治疗成人可应用多西环素、米诺环素、利福平、环丙沙星或阿奇霉素,儿童可应用阿奇霉素、多西环素、米诺环素或磺胺类药物。

特发性视神经视网膜炎有自愈倾向,可口服激素治疗,也可以观察。

大多数患者恢复良好视力。多数病例 8～12 周后视盘水肿基本消退,视盘外观可正常,亦可呈现苍白或胶质增生样改变。6～12 个月后,黄斑区星芒状渗出可完全消退,遗留黄斑区色素上皮改变。

眼底表现如图 5-4-1～图 5-4-3。

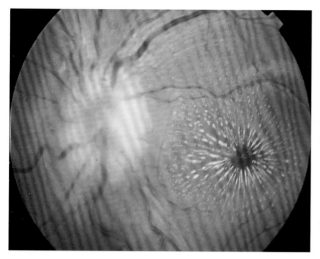

图 5-4-1A 女，30 岁，左眼特发性视神经视网膜炎，可见视盘边界不清、隆起，视网膜静脉迂曲扩张，黄斑区星芒样渗出。

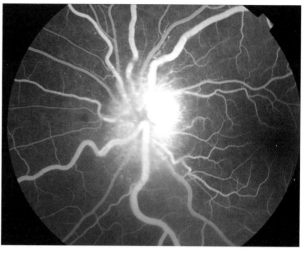

图 5-4-1B FFA 显示左眼视盘毛细血管扩张，荧光素渗漏，静脉迂曲扩张，黄斑区荧光大致正常，说明渗出来自视盘毛细血管扩张。

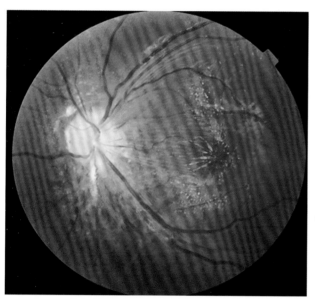

图 5-4-2A 男，16 岁，左眼视神经视网膜炎 3 周，可见视盘边界不清、隆起，视盘周围线状出血，视网膜静脉迂曲扩张，黄斑区星芒样渗出。

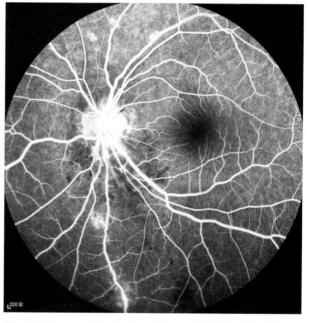

图 5-4-2B FFA 显示左眼视盘毛细血管扩张、荧光素渗漏，视网膜静脉荧光着染，静脉旁毛细血管扩张渗漏，黄斑区毛细血管大致正常。

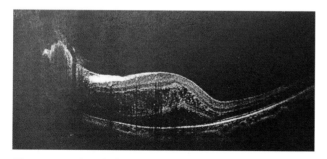

图 5-4-2C 左眼发病 1 周时 OCT，可见视盘水肿，外丛状层水肿，神经上皮下积液。患者巴尔通体抗体阳性，有猫接触史，诊断为猫抓病。给予米诺环素治疗。

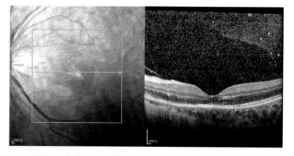

图 5-4-2D 治疗 2 周时 OCT，可见左眼黄斑区神经上皮下积液已吸收，外丛状层点状高反射信号，玻璃体腔可见炎性细胞。

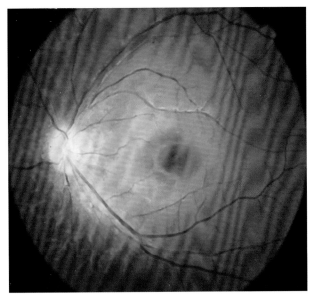

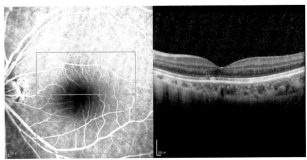

图 5-4-2E 口服米诺环素治疗后 3 个月左眼眼底彩照,可见视盘水肿及黄斑区星芒状渗出均消退。

图 5-4-2F 口服米诺环素治疗后 3 个月左眼 OCT,可见黄斑区结构已基本恢复正常。

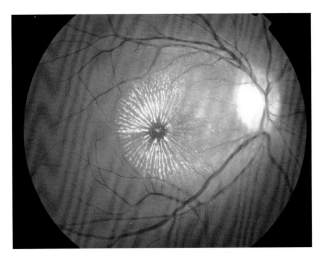

图 5-4-3A 女,33 岁,右眼黄斑区星芒状渗出,视盘颜色正常。

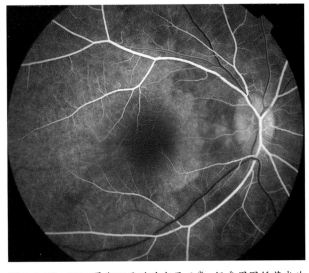

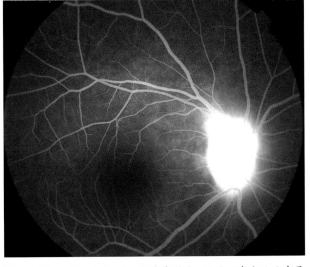

图 5-4-3B FFA 早期可见动脉充盈正常,视盘周围低荧光为分水界区。

图 5-4-3C FFA 6min 可见视盘高荧光,星芒状渗出处没有异常荧光表现。该患者未找到病因,为特发性视神经视网膜炎。

第五节　IRVAN综合征

IRVAN（idiopathic retinitis，vasculitis，aneurysms and neuroretinitis，IRVAN）综合征是一种特殊的视网膜血管炎，主要表现为视网膜血管炎、视网膜血管瘤、视神经网膜炎等，可合并周边部缺血区以及新生血管形成等。多为双眼发病，主要累及中青年人，女性相对多见。

2007年Samuel等按病程将其分为5个阶段：1期表现为视网膜血管瘤、渗出、视神经视网膜炎、视网膜血管炎。2期在FFA上可见毛细血管无灌注。3期出现视网膜新生血管或者视盘新生血管。4期出现虹膜新生血管。5期有新生血管性青光眼。

【临床表现】

单眼或双眼视力下降，玻璃体积血时可表现为眼前黑影飘动。眼前节和玻璃体可见炎性细胞。视网膜大动脉瘤多位于视盘和视网膜动脉前几级分叉附近。视盘轻度水肿隆起，视盘周围可见由于大动脉瘤和视网膜血管炎所致的脂质渗出。周边视网膜血管白鞘。病程晚期可见视盘和/或视网膜新生血管、玻璃体积血以及新生血管性青光眼。

【辅助检查】

FFA是IRVAN综合征主要的辅助检查手段，可以更清楚地显示视网膜大动脉瘤轮廓、视网膜血管炎血管壁荧光素渗漏、视盘荧光素渗漏以及周边无灌注区等。

【病因和发病机制】

病因不清，推测免疫因素导致血管炎，继发了血管瘤样改变和血管闭塞等。通常与全身其他疾病不相关。

【治疗和预后】

本病发病率低，目前尚无统一的治疗指南。若视力好，可以观察。全身口服或玻璃体腔内注射激素效果并不肯定，也有使用免疫抑制剂治疗，目前并无大样本的研究结果。

若见周边无灌注区，建议行视网膜激光光凝。若合并黄斑水肿、视网膜新生血管或视盘新生血管，可考虑抗VEGF治疗。

合并玻璃体积血、视网膜增生膜或牵拉性视网膜脱离时，可行玻璃体切除术。

患者预后不一，建议密切随访。

眼底表现如图5-5-1～图5-5-4。

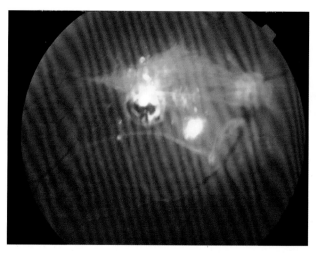
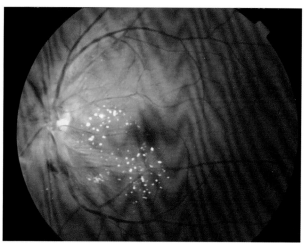

图5-5-1A　男，38岁，右眼视盘边界不清、颞下动脉不规则扩张，视网膜血管白鞘，后极部散在渗出，黄斑中心呈瘢痕萎缩灶。

图5-5-1B　左眼视盘上可见血管瘤样扩张、视盘下方血管旁可见出血，黄斑区可见硬性渗出。

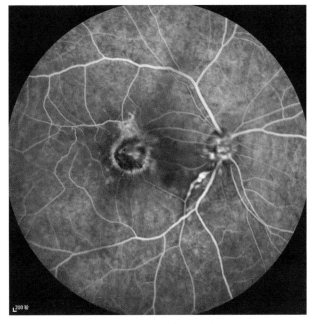

图 5-5-1C FFA 早期显示视盘表面血管瘤样扩张，颞下动脉不规则扩张。

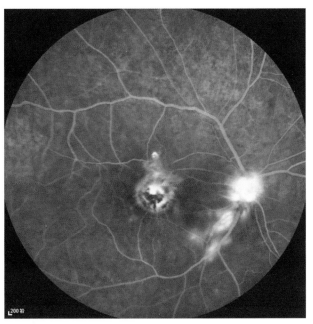

图 5-5-1D FFA 晚期视盘荧光素渗漏，动脉壁荧光着染，周围荧光渗漏，黄斑区瘢痕荧光着染。

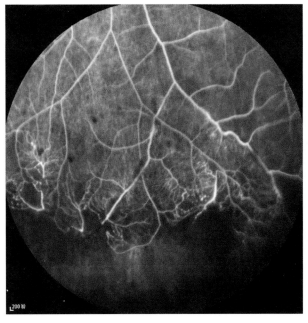

图 5-5-1E FFA 可见下方周边部视网膜毛细血管扩张及大片缺血区。

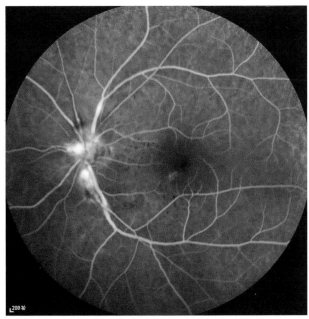

图 5-5-1F 左眼 FFA 可见视盘下方视网膜动脉瘤样改变，伴荧光素渗漏。上方动脉近视盘处也有不规则扩张。

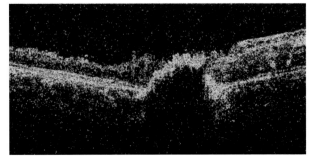

图 5-5-1G 右眼 OCT 显示黄斑区神经上皮萎缩，中心凹下隆起高反射信号，为黄斑长期渗出水肿形成的瘢痕。

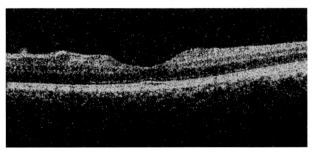

图 5-5-1H 左眼中心凹形态大致正常。

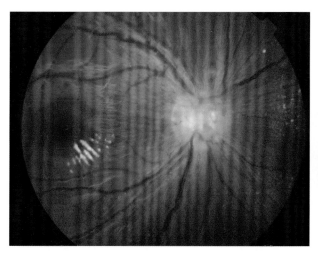

图 5-5-2A　女,15 岁,右眼视盘上及附近可见动脉瘤样扩张,黄斑区星芒状硬性渗出。

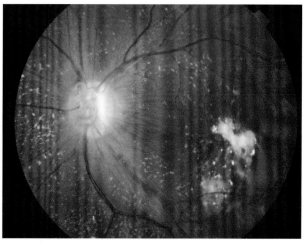

图 5-5-2B　左眼视盘上及附近同样可见动脉瘤样扩张,后极部硬性渗出较右眼明显。

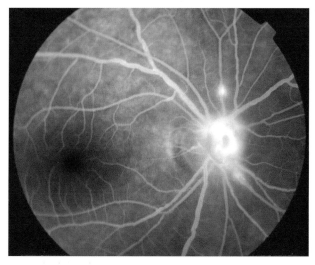

图 5-5-2C　右眼 FFA 可见视盘附近视网膜动脉血管瘤样扩张及荧光素渗漏。

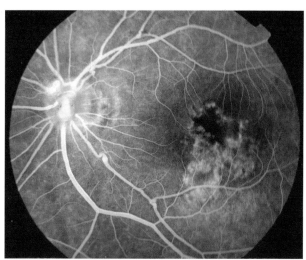

图 5-5-2D　左眼 FFA 可见视盘附近视网膜血管瘤样扩张,二级分支处也呈瘤样扩张。黄斑区斑驳样高荧光。

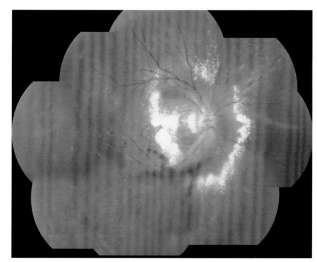

图 5-5-3A　男,30 岁,右眼视盘上可见血管瘤样扩张,后极部环绕视盘硬性渗出,累及黄斑中心,下方血管弓附近视网膜前出血,颞侧及下方周边部视网膜血管白线。

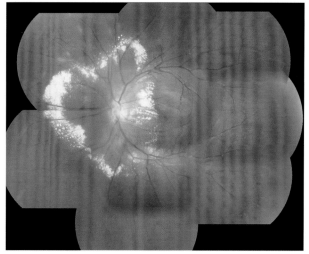

图 5-5-3B　左眼视盘上可见血管瘤样扩张,后极部环绕视盘硬性渗出,颞侧周边部隐约见血管白线。

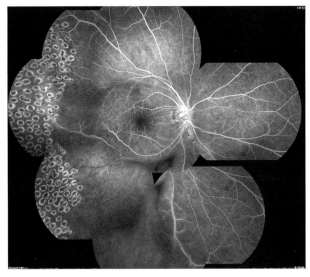

图 5-5-3C　右眼 FFA 显示视盘上血管瘤样扩张，颞侧周边部已于外院行激光治疗，但仍可见较大的无灌注区。

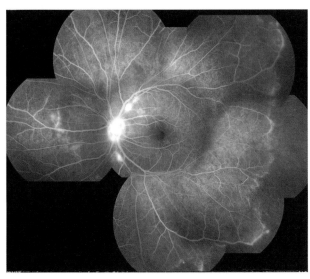

图 5-5-3D　左眼视盘上及动脉一级分支上瘤样扩张，颞侧周边部视网膜大片缺血区。

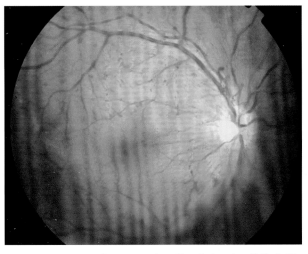

图 5-5-4A　男，32 岁，双眼视力下降 2 年半，外院曾诊为"虹膜炎""Vogt- 小柳原田病""白塞病葡萄膜炎"等。病情发展中逐渐出现右眼视盘周围小血管扩张、视盘旁动脉瘤样扩张及反复发作玻璃体积血。

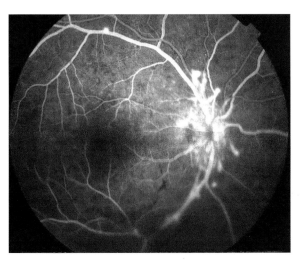

图 5-5-4B　FFA 显示视盘附近多发动脉瘤渗漏荧光。

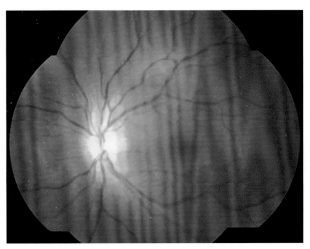

图 5-5-4C　左眼底彩照显示视盘及黄斑区轻度水肿。

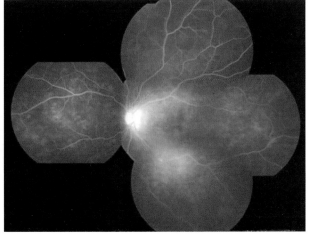

图 5-5-4D　FFA 显示视盘高荧光，视网膜毛细血管荧光渗漏呈高荧光，黄斑区轻度高荧光。

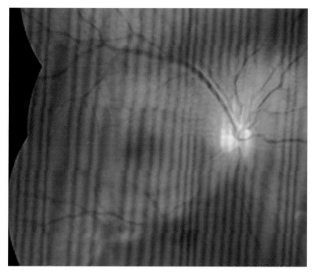

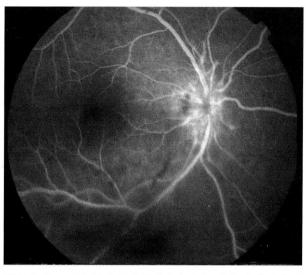

图 5-5-4E　右眼抗 VEGF 治疗后 1 个月可见视网膜动脉瘤消失，毛细血管扩张明显消退，下方仍可见玻璃体积血。

图 5-5-4F　FFA 显示视网膜动脉瘤消失，毛细血管扩张减轻。此患者显示右眼已发生 IRVAN 典型表型，左眼尚未发生动脉瘤样改变。

第六节　节段性视网膜动脉炎

节段性视网膜动脉炎（segmental retinal arteritis）是一类主要累及视网膜动脉的炎症，表现为视网膜动脉呈节段性的白色病变。1933 年由 Kyrieleis 在一例结核感染的患者中描述为 Kyrieleis plaques。1959 年 Griffin 和 Bodian 等命名为节段性视网膜动脉周围炎。国内张承芬等采用了节段性视网膜动脉周围炎这一命名。后来有不少学者认为节段性视网膜动脉炎和脉络膜视网膜炎并存。某些患者在不同的病程阶段可以表现为视网膜动脉白线状改变或霜枝样改变。

【临床表现】

不同程度的视力下降。视网膜动脉节段性的白色改变，病变一般局限在动脉壁本身，病变可以累及局部动脉或从邻近视乳头动脉主干到各分支动脉都受累，静脉可不受累或不同程度的扩张。患者可伴有虹膜睫状体炎和玻璃体炎症。

【辅助检查】

FFA 显示节段性白色病变处早期低荧光，晚期中等荧光，荧光局限于动脉壁，不渗漏荧光，血管荧光充盈大致正常，无阻塞表现。

ICGA 早期低荧光，晚期高荧光，比较具有特征性。

OCT 可见病变局部管壁高反射信号。

【病因和发病机制】

目前认为节段性动脉炎是动脉内皮的炎症。病因多为感染性病变，常见的如弓形体、水痘－带状疱疹病毒导致的急性视网膜坏死、结核等。其他感染性病变如巨细胞病毒、康氏立克次氏体、梅毒螺旋体等也可能导致该病变。偶尔在淋巴瘤和肺腺癌患者中也可以见到，还有一部分患者找不到病因。

【治疗和预后】

多数节段性动脉炎数月后完全吸收，部分患者持续存在动脉白色改变，但 ICGA 无高荧光。

眼底表现如图 5-6-1～图 5-6-6。

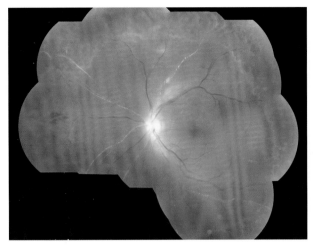

图 5-6-1A　女，34 岁，左眼急性视网膜坏死玻璃体切除术后 1 个月，仍可见 4 个象限的视网膜血管呈白色节段性改变。

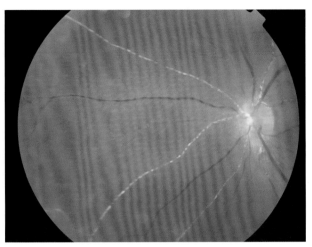

图 5-6-1B　节段性病变局限在动脉壁本身。

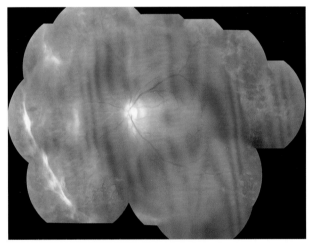

图 5-6-1C　3 个月后，可见节段性动脉改变大部分消失，视网膜周边坏死区后缘行激光治疗。

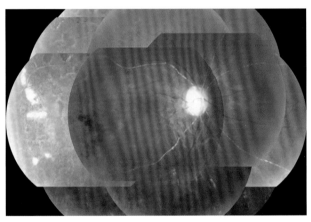

图 5-6-2　男，45 岁，可见各个象限的视网膜动脉节段性白线。周边可见视网膜萎缩变薄区，后缘有激光斑包绕。

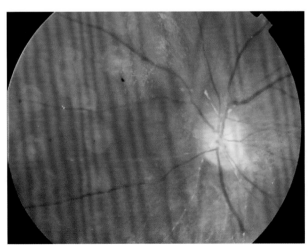

图 5-6-3　男，42 岁，急性视网膜坏死，可见视网膜动脉呈节段状改变，动脉变细。

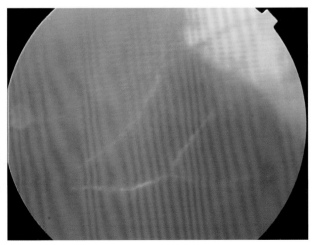

图 5-6-4　男，51 岁，急性视网膜坏死，可见视网膜动脉节段状改变，病变融合表现为动脉白线状改变。

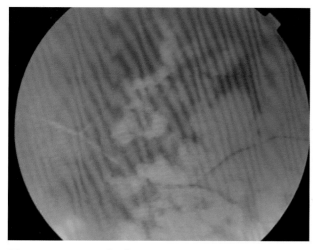

图 5-6-5A　男，30 岁，急性视网膜坏死周边视网膜可见黄白色坏死灶融合，伴视网膜出血，动脉局部白线状。

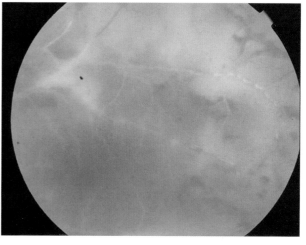

图 5-6-5B　FFA 晚期显示视网膜弥漫高荧光，部分视网膜血管闭锁，血管壁荧光着染，部分呈节段状，荧光局限于动脉壁本身。

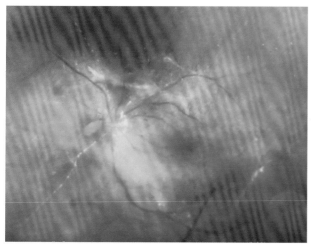

图 5-6-6A　男，39 岁，双眼多灶中浆，恢复期时出现视网膜动脉白线状改变。视网膜下可见多处条索，为大泡性脱离后的增生性反应。

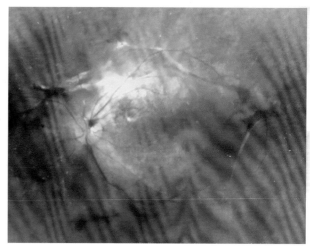

图 5-6-6B　9 个月后，节段性视网膜动脉病变大部分消失，仅鼻下动脉仍有部分白色病变。此患者经全身筛查亦未找到致病原因。

第七节　霜枝样视网膜血管炎

霜枝状视网膜血管炎（frosted branch angiitis）是一种伴有全葡萄膜炎的严重视网膜血管炎。伊藤康行等于 1976 年首次报道了此病，因眼底表现为严重的视网膜血管鞘，犹如冬日树上的霜枝而得名。

【临床表现】

急性视力丧失。严重的视网膜血管鞘和视网膜水肿，血管呈霜枝状是其特征性眼底表现。视网膜广泛或散在点、片状出血。不同程度的虹膜睫状体炎和玻璃体炎症。黄斑部可有星芒状渗出、纤维瘢痕。视网膜血管可出现分支静脉阻塞、新生血管形成、玻璃体混浊、出血甚至视网膜脱离等。

【辅助检查】

FFA 显示早期动脉充盈迟缓，晚期静脉血管渗漏，视盘高荧光。血管迂曲扩张或变窄，可出现无灌注区和动静脉吻合。

ICGA 可见脉络膜血管渗漏，视网膜色素上皮层出现黄色鳞状病灶表现为低荧光区。

视野检查显示生理盲点扩大、中心暗点、视野向心性缩小。中心暗点类似于视神经炎改变，但主要是由于黄斑区水肿和渗出所致，并非由视神经损害引起。

【病因及分类】

霜枝样眼底：淋巴瘤和白血病病人眼底出现的类似病变，并非真的霜枝样血管炎病变。

霜枝样反应或继发性霜枝样血管炎：由自身免疫功能异常如红斑狼疮、抗磷脂抗体综合征或病毒感染等引起的眼底霜枝样血管炎病变。

急性特发性霜枝样血管炎或霜枝样视网膜血管炎：不伴有任何眼病或全身性疾病者。

【治疗及预后】

对于特发性者，全身应用糖皮质激素，2～3周后无灌注区行视网膜光凝。感染性者应给予相应抗病毒药物。伴发全身性病变，如SLE、克隆氏病等，应采取相应治疗。

特发性霜枝样血管炎预后良好，视力可很快恢复，眼底常遗留有血管狭窄和色素变动，1～2个月后视野和电生理可恢复正常，很少复发。

眼底表现如图5-7-1～图5-7-4。

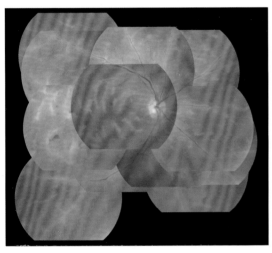

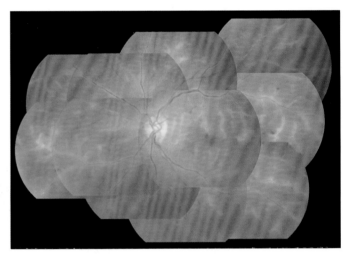

图5-7-1A　女，67岁，右眼可见视网膜静脉广泛白鞘，呈霜枝样。

图5-7-1B　左眼表现和右眼类似。

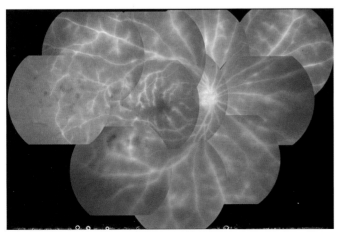

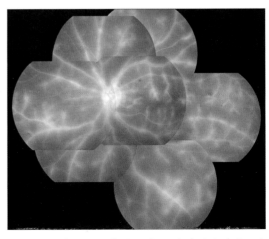

图5-7-1C　FFA显示视网膜血管粗细不均，广泛渗漏荧光，血管壁荧光素着染，右眼颞侧视网膜小动脉闭塞，视网膜大片无灌注区，视盘轻度高荧光。

图5-7-1D　左眼FFA与右眼类似，但未见小动脉阻塞。

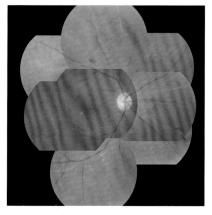

图 5-7-1E 口服糖皮质激素治疗 20 天后，视网膜动脉广泛白线，少许点片状出血，视网膜色素不均。

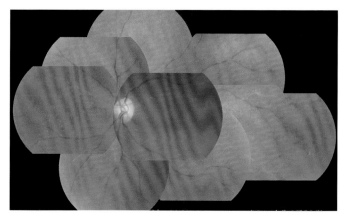

图 5-7-1F 左眼表现与右眼类似。

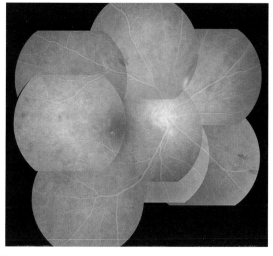

图 5-7-1G FFA 显示视网膜斑驳状高荧光，偶见视网膜血管壁荧光素着染，小片出血遮挡荧光，右眼颞侧视网膜小动脉已再通。

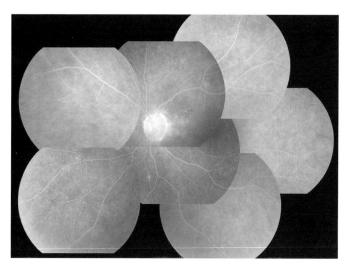

图 5-7-1H 左眼 FFA 表现与右眼类似。

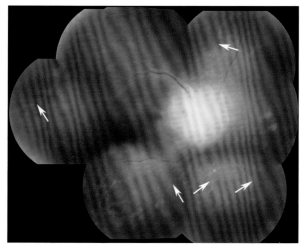

图 5-7-2A 男，61 岁，原发性眼内淋巴瘤，可见视盘高度水肿，视网膜动脉白线呈霜枝样改变（白箭头），视网膜下可见点片状灰白色病灶。

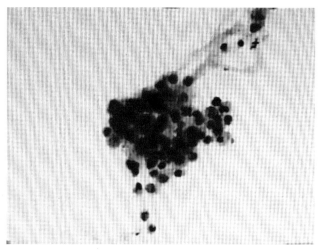

图 5-7-2B 诊断性玻璃体切除可见异型小圆细胞，基因重排显示为 B 细胞来源的淋巴瘤。

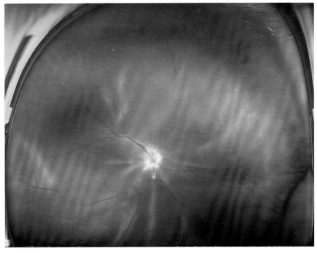

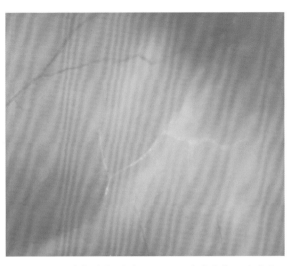

图 5-7-2C　甲氨蝶呤玻璃体腔注药后 1 周,可见血管霜枝样改变消失,仅鼻上方动脉呈节段性白色改变。视网膜脱离可能为诊断性玻璃体切除或 MTX 注药的并发症。

图 5-7-2D　局部放大图片显示视网膜动脉节段性改变。

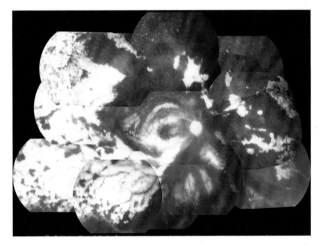

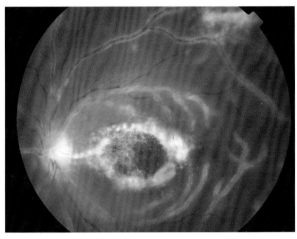

图 5-7-3A　男,7 岁,白血病,右眼底彩照显示视网膜大量渗出物,视盘色淡。

图 5-7-3B　左眼底彩照显示视网膜血管白鞘,呈霜枝样,黄斑区可见较多渗出。

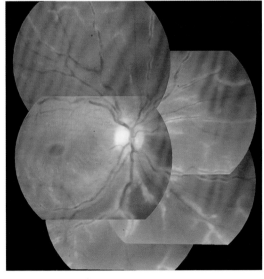

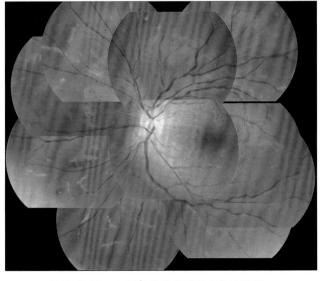

图 5-7-4A　女,20 岁,特发性霜枝样血管炎,可见静脉壁广泛白鞘,黄斑水肿。

图 5-7-4B　左眼鼻侧霜枝样改变较为明显。

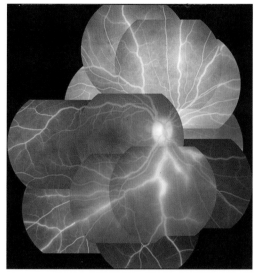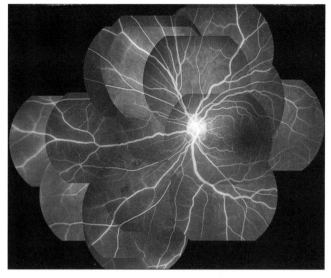

图 5-7-4C　FFA 显示静脉轻度扩张，静脉壁荧光着染。　　图 5-7-4D　左眼 FFA 显示视盘高荧光，视网膜少许出血遮挡荧光。

第八节　急性视网膜坏死

急性视网膜坏死（acute retinal necrosis，ARN）是疱疹病毒感染所致的迅速蔓延的视网膜坏死、闭塞性动脉血管炎和玻璃体炎症的综合征，约 65% 的患者双眼受累。

【临床表现】

视力急剧下降，数天内即可降至 0.1 以下。如发生小动脉闭塞性视神经病变，视力可迅速完全丧失。眼部刺激症状，如眼红、畏光、眼痛，可伴眼胀及眼前黑影飘动。

角膜后可出现肉芽肿性前葡萄膜炎，主要为羊脂状 KP 和房水闪光。玻璃体混浊明显，短期内迅速加重，继而玻璃体机化膜形成。周边部视网膜常有多发性、灰黄色坏死病灶，边界模糊，位于视网膜深层，逐渐融合成片，可伴视网膜出血。病灶进一步扩大，可向后极部发展。视网膜小动脉可见节段性白色病变，严重的呈白线。晚期病灶部位视网膜变薄、萎缩，视网膜呈破布样，多发性网状裂孔，可导致视网膜脱离、增生性玻璃体视网膜病变。视神经受累，表现为视盘充血、水肿，晚期萎缩。

【辅助检查】

FFA 显示视网膜坏死区呈低荧光，阻塞动脉充盈迟缓，血 - 视网膜屏障破坏可见荧光素渗漏。

血及玻璃体标本检查病毒抗体滴度可提示感染的病毒类型。

B 超检查可提示玻璃体混浊程度及视网膜是否脱离。

【病因和发病机制】

青年组主要为单纯疱疹病毒 Ⅰ 型（herpes simplex virus，HSV）感染。高龄组主要为水痘带状疱疹病毒（varicella zoster virus，VZV）感染。

【治疗和预后】

HSV 感染患者首选阿昔洛韦全身用药治疗，也可以选用泛昔洛韦口服。VZV 感染患者，宜首选更昔洛韦全身用药治疗，也可以选用泛昔洛韦口服。严重者可联合更昔洛韦玻璃体腔注射。

在积极抗病毒治疗的前提下，全身或局部应用糖皮质激素可减轻炎症反应。可辅以阿司匹林抗凝治疗。激光光凝病变部位边缘视网膜，可能预防视网膜脱离，但效果有争议。

视网膜脱离患者行玻璃体手术治疗。玻璃体混浊但无视网膜脱离时也可考虑玻璃体切除，但对预后可能影响不大。黄斑水肿者可以考虑玻璃体腔注射抗 VEGF 药物。

诊断和治疗及时者，病情可得到控制，保存一定的视力。视网膜脱离及视神经受累者，预后较差。

眼底表现如图 5-8-1～图 5-8-8。

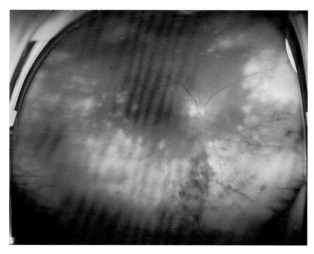

图 5-8-1A 男，61 岁，右眼视网膜周边可见大片坏死灶，伴视网膜出血，鼻下方视网膜动脉节段样白线，视力 0.2。

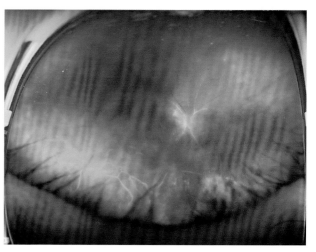

图 5-8-1B 口服泛昔洛韦治疗后，视网膜病灶大部分吸收，但视网膜动脉白线增加，玻璃体混浊明显，视力 0.25。

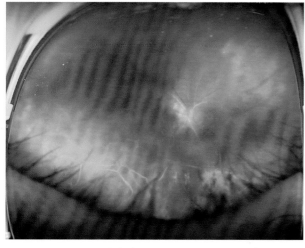

图 5-8-1C 口服抗病毒药物 1 个月后，病灶进一步吸收，视网膜动脉白线同前，玻璃体混浊变化不大。

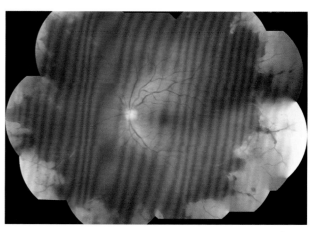

图 5-8-2 男，45 岁，ARN，可见周边大片坏死区，鼻下视网膜动脉白线。

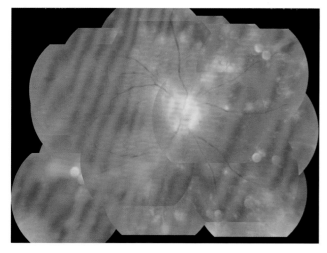

图 5-8-3A 女，57 岁，右眼 ARN，玻璃体混浊，视盘边界不清，视网膜血管白线，散在出血，周边网膜可见白色病灶。

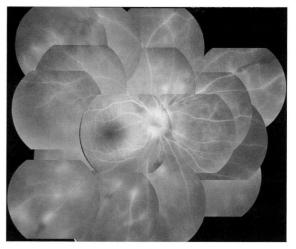

图 5-8-3B FFA 晚期显示视盘轻度高荧光，血管壁荧光素渗漏。

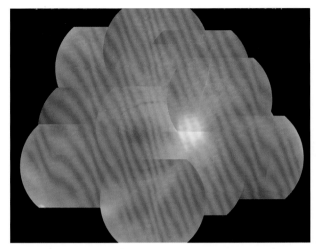

图 5-8-3C 抗病毒治疗 45 天后，坏死病灶消失，部分血管白线。

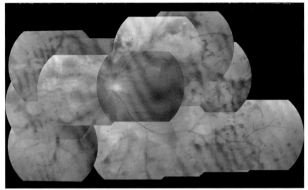

图 5-8-4 男，33 岁，左眼视网膜灰白水肿伴出血，仅有黄斑区大致正常，该患者后行玻璃体切除，但术后视网膜挛缩。

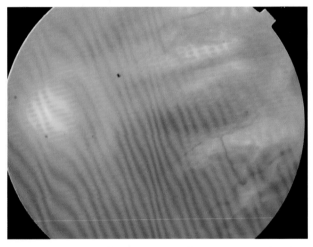

图 5-8-5A 男，40 岁，左眼 ARN，并发孔源性视网膜脱离。

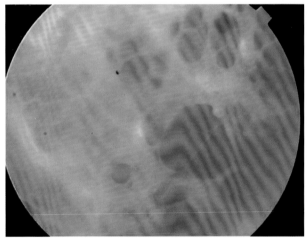

图 5-8-5B 周边部视网膜多发性裂孔，呈破布样。

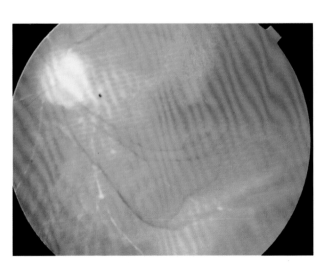

图 5-8-5C 左眼玻璃体切除＋硅油填充术后，可见硅油反光，视网膜在位，视盘色苍白，血管白线。

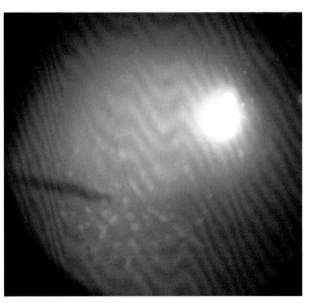

图 5-8-6 男，48 岁，急性视网膜坏死，术中可见视网膜表面大量渗出颗粒，沿血管分布。

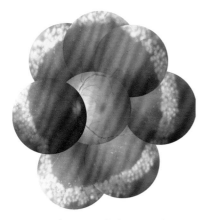

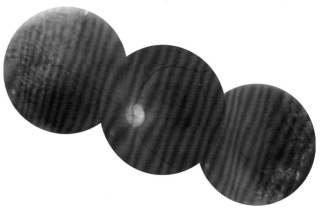

图 5-8-7A　男，53 岁，ARN 玻璃体切除术后，可见 360 度激光斑，鼻下视网膜动脉白线，静脉旁可见大量白点状渗出。

图 5-8-7B　术后 3 月，患者视力 0.5，周边激光斑色素沉着。ARN 患者无视网膜脱离，坏死范围不大时，可以采用单纯玻璃体切除，但部分患者术后黄斑水肿，继发黄斑前膜，远期预后欠佳。

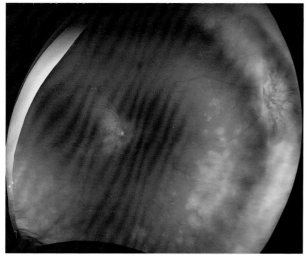

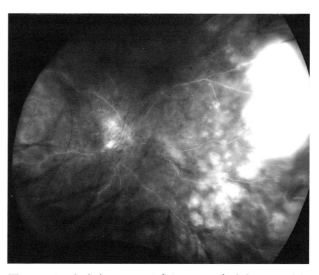

图 5-8-8A　女，25 岁，ARN 半年，抗病毒治疗中，超广角眼底成像可见视网膜周边部黄白色坏死灶，鼻侧周边可见新生血管。

图 5-8-8B　超广角 FFA 可见鼻侧斑驳状高荧光，视网膜新生血管渗漏荧光。

第九节　结核性脉络膜视网膜炎

结核性脉络膜视网膜炎（tuberculous chorioretinitis）是发生在视网膜脉络膜的结核杆菌感染或免疫反应，主要是由全身或局部病灶的内源性播散引起。

【临床表现】

视物模糊、眼前漂浮物，可伴有眼红、疼痛、畏光等前葡萄膜炎表现。眼底可有多种表现。孤立的脉络膜团块样肉芽肿呈黄白色实性包块。散在粟粒状黄白色圆形病灶，大小不一，可分布于整个眼底，多见于后极部。斑片状的类似匐行性脉络膜视网膜炎的表现。视网膜血管炎样改变，尤其是视网膜静脉炎，血管白鞘，可伴有血管闭塞。

【辅助检查】

脉络膜结核病灶在造影早期呈低荧光，晚期可呈低荧光或高荧光，合并视网膜血管炎时多表现为视网膜静脉扩张，管径粗细不均，管壁荧光素着染、渗漏。

B 超可见脉络膜结核瘤呈低回声的隆起团块，A 超显示内部低反射。

结核菌纯化蛋白衍生物（purified protein derivative，PPD）皮肤试验和γ干扰素释放实验有助于提示结核感染。胸部X线检查和CT检查有助于诊断肺结核。

【病因和发病机制】

周身结核分枝杆菌感染后经血行传播至眼部。视网膜脉络膜病变主要为结核杆菌感染组织、肉芽肿性炎症增生，也可能为结核杆菌引起的免疫反应所致。结核球患者要注意有无免疫缺陷状态。

【治疗和预后】

正规抗结核治疗，在此基础上可以眼局部或全身使用激素治疗。发生视网膜新生血管时可以进行抗VEGF眼内注药，并联合激光治疗。

眼底表现如图5-9-1～图5-9-7。

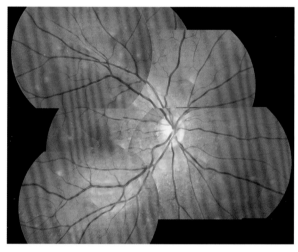

图5-9-1A 女，56岁，双眼结核性脉络膜视网膜炎，右眼视网膜下可见散在黄白色粟粒样病灶。

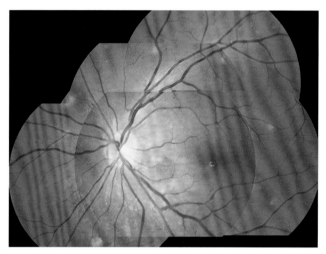

图5-9-1B 左眼视网膜也可见散在黄白色粟粒样病灶。

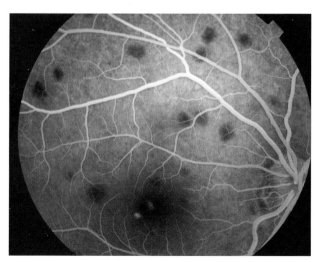

图5-9-1C 右眼FFA早期粟粒样病灶表现为低荧光，黄斑区病灶为高荧光。

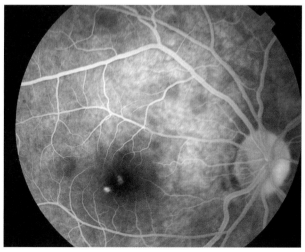

图5-9-1D FFA晚期病灶处仍呈低荧光，黄斑区病灶无荧光素渗漏。

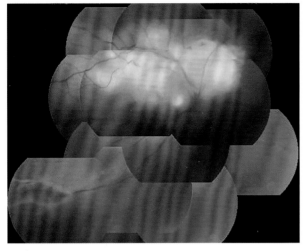

图 5-9-2A 女，33 岁，右眼脉络膜结核球，视盘上方团块状黄白色视网膜下隆起病灶。

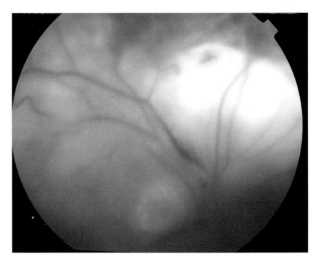

图 5-9-2B FFA 显示脉络膜病灶呈高荧光渗漏。

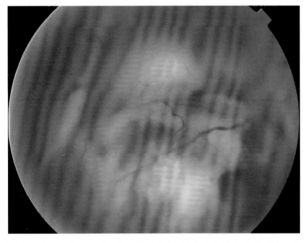

图 5-9-3A 女，44 岁，右眼团块状视网膜脉络膜灰黄色隆起，伴有出血，周围视网膜脱离。最终眼球摘除，病理证实为结核球。

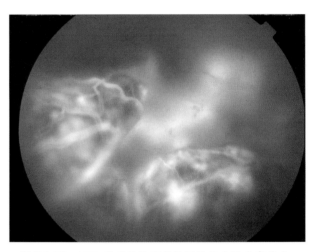

图 5-9-3B FFA 显示脉络膜结核团块呈斑驳状高荧光。

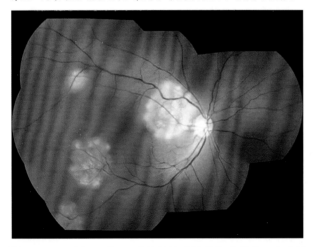

图 5-9-4A 女，49 岁，双眼结核性脉络膜视网膜炎。右眼视力 0.2，眼底多个视网膜脉络膜黄白色病灶，呈多灶性匐行性脉络膜炎表现。右肺下叶钙化结节，两肺门及纵隔多发淋巴结，部分钙化。结核菌素试验（PPD）：35mm×40mm（强阳性）。淋巴细胞培养＋干扰素（A）试验：724，淋巴细胞培养＋干扰素（B）试验：1 128（正常值小于 24）。多数学者认为这是结核杆菌在脉络膜的免疫反应所致。

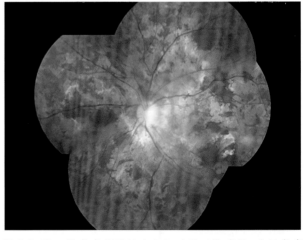

图 5-9-4B 该患者左眼视力 0.5，为陈旧性病灶，广泛色素变动，呈鳞状脉络膜视网膜炎表现。

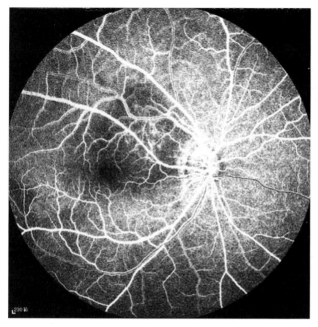

图 5-9-4C　FFA 显示右眼视盘高荧光，视网膜脉络膜病灶处造影早期呈低荧光。

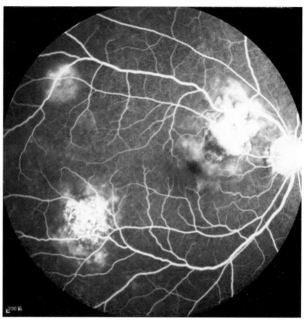

图 5-9-4D　FFA 晚期呈高荧光素渗漏。

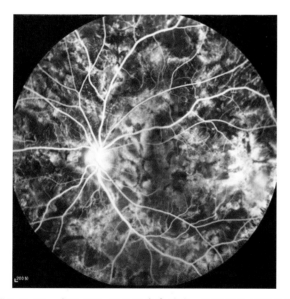

图 5-9-4E　左眼 FFA 显示视盘高荧光，视网膜呈斑驳状荧光，无明显荧光素渗漏。

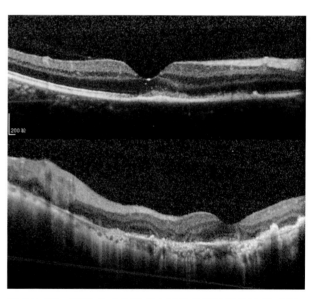

图 5-9-4F　OCT 显示双眼黄斑区外层视网膜及 RPE 破坏，左眼较重。

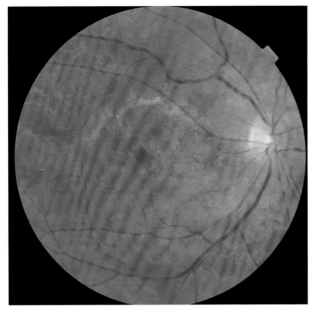

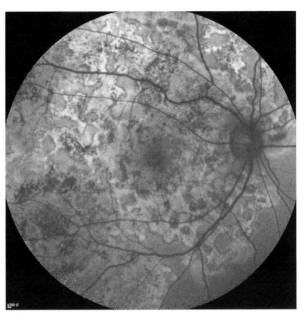

图 5-9-4G　经过 3 联抗结核治疗，患者病情仍然加重，病灶进展，2 月后视力 0.12，眼底可见多灶色素沉着和脱失病灶。

图 5-9-4H　右眼斑驳状自发荧光。

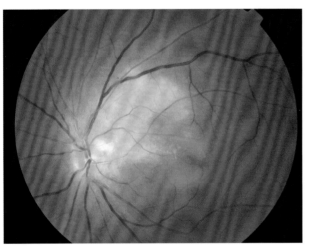

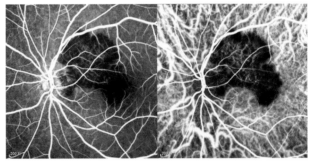

图 5-9-5A　女，56 岁，左眼视力下降 2 月，已在外院诊断为肺结核。眼底可见黄斑上方深层黄白色病灶。

图 5-9-5B　FFA 显示病灶部位低荧光，ICGA 显示同样大小的低荧光区。视网膜血管荧光正常。

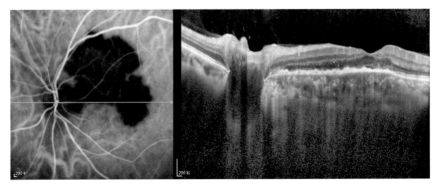

图 5-9-5C　OCT 显示病灶处脉络膜增厚、结构紊乱，视网膜椭圆体带破坏，少许神经上皮下积液。

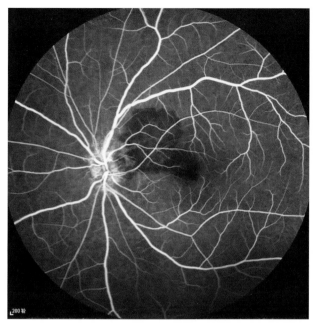

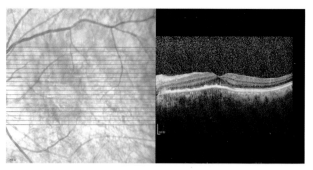

图 5-9-5E　OCT 显示神经上皮下积液吸收，椭圆体带仍没有恢复。

图 5-9-5D　抗结核治疗 2 个月后 FFA 显示上方和中心凹处病灶已吸收，病变范围缩小。

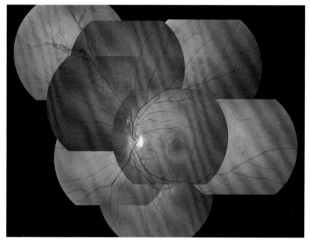

图 5-9-6A　男，19 岁，左眼前黑影 3 月，左眼鼻上方可见视网膜静脉扩张，异常血管。

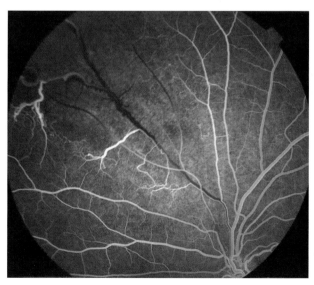

图 5-9-6B　FFA 可见鼻上方动脉分支充盈迟缓，静脉扩张充盈迟缓。

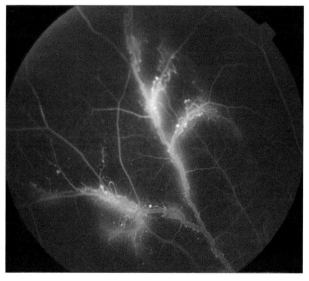

图 5-9-6C　晚期可见静脉扩张，血管壁荧光着染。PPD：35mm×35mm（强阳性）。淋巴细胞培养＋干扰素（A）试验：36，淋巴细胞培养＋干扰素（B）试验：68（正常值小于 24），给予抗结核治疗。

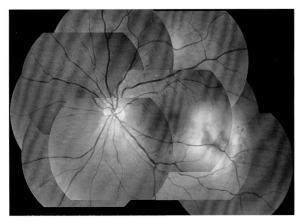

图 5-9-7A 女,41岁,左眼视物不清、逐渐加重3个月,视力 0.1。左眼视盘色正界清,血管走行正常,颞下方可见约 3PD 大小视网膜下黄白色隆起病灶。PPD 试验硬结 1.5cm×1.9cm,红晕 4.0cm×8.0cm,水泡数个,呈强阳性反应。血沉 12mm/h。

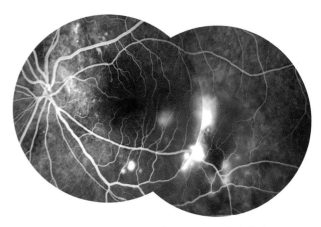

图 5-9-7B FFA 示病灶早期高荧光,晚期荧光素渗漏明显。

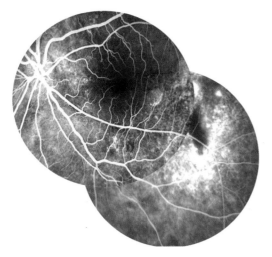

图 5-9-7C FFA 4min 可见病灶局部荧光渗漏。

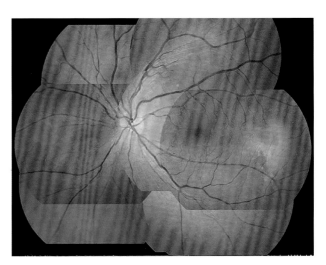

图 5-9-7D 抗结核治疗 6 周后视网膜颞下方黄白病灶基本消退。

第十节 梅毒性脉络膜视网膜炎

梅毒性脉络膜视网膜炎(syphilitic chorioretinitis)是由梅毒螺旋体引起的眼部病变。1958 年 Hutchinson 首次描述了先天性梅毒与基质性角膜炎、葡萄膜炎的关系。梅毒的眼底表现多为播散性脉络膜视网膜炎,但有时可为局限性脉络膜视网膜病变。

梅毒一般分为先天性和后天性(也称获得性)梅毒两大类。先天性梅毒多合并全身其他器官的先天异常,如智力低下、鞍鼻、Hutchison 齿、耳聋、脱发、皮疹等。梅毒分为三期,其中神经梅毒属于 Ⅲ 期,眼部梅毒属于神经梅毒的一种。

【临床表现】

先天性梅毒眼底表现以周边部明显,多为弥漫性脉络膜视网膜炎,可见散在细小的色素斑点和灰黄色脱色素斑点,呈典型的"椒盐"样表现。亦可表现为散在片状脉络膜视网膜萎缩斑及骨细胞样色素,严重者可有视神经萎缩,有时很难与原发性视网膜色素变性区分。

后天性梅毒前节可表现为肉芽肿性炎症,可见羊脂状 KP。不同程度的玻璃体炎症。眼底表现多样,为伪装综合征的主要病因之一。脉络膜视网膜炎表现为视网膜水肿、视网膜出血等,也可呈灰黄色视网膜浸润性病灶，可位于视网膜内或者视网膜下，可播散性分布也可融合成片。有的患者表现为典型的位于后极部的盘状视网膜脉络膜炎（acute syphilitic posterior placoid chorioretinitis，ASPPC），这些患者需要检查是否有神经梅毒和HIV感染。视网膜血管炎表现为视网膜血管白线或白鞘、可伴有出血、渗出等，有的患者表现为霜枝状视网膜血管炎。视神经炎表现为视盘水肿、视盘血管扩张等，晚期发生视神经萎缩。

【辅助检查】

FFA不具有特异性，病变部位高低荧光相间，晚期可见荧光渗漏。ASPPC自发荧光和FFA上均显示后极部片状高荧光区，多呈圆形或椭圆形。

OCT检查也不具有特异性，视网膜下浸润表现为RPE上的点状高反射隆起信号，具有一定的提示性。视网膜水肿、出血等均有相应的OCT表现。

【病因和发病机制】

先天性梅毒是胎儿在胚胎期或产程中由母体感染。后天性梅毒是通过性接触、血液或其他密切接触感染。

【治疗和预后】

以全身治疗为主，梅毒对于青霉素治疗敏感，活动性病灶可以消退。前节炎症可辅助局部糖皮质激素滴用以及散瞳治疗。早期治疗效果较好，视力可得到一定程度恢复，晚期梅毒治疗效果较差。

眼底表现如图5-10-1～图5-10-6。

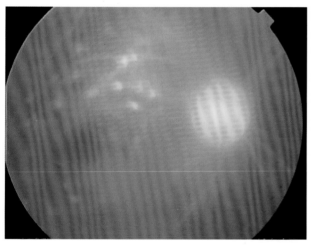

图5-10-1A　男，42岁，梅毒性脉络膜视网膜炎，右眼玻璃体混浊，视盘边界欠清，血管白线，视网膜黄白色斑点样病灶。

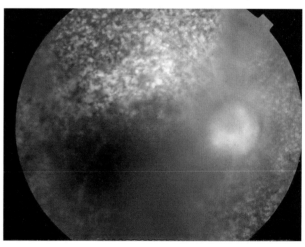

图5-10-1B　FFA显示视网膜广泛斑驳状荧光，视盘轻度高荧光。

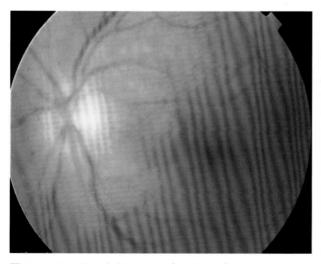

图5-10-1C　左眼玻璃体混浊，黄斑水肿，中心凹反光不见。

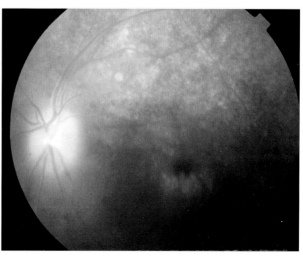

图5-10-1D　FFA晚期可见颞上方视网膜斑驳状荧光，黄斑区囊样荧光积存。

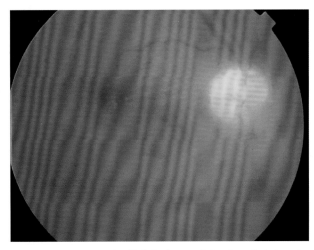

图 5-10-2A 男,40 岁,梅毒合并 HIV 感染,右眼玻璃体混浊,视盘边界稍模糊,黄斑皱褶。

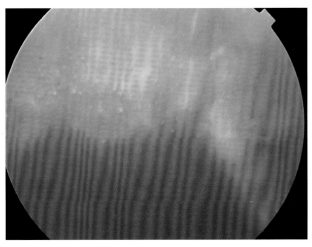

图 5-10-2B 右眼上方周边部视网膜可见黄白色浸润病灶、血管白鞘,易与 ARN 混淆。

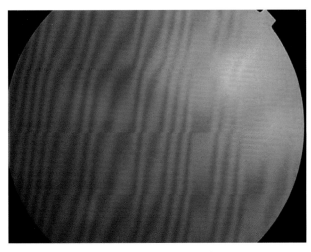

图 5-10-2C 确诊梅毒前按 ARN 治疗一周,玻璃体混浊加重,视力由 0.12 降至手动 / 眼前。

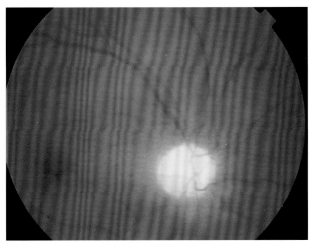

图 5-10-2D 确诊梅毒感染后,使用青霉素治疗,玻璃体混浊明显减轻,视力提高至 0.3。

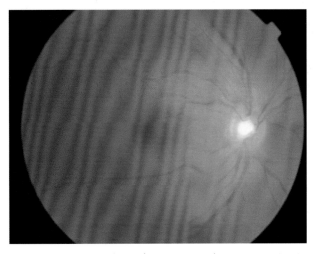

图 5-10-3A 女,50 岁,梅毒性视网膜血管炎,右眼玻璃体轻度混浊,检眼镜下视网膜未见明显异常。

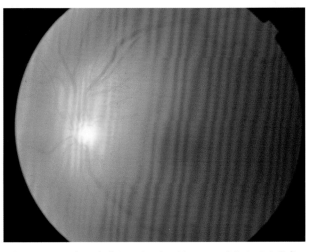

图 5-10-3B 左眼玻璃体混浊,检眼镜下视网膜未见明显异常。

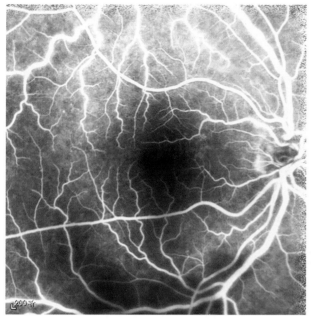

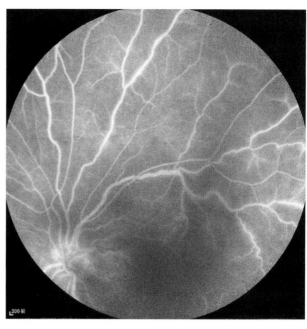

图 5-10-3C　右眼 FFA 可见视网膜静脉血管壁荧光素渗漏。

图 5-10-3D　左眼 FFA 与右眼类似。

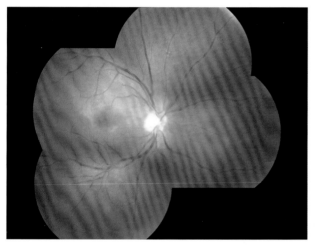

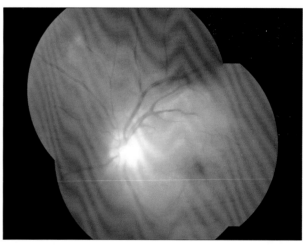

图 5-10-4A　男，26 岁，右眼可见黄斑上方深层黄白色病灶，上方动脉旁深层白点状病灶。

图 5-10-4B　左眼后极部深层圆形黄白色病灶，鼻上方视网膜动脉旁白色渗出。

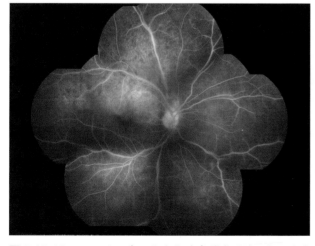

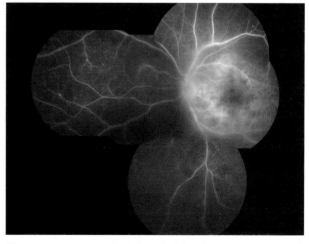

图 5-10-4C　FFA 显示黄斑上方大片高荧光区域，为深层脉络膜病灶继发视网膜色素上皮改变。视网膜其他部位散在高荧光点或斑片，为不典型的 ASPPC。

图 5-10-4D　左眼后极部盘状高荧光，为 ASPPC，视网膜其他部位散在高荧光点。

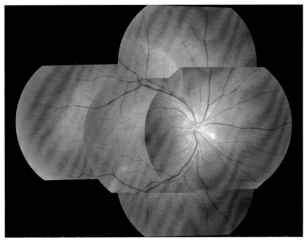

图 5-10-5A 男，54 岁，右眼可见后极部盘状灰白病变。

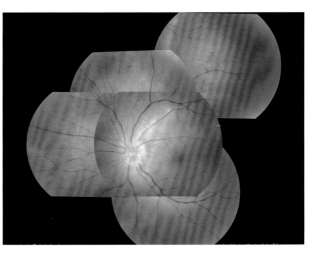

图 5-10-5B 左眼病变在视盘旁。

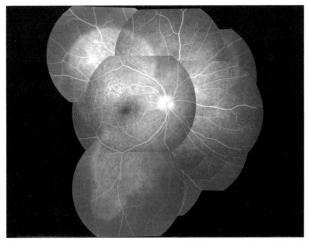

图 5-10-5C FFA 显示黄斑上方盘状高荧光，下方不规则片状高荧光。

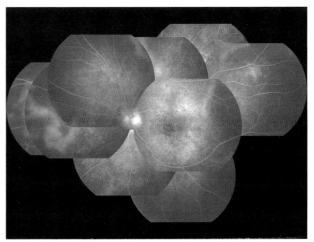

图 5-10-5D 左眼黄斑区片状高荧光，鼻侧可见片状高荧光，眼底尚可见较多点状高荧光。

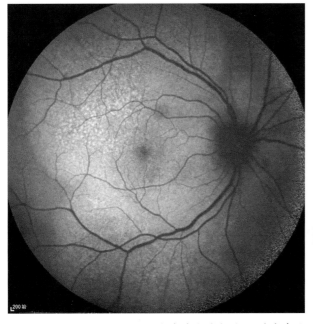

图 5-10-5E FAF 显示右眼后极部自发荧光增强，其中有更高的自发荧光点。

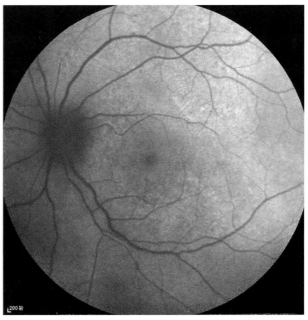

图 5-10-5F 左眼后极部也可见片状高 FAF，其间散在更高的自发荧光点。

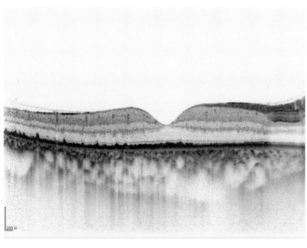

图 5-10-5G　OCT 显示色素上皮层面较多轻度隆起的高反射信号（此 OCT 为负相），部分突破椭圆体带至外界膜内。

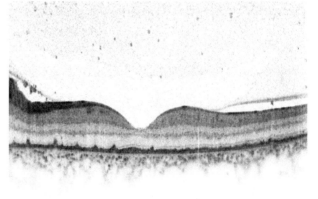

图 5-10-5H　左眼表现与右眼类似，玻璃体腔内可见高反射点（负相图中为黑色点）。

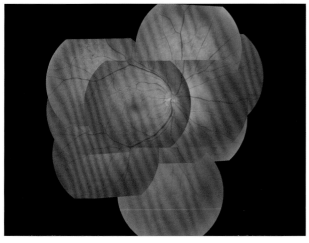

图 5-10-5I　青霉素治疗 3 个月后患者眼底彩照显示右眼眼底恢复正常。

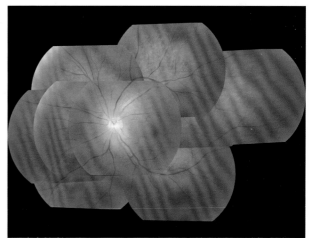

图 5-10-5J　左眼眼底大致正常。

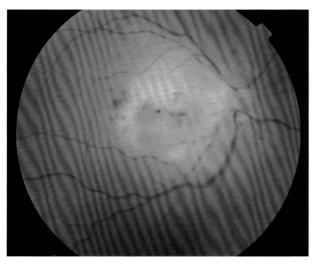

图 5-10-6A　男，54 岁，右眼眼底可见视盘轻度水肿，黄斑区灰白水肿呈盘状，伴少许出血点。

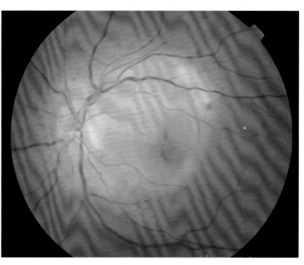

图 5-10-6B　左眼表现与右眼类似。

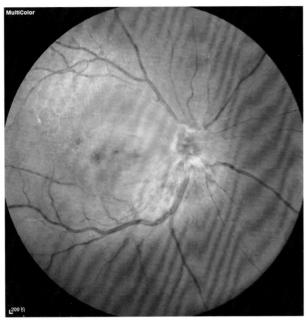

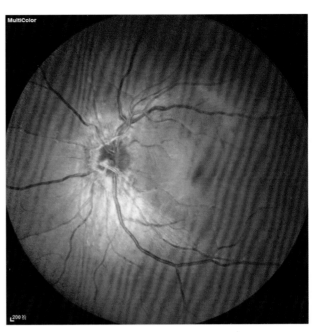

图 5-10-6C　炫彩眼底照相同样显示黄斑区水肿伴出血,视盘水肿显示更加明显。

图 5-10-6D　左眼视网膜及视盘水肿较右眼轻。

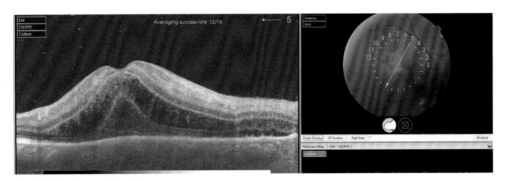

图 5-10-6E　OCT 显示右眼黄斑水肿,OCT 图的右侧可见 RPE 点状隆起病灶,视网膜感光细胞层和外界膜破坏。

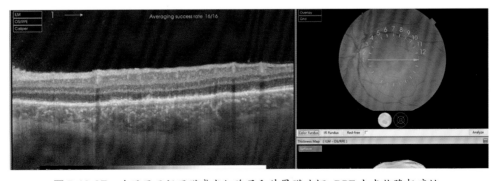

图 5-10-6F　左眼显示视网膜感光细胞层和外界膜破坏,RPE 上点状隆起病灶。

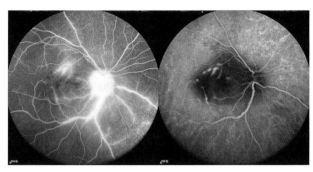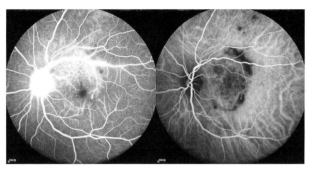

图 5-10-6G　FFA 显示视盘及部分视网膜血管荧光素渗漏，ICGA 显示黄斑区视网膜血管荧光着染，脉络膜弥漫片状高荧光，视盘及黄斑区低荧光，可能为视网膜水肿遮挡所致。

图 5-10-6H　左眼表现类似。ICGA 黄斑区轻度低荧光。

第十一节　白塞病相关视网膜血管病变

白塞病（Behçet's disease，BD）是一种多系统受累的慢性炎症性疾病，可累及口腔黏膜、皮肤、眼部、中枢神经系统、大血管、消化道等系统器官，其中眼部受累是其致残主要因素。白塞病高发于古代丝绸之路沿线国家，包括中国、中亚和中东地区，因此也被称为丝绸之路病。

白塞病诊断依据就是其主要临床表现。1990 年 BD-ISG（Behçet's disease - international study group）提出的白塞病的诊断标准是复发性口腔溃疡加上以下临床表现中的两种或以上：复发性生殖器溃疡、眼病（前和 / 或后葡萄膜炎、视网膜血管炎）、多形性皮肤病变（结节性红斑、假性毛囊炎或脓丘疹、非发育性痤疮样结节）、皮肤针刺反应阳性。

【临床表现】

白塞病患者约 50% 有眼部表现，以葡萄膜炎为主，称为白塞病葡萄膜炎，一般在口腔溃疡发病 3～4 年后出现。

多数为双眼发病，但急性发作时常以一侧为重，表现为视力下降和眼前漂浮物，可有闪光感、视物变形、畏光、流泪等症状。前节的典型表现是伴有前房积脓的虹膜睫状体炎，一般呈急性发作。即使不治疗，也通常会在 3～4 周后自行消退，但经常复发。典型的后节病变是累及静脉为主的视网膜血管炎，表现为血管鞘、血管白线、视网膜出血、新生血管等，常合并明显玻璃体炎和视网膜浸润灶，可累及视盘。病情反复发作可因并发性白内障、继发性青光眼、视神经萎缩、黄斑区视网膜萎缩等导致严重视力下降。

【辅助检查】

FFA 显示静脉血管荧光素渗漏增加、血管壁着染和视网膜无灌注区的范围。

【病因和发病机制】

白塞病的病因尚不完全清楚，与 HLA-B5 表型、HLA-Bw51 强关联，提示遗传易感性。另可能与感染及免疫机制紊乱有关。

【治疗和预后】

白塞病葡萄膜炎是预后较差的葡萄膜炎类型。一般需要积极口服糖皮质激素联合免疫抑制剂，包括环孢素 A、硫唑嘌呤、麦考酚酸酯、环磷酰胺等。也可应用干扰素 α2a、抗肿瘤坏死因子制剂等生物制剂。针对黄斑水肿或视网膜新生血管可以考虑抗 VEGF 药物玻璃体腔注射。

眼科医生必须和风湿病科、神经科、消化科等其他科室的医生共同随诊患者。尤其应注意是否累及中枢神经系统，因其未治疗死亡率高达 50%。

眼底表现如图 5-11-1～图 5-11-7。

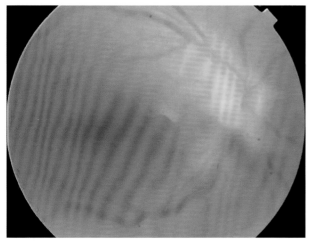

图 5-11-1A　女,20 岁,白塞病,右眼玻璃体混浊,静脉扩张。

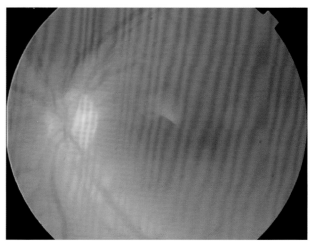

图 5-11-1B　左眼表现与右眼类似。

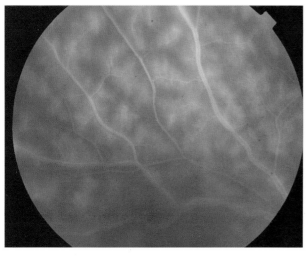

图 5-11-1C　FFA 显示沿视网膜动脉周围低荧光区,视网膜毛细血管扩张渗漏荧光。

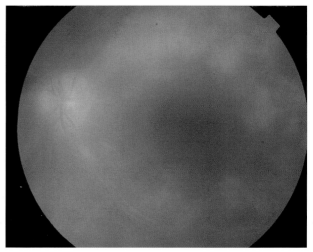

图 5-11-1D　FFA 晚期可见视网膜弥漫高荧光,视盘荧光轻度增强。

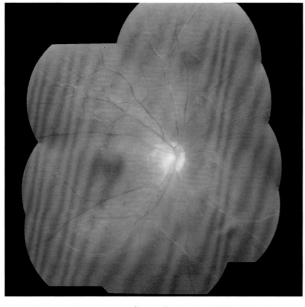

图 5-11-2A　男,32 岁,白塞病,视网膜静脉白鞘。

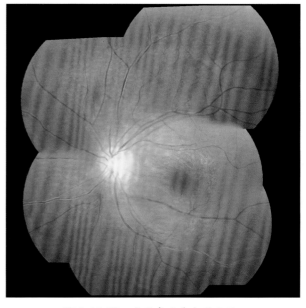

图 5-11-2B　左眼表现基本同右眼。

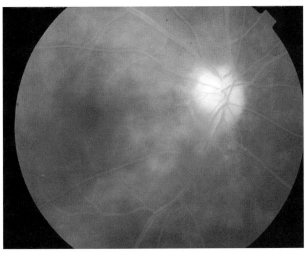

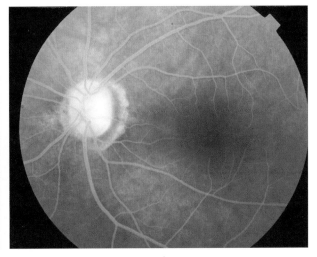

图 5-11-2C　FFA 显示视盘荧光轻度增加，视网膜弥漫性高荧光。

图 5-11-2D　左眼视盘毛细血管稀疏，视网膜荧光大致正常。

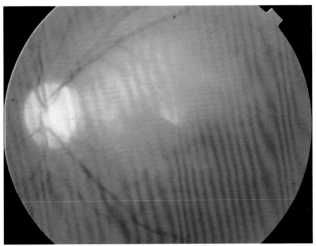

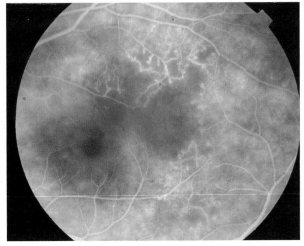

图 5-11-3A　男，28 岁，白塞病，可见黄斑颞侧血管分支白线。

图 5-11-3B　FFA 可见黄斑颞侧大片无灌注区，视网膜毛细血管扩张。

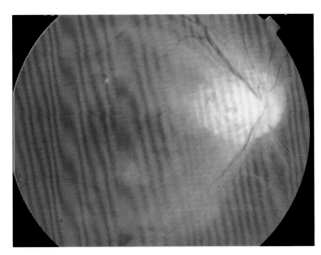

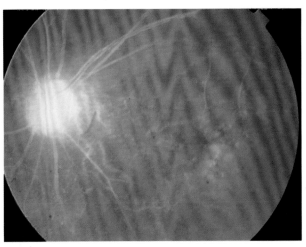

图 5-11-4A　男，31 岁，右眼底彩照可见动脉细，鼻下动脉白线，黄斑区视网膜萎缩。

图 5-11-4B　左眼视网膜血管全部白线，视网膜脉络膜萎缩暴露脉络膜大血管。

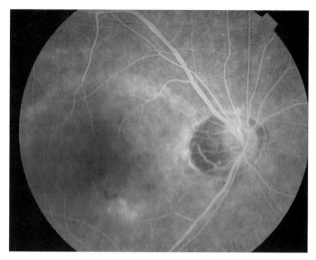

图 5-11-4C 右眼 FFA 可见视网膜动脉细窄,黄斑区片状高荧光,为 RPE 改变导致。

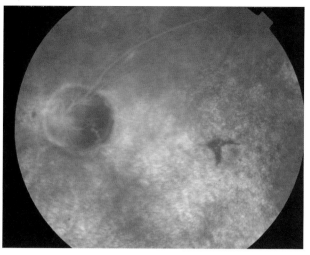

图 5-11-4D 左眼下方视网膜血管荧光不明显,广泛色素上皮萎缩导致弥漫高荧光。

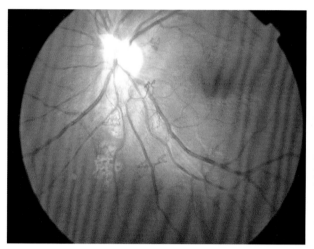

图 5-11-5A 女,15 岁,白塞病,可见视盘前白色增殖膜,下方多处视网膜新生血管,少许激光斑。

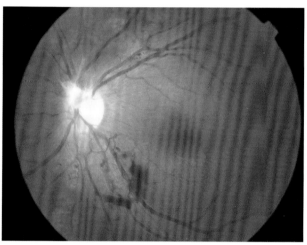

图 5-11-5B 补充激光 3 月后,可见新生血管部分消退,伴下方少许出血。

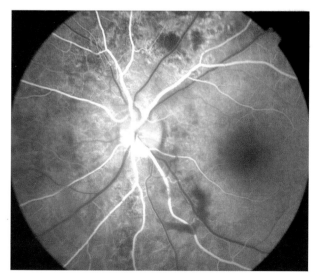

图 5-11-5C FFA 动静脉期可见新生血管尚未充盈,显示其从静脉壁长出。

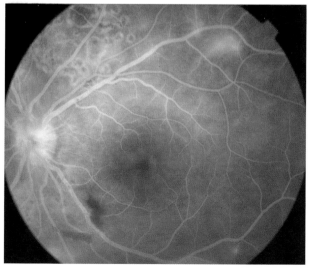

图 5-11-5D 造影晚期新生血管渗漏不明显,表明血管壁较为成熟。

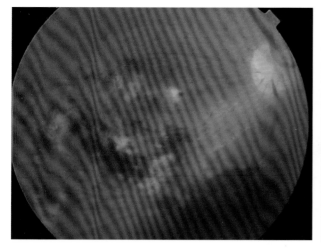

图 5-11-6A　男，39 岁，白塞病，眼底彩色照相可见下方视网膜前出血，黄斑灰白色渗出，为颞下方视网膜静脉阻塞。

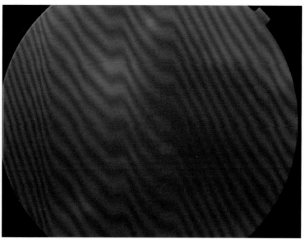

图 5-11-6B　左眼玻璃体积血，隐约可见视盘。

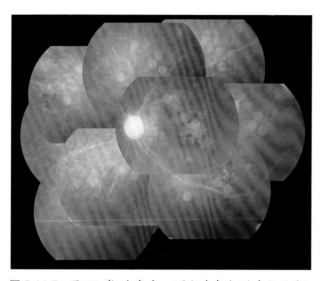

图 5-11-7　男，38 岁，白塞病，可见视盘色淡，全部视网膜血管白线，局部色素沉着，黄斑萎缩。

第十二节　结节病相关视网膜血管病变

结节病（sarcoidosis）又称为类肉瘤病，是一种累及多系统的非干酪样坏死性肉芽肿的疾病。最常侵及肺部，其他部位如肝、皮肤和中枢神经系统也可受累，约 25% 的患者累及眼部，后节病变占 14%～28%。

【临床表现】

视物模糊，眼周疼痛。

眼前节急性或慢性肉芽肿性虹膜睫状体炎伴羊脂状 KP，周边虹膜前粘连。眼眶、眼睑肉芽肿，泪腺肿大，眼外肌麻痹等。球结膜与睑结膜肉芽肿，虹膜结节，白内障，角结膜干燥症，继发性青光眼等。

前后部玻璃体炎，可见玻璃体内雪球样改变，常在下方赤道部，位于视网膜表面。脉络膜视网膜炎，可见灰黄色、灰白色结节状肉芽肿，多位于后极部，沿血管分布，围绕小静脉的病变呈蜡滴样或不规则，常伴有视网膜血管炎，尤其是视网膜静脉周围炎，静脉白鞘，可发生黄斑囊样水肿，视盘水肿，视神经炎，以及视网膜、视盘新生血管。脉络膜有大量结节状病灶，出现的概率远大于视网膜病灶。

【辅助检查】

FFA 可见视网膜血管渗漏，视盘高荧光等。ICGA 可显示大量低荧光病灶。

血清血管紧张素转化酶（ACE）增高，血清溶菌酶可能增高，Kveim 试验阳性，胸部 X 线检查提示肺结节病。

病理学检查肉芽肿为无干酪样坏死的类上皮细胞，中央有纤维素样变性。

【病因和发病机制】

原因不明。有免疫异常表现，如 T 细胞功能低下，B 细胞活力增强，抗体产生活跃，免疫球蛋白升高，循环免疫复合物增加。

【治疗和预后】

全身使用糖皮质激素和免疫抑制剂治疗。

眼底发生病变时，神经系统病变发生率上升，可导致患者死亡。

眼底表现如图 5-12-1。

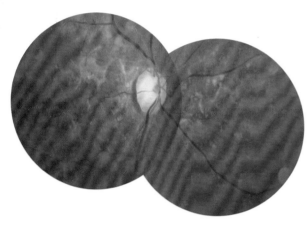

图 5-12-1A 女，66 岁，发现结节病 18 年。血清血管紧张素转化酶 54U。[67]镓肺扫描：右心膈角片状放射性浓聚区。右锁骨上淋巴结、皮损区活检病理报告：肉芽肿性结节，结节中间为类上皮细胞，周围有多核巨细胞和淋巴细胞，无干酪样坏死，未见抗酸杆菌。右眼后极部可见大量黄白色萎缩灶，部分有色素沉着。

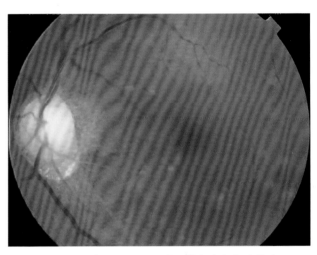

图 5-12-1B 左眼可见视网膜血管旁黄白色结节病灶。

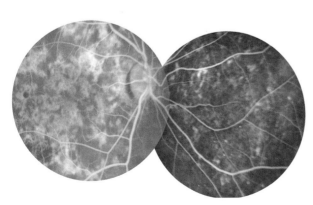

图 5-12-1C FFA 可见视网膜后极部斑驳状荧光，色素遮挡荧光，鼻侧可见较多点状高荧光。

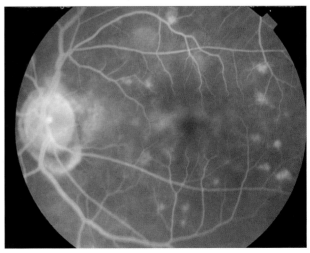

图 5-12-1D FFA 可见左眼视网膜结节荧光着染，黄斑区轻度高荧光。

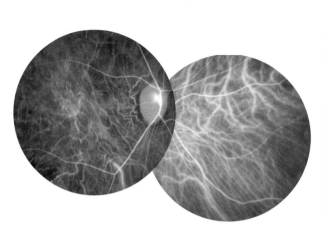

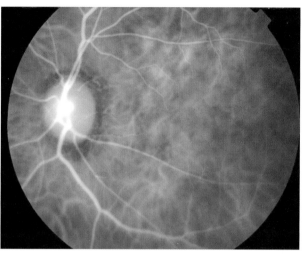

图 5-12-1E ICGA 显示右眼黄斑区脉络膜毛细血管广泛萎缩，鼻侧未见明显异常荧光。

图 5-12-1F ICGA 可见左眼较多斑点状弱荧光，较 FFA 结节病灶数量多。

第十三节 后巩膜炎相关视网膜血管病变

后巩膜炎（posterior scleritis）是指主要发生于赤道后部巩膜的炎症。是巩膜炎中少见的类型。后巩膜炎多数单眼发病，女性常见，好发于中年人。超过 50% 的患者有基础性疾病。40% 的患者可能复发。

【临床表现】

视力下降、疼痛、眼红。视力下降的程度取决于黄斑受累的程度，可从正常到无光感。患者经常主诉球后深部疼痛。眼红的程度不一。

前节可以安静或者有虹膜睫状体炎、前巩膜炎。

后节有玻璃体细胞、视神经水肿、视网膜血管阻塞、脉络膜皱褶、脉络膜增厚、渗出性视网膜脱离等。

眼眶受累导致上睑下垂、眼球突出、眼球活动受限。

【辅助检查】

超声是重要的检查。巩膜和葡萄膜增厚伴有巩膜外间隙的水肿，形成经典的"T"字征，可作出诊断。

CT 增强扫描显示巩膜广泛增厚，也有助于发现毗邻的眼眶疾病。

FFA 显示视网膜色素上皮水平多发渗漏，神经上皮脱离区荧光积存。视盘高荧光，视网膜血管壁荧光着染和渗漏以及脉络膜视网膜皱褶。

【病因和发病机制】

多数找不到原因，有些患者合并系统性血管炎、Wegener 肉芽肿、淋巴瘤等。

【治疗和预后】

开始可以试服非甾体药物。难治性病例需要口服糖皮质激素。少数病例需要应用环磷酰胺、环孢霉素、硫唑嘌呤等免疫抑制剂或者联合使用糖皮质激素。

大多数病例治疗效果良好，但复发常见。视力预后与视神经和黄斑受累程度有关。

眼底表现如图 5-13-1、图 5-13-2。

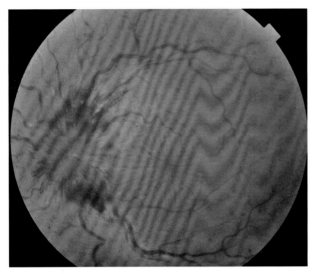

图 5-13-1A 男,40岁,左眼视力下降2个月。视力0.4,眼底可见视盘水肿,边界不清,周围火焰状出血,视网膜静脉迂曲色暗,黄斑区视网膜呈放射状皱褶(此病例由中山眼科中心迟玮医生提供)。

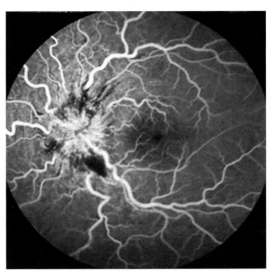

图 5-13-1B FFA显示视盘毛细血管扩张,视网膜静脉充盈迟缓,出血遮挡荧光。

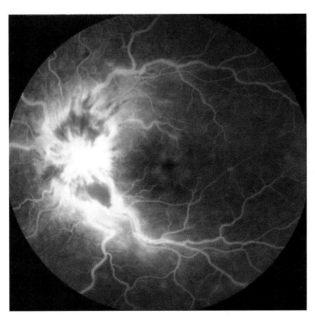

图 5-13-1C FFA晚期可见视盘及周围渗漏荧光,黄斑区轻度高荧光。

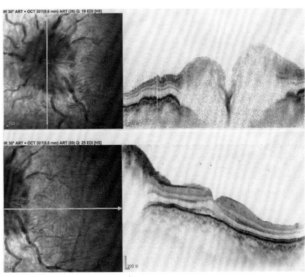

图 5-13-1D OCT显示视盘隆起,黄斑区视网膜大致正常,神经上皮下少许积液。脉络膜厚度547μm。

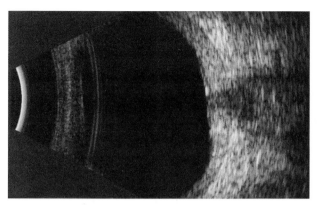

图 5-13-1E　左眼 B 超可见后巩膜明显增厚,巩膜后少许液性暗区,与视神经组成 T 形征。

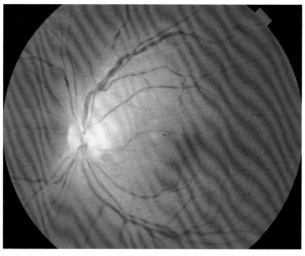

图 5-13-1F　抗结核及联合激素治疗后 4 个月,视力 0.7,视盘水肿消退,视网膜静脉迂曲好转,黄斑区皱褶消失。

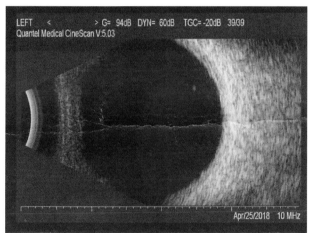

图 5-13-1G　B 超可见球壁厚度恢复正常。

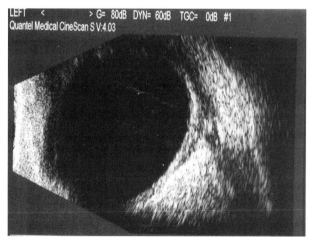

图 5-13-2　女,28 岁,后巩膜炎,B 超显示后巩膜明显增厚,巩膜后液性暗区。

第十四节　眼内炎相关视网膜血管病变

感染性眼内炎(infectious endophthalmitis)是累及眼内多种组织的眼科急症、危重症之一。其病变发展迅速,眼内组织破坏严重,而且由于血—眼屏障的存在,局部和全身用药疗效较差。另外,由于感染性眼内炎的病原体分离与鉴定的特殊性及条件性,使得许多患者因眼内感染未得到及时、正确的治疗,或不能针对感染的病原体用药而贻误时机,导致永久性视力丧失甚至眼球摘除。

感染性眼内炎按病因分包括细菌性、真菌性、结核性等。按发病机制分包括外源性眼内炎和内源性眼内炎。

内源性感染性眼内炎中可见视网膜新生血管,也有脉络膜新生血管的报道。本节主要介绍内源性感染性眼内炎。

【临床表现】

结膜混合充血、结膜水肿、角膜水肿、前房内大量纤维素渗出或积脓,瞳孔区黄白色反光。可发生持续高眼压。

玻璃体混浊,呈絮状或胶冻样。

视网膜水肿坏死、出血，视网膜或视网膜下的黄白色病灶，视网膜下积脓等。

部分病程较长的患者可发生视盘和视网膜新生血管，新生血管膜都是从视盘向视网膜生长。视网膜感染灶与视网膜新生血管位置有关。

【病因和发病机制】

内源性眼内炎以细菌和真菌感染为主。真菌性占内源性眼内炎的一半以上，以念珠菌属最为常见，其次为曲霉菌。细菌性眼内炎常见的有脑膜炎双球菌、肺炎链球菌、金黄色葡萄球菌、变形杆菌、假单胞菌及埃希杆菌属等。西方国家，以革兰氏阳性菌为主，特别是链球菌属。而在亚洲人群中，以革兰氏阴性菌为主，特别是肺炎克雷伯菌。

易感疾病包括糖尿病、心内膜炎、肝脓肿、胆道系统疾病、脑膜炎、重大手术后、静脉用药、口腔手术后、静脉注射毒品、艾滋病、免疫缺陷病、弥散性血管内凝血等。在西方国家中，胆道系统疾病是导致内源性眼内炎的最主要致病因素。而在东亚地区，最主要的致病危险因素是糖尿病。

【治疗和预后】

查明病因，针对性进行抗感染治疗。玻璃体腔注射抗生素或抗真菌药物。抗细菌药物一般选择万古霉素和头孢他啶，抗真菌药物一般首选两性霉素B和伏立康唑。可以考虑早期行玻璃体切除手术，治疗及时者预后尚可。

眼底表现如图5-14-1。

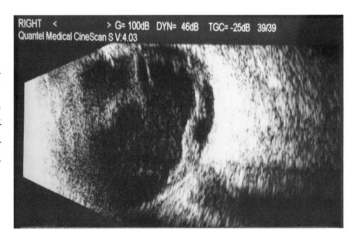

图5-14-1A　男，63岁，右眼视力下降3个月。当地医院曾诊断全葡萄膜炎，牵拉性视网膜脱离，予泼尼松口服，症状未缓解。3月前因尿道脓肿行尿道插管治疗。视力右眼手动，混合充血，房水闪辉(++)，细胞(+)，虹膜局部后粘连，玻璃体絮状混浊。左眼前节无炎症，眼底可见鼻侧扁平黄白色病灶。B超显示右眼玻璃体炎性混浊，视网膜脱离，增生膜形成，可疑脉络膜脱离。

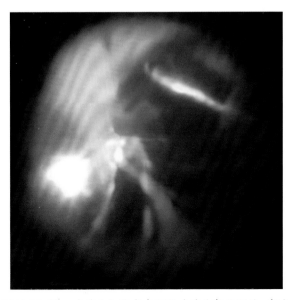

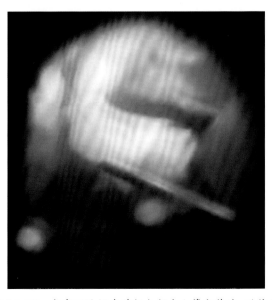

图5-14-1B　玻璃体切除术中可见玻璃体絮状混浊，部分呈白色串珠状。

图5-14-1C　术中可见视盘前粗大新生血管肉芽肿，延伸至鼻侧视网膜。

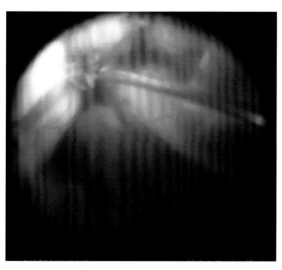

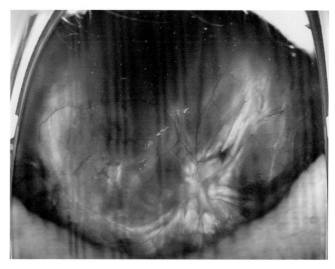

图 5-14-1D 切除部分新生血管膜后，出血较多，可见新生血管膜与视盘联系紧密，并覆盖整个黄斑区。

图 5-14-1E 术后眼底仍显示视网膜脱离，为视盘黄斑前膜牵拉所致。玻璃体液培养显示白色念珠菌感染。玻璃体液 IL-6 为 3 482.7pg/ml。G 实验 1 512pg/ml。诊断内源性白色念珠菌眼内炎，来源于尿道脓肿。给予氟康唑 400μg，po，qd。此患者后来因视网膜脱离加重，逐渐丧失视力。

（戴荣平 于伟泓）

第六章
视网膜血管性肿瘤

第一节 视网膜毛细血管瘤和视盘毛细血管瘤

视网膜毛细血管瘤和视盘毛细血管瘤可以孤立发生，也可以是 von Hippel-Lindau 综合征的特征之一。von Hippel-Lindau 综合征是视网膜和中枢神经系统血管瘤，除此之外，患者还可能发生肾细胞癌、嗜铬细胞瘤以及肾脏、胰腺和附睾囊肿。

【临床表现】

视网膜毛细血管瘤通常为双侧、多灶性分布。其典型表现为有明显滋养动脉和引流静脉的血管性肿物，可伴有液体和脂质渗出，严重的发生渗出性视网膜脱离，从而导致视网膜缺血、虹膜新生血管和新生血管性青光眼。

视盘毛细血管瘤可单眼或双眼同时发病，可伴有视网膜毛细血管瘤。分为内生型和外生型两类。

【辅助检查】

视网膜毛细血管瘤 FFA 动脉早期即可见到扩张的滋养小动脉，数秒钟后，整个肿瘤快速被荧光素充盈，静脉期可见粗大的引流静脉，晚期肿瘤出现荧光渗漏。

视盘毛细血管瘤 FFA 早期瘤体迅速成强荧光，其大小、形态基本保持不变。晚期渗漏明显或不明显，周围组织无着染。黄斑区大量脂质渗出者则显示轻微荧光遮蔽。

超声显示实体声影，同时可见视网膜脱离和视网膜下液。

【病因和发病机制】

von Hippel-Lindau 综合征是一种常染色体显性遗传病，平均每 36 000 名新生儿发生一例。其致病基因定位于染色体 3p25。发病率没有种族和性别差异。血管瘤是一团有孔的毛细血管，包括内皮细胞、周细胞和充满脂质的泡沫细胞。孤立发生的血管瘤病因不明。

【治疗和预后】

von Hippel-Lindau 综合征具有潜在的致命危险。最常见的死因是大脑血管母细胞瘤和肾细胞癌。

视网膜毛细血管瘤的治疗方法取决于瘤体的大小、位置以及屈光间质的透明度。小肿瘤（小于 5mm）通常采用激光光凝、经瞳孔温热治疗或冷冻治疗。大肿瘤（大于 5mm）治疗较为困难，需要冷冻治疗或放射敷贴治疗和手术治疗。手术治疗包括肿瘤切除和肿瘤供养血管结扎等。无法控制的血管瘤可能导致严重的青光眼，甚至需要进行眼球摘除术。

眼底表现如图 6-1-1～图 6-1-10。

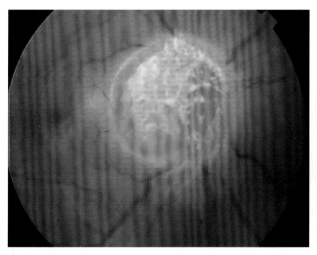

图 6-1-1A 男，34 岁，视盘毛细血管瘤，遮挡整个视盘，后极部视网膜灰白水肿。

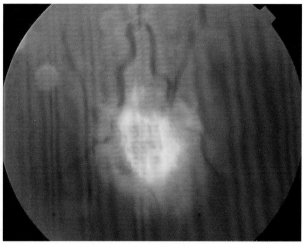

图 6-1-1B 患者合并周边部视网膜毛细血管瘤，可见粗大的供养动脉和引流静脉。

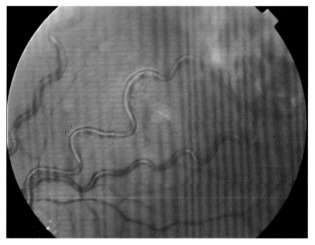

图 6-1-2A 女，20 岁，视网膜毛细血管瘤，可见粗大迂曲的供养动脉和引流静脉。

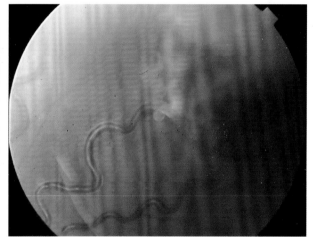

图 6-1-2B 视网膜表面红色不规则瘤体。

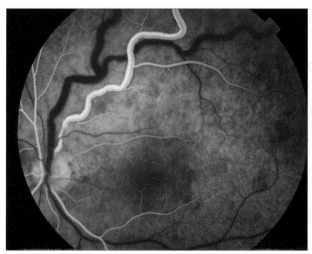

图 6-1-2C FFA 早期可见粗大迂曲的供养动脉荧光充盈。

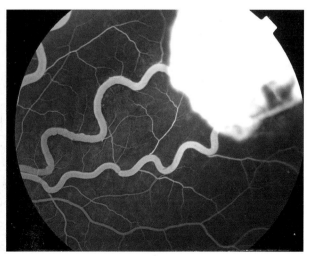

图 6-1-2D FFA 晚期可见瘤体高荧光。

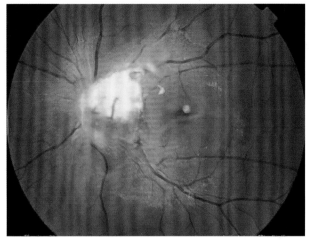

图 6-1-3A 女,15 岁,视盘下方血管瘤,上方纤维膜状物,并发黄斑裂孔,黄斑区浅脱离。

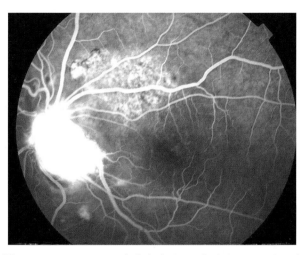

图 6-1-3B FFA 显示视盘荧光渗漏,视盘周围可见斑驳状透见荧光。

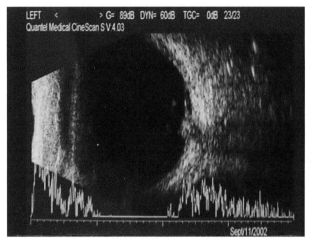

图 6-1-3C B 超显示视盘前隆起中等回声,视网膜浅脱离。

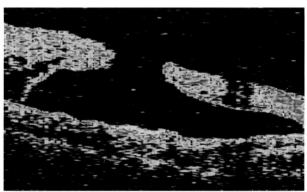

图 6-1-3D OCT 显示黄斑裂孔,视网膜浅脱离。

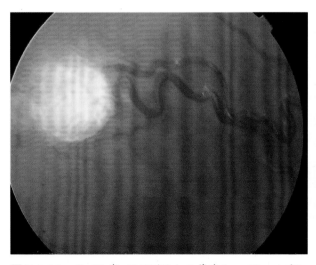

图 6-1-4A 男,28 岁,视网膜毛细血管瘤(von Hippel 病),周边视网膜可见橘黄色瘤体,与粗大血管相连。

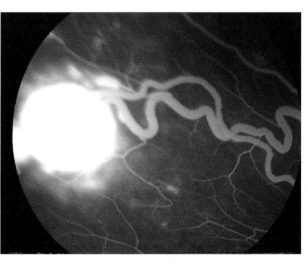

图 6-1-4B FFA 显示血管瘤有供养动脉和引流的静脉,瘤体高荧光。

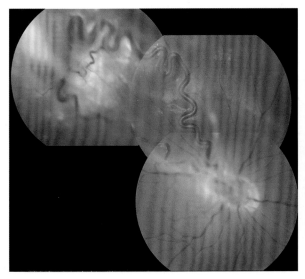

图 6-1-5　女，8 岁，可见颞上方巨大视网膜血管瘤，滋养血管迂曲扩张，颞上方视网膜脱离。

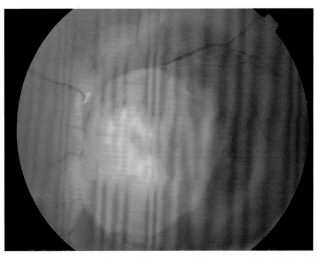

图 6-1-6　男，14 岁，左眼巨大视盘血管瘤，视盘旁渗出性视网膜脱离。

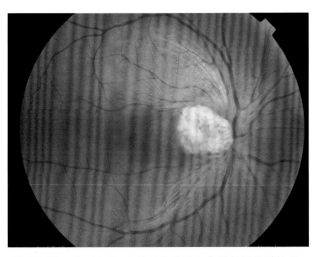

图 6-1-7A　女，25 岁，右眼视盘前橘红色隆起团块样肿物。

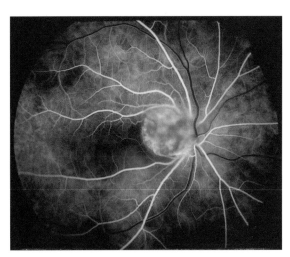

图 6-1-7B　FFA 早期肿物呈斑驳状高荧光。

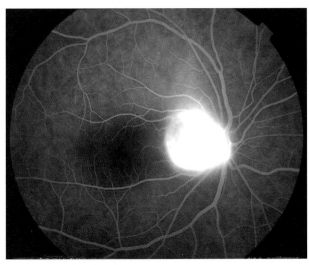

图 6-1-7C　FFA 晚期肿瘤呈高荧光。

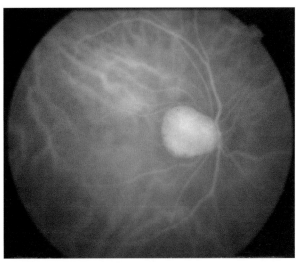

图 6-1-7D　ICGA 显示血管瘤内部呈均匀一致的高荧光。

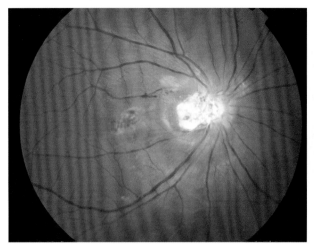

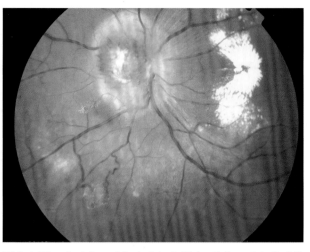

图 6-1-8A 男，34 岁，右眼可见视盘毛细血管瘤，黄斑区色素变动。

图 6-1-8B 左眼也可见视盘毛细血管瘤，伴黄斑区大量硬性渗出。颞下方视网膜可见视网膜毛细血管瘤，并可见扩张的供养动脉和引流静脉。

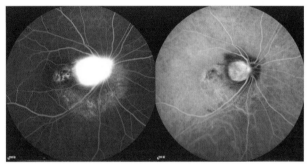

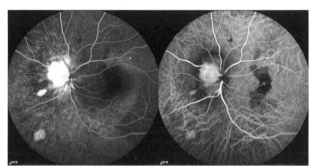

图 6-1-8C 右眼 FFA 可见瘤体荧光渗漏，视盘下方轻度高荧光，可能是慢性渗出导致视网膜色素上皮受损所致。黄斑区斑驳状荧光。ICG 可以清晰显示瘤体的轮廓。

图 6-1-8D 左眼 FFA 可见视盘血管瘤和视网膜毛细血管瘤。ICGA 清晰显示瘤体形态，硬性渗出呈遮挡荧光。

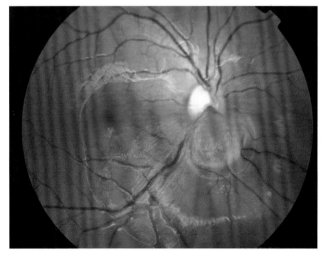

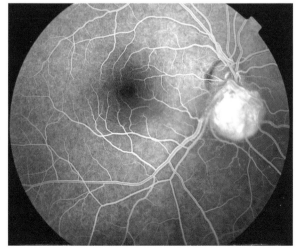

图 6-1-9A 男，17 岁，单发视盘内生性毛细血管瘤。

图 6-1-9B FFA 显示毛细血管瘤高荧光。

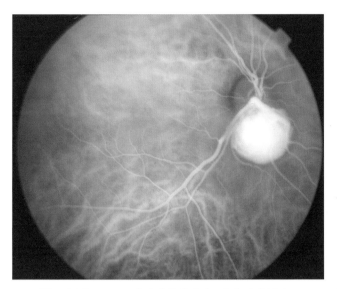

图 6-1-9C　ICGA 显示瘤体高荧光，瘤体边界清晰。

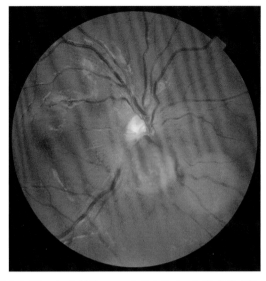

图 6-1-9D　标准剂量 PDT 治疗 4 月后，血管瘤稍有缩小。

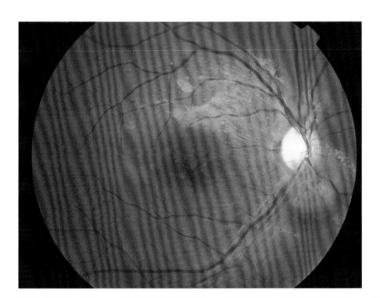

图 6-1-9E　第二次 150% 剂量 PDT 后 4 个月可见视盘血管瘤明显消退。

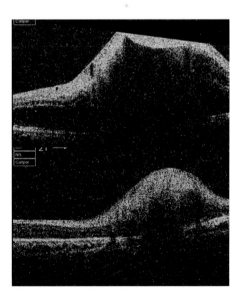

图 6-1-9F　PDT 治疗前后的 OCT 显示血管瘤高度明显降低。

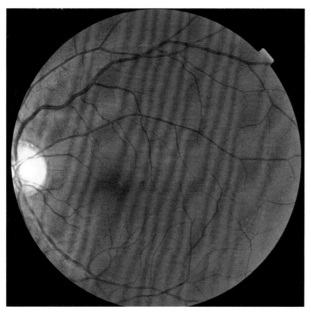

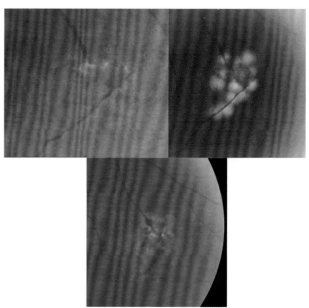

图 6-1-10A　男,40 岁,因 Von Hippel - Lindau 综合征来眼科　图 6-1-10B　左眼颞侧血管瘤激光前后的眼底照片,下方一
会诊,双眼视力 1.0,左眼颞侧可见异常血管。全身检查发现　张为激光治疗半年后可见血管瘤消失。
有脑干、肾脏血管瘤。

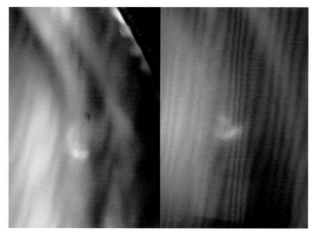

图 6-1-10C　全视网膜镜裂隙灯照像显示右眼颞下方视网膜
毛细血管瘤,右侧为激光半年后,血管瘤明显萎缩变白。

第二节　视网膜血管增生性肿瘤

　　视网膜血管增生性肿瘤(vasoproliferative tumors of the retina,VPTR or VPT)是一种相对少见的发生于视网膜周边部的良性肿瘤。1966 年由 Henkind 和 Morgan 首次描述为 Coats 样视网膜病变,1995 年 Shields 等将其命名为视网膜血管增生性肿瘤。VPTR 可以出现于各年龄段人群,但以 40~50 岁女性多见。可分为原发性和继发性,原发性病变占 80%,多为单眼发病,继发性病变 20%,可继发于视网膜色素变性、Coats 病、葡萄膜炎、镰状细胞视网膜病变、眼外伤等。

　　【临床表现】

　　视力下降,视物变形,眼前漂浮物,严重者可导致视力丧失。

眼底主要表现为视网膜周边部单发、边界清晰的橙红色隆起病灶，伴有明显的硬性渗出和视网膜下积液。瘤体表面片状出血、视网膜前膜、黄斑水肿、玻璃体浮游细胞、玻璃体积血、RPE 细胞增生、增生性玻璃体视网膜病变等。

【辅助检查】

FFA 主要用于判断肿瘤表面血管来源及扩张情况，早期瘤体充盈，晚期荧光素渗漏，可见滋养血管，但滋养血管仅轻度扩张，与视网膜毛细血管瘤不同。

OCT 可显示并发的视网膜前膜和黄斑水肿。

B 超检查显示瘤体为表面光滑的隆起病灶，主要用于测量肿物大小，且可以作为治疗后监测、随访的工具。

【病因和发病机制】

VPTR 发病原因尚不完全清楚，病理改变已大致阐明，目前认为病灶为反应性增生，而非真正的肿瘤，主要为增生的血管组织和胶质成分。

【治疗和预后】

对于病灶较小、未引起视力损害或无自觉症状的 VPTR 可随访。

合并视网膜前膜、黄斑水肿、玻璃体积血甚至新生血管性青光眼的患者则需积极干预，约半数患者需要治疗干预。

根据病灶大小、位置、病情复杂程度等选择巩膜外冷凝、激光光凝、光动力治疗、放射治疗、玻璃体手术、玻璃体注药、免疫调节等治疗。

VPTR 多位于周边部，巩膜外冷凝较为常见，冷凝整个瘤体使其萎缩，可重复 2~3 次，对于厚度较大的瘤体较为适用。激光光凝多在术中合并应用或用于治疗较小的瘤体（<2mm）。光动力治疗可以使多数病灶消退，但对周边病灶比较难处理。放疗主要用于较大的病灶（>2.5mm）或已出现渗出性视网膜脱离者。手术治疗可取组织活检，也可实施眼内激光光凝，剥除并发的视网膜前膜及内界膜，从而促进视力恢复。玻璃体注射抗 VEGF 和激素等疗效不确切，多为个案报道。

眼底表现如图 6-2-1～图 6-2-4。

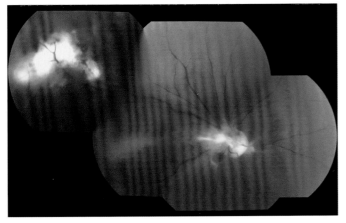

图 6-2-1A 男，24 岁，左眼视力下降、视物变形 3 个月，眼底可见视盘黄斑区前膜，颞上方红色病灶，伴大量硬性渗出。

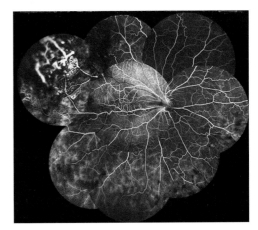

图 6-2-1B FFA 拼图显示黄斑区视网膜血管纠集，颞上方团块状异常血管，未见粗大供养动脉，周围可见毛细血管扩张，颞侧周边无灌注区。视网膜周边血管轻度迂曲并荧光着染。

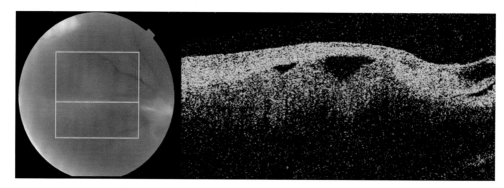

图 6-2-1C OCT 显示致密的视网膜前膜,视网膜水肿。

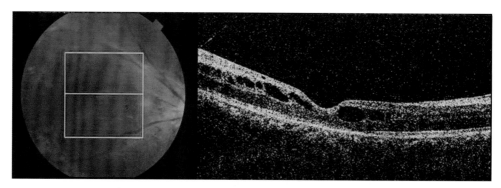

图 6-2-1D 此患者行玻璃体切除,巩膜外冷冻、眼内激光治疗,后因周边视网膜浅脱离行巩膜外加压术。术后1年OCT显示视网膜轻度水肿。

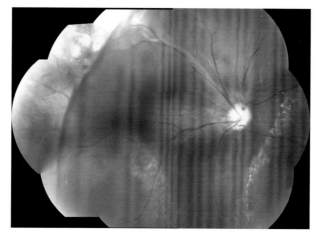

图 6-2-1E 术后眼底照相可见加压嵴,瘤体已大部分萎缩,眼底可见加压术前的激光包围区。

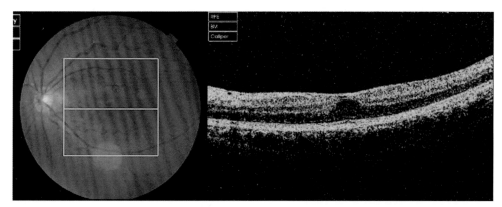

图 6-2-2A　女性 28 岁，准分子激光术前体检可见左眼黄斑区菲薄前膜，轻度黄斑水肿。

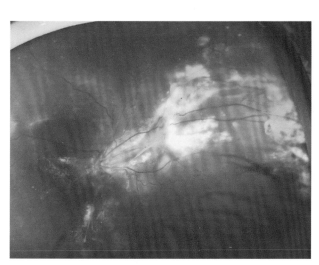

图 6-2-2B　此后患者视力持续下降伴眼前黑影 1 年，曾诊断为结核性葡萄膜炎，抗结核治疗后视力无提高。眼底可见视网膜血管向颞上方纠集，致密黄斑前膜，颞侧周边眼底可见团块状橙红色病灶，伴大量硬性渗出。

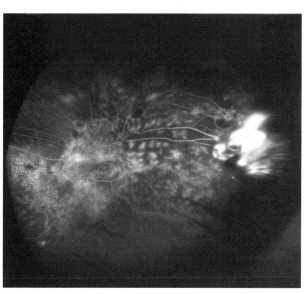

图 6-2-2C　超广角 FFA 显示周边团块状病灶呈高荧光，可见供养血管仅轻度扩张。眼底可见广泛血管荧光素渗漏及透见荧光。

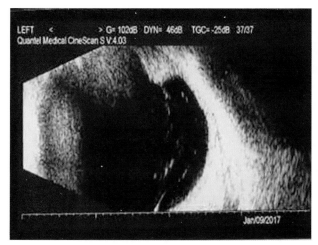

图 6-2-2D　B 超可见玻璃体混浊，颞侧表面光滑、无脉络膜破坏征象的肿物。

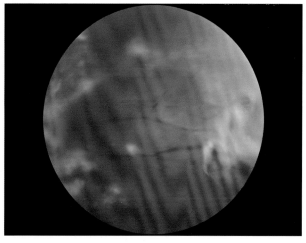

图 6-2-2E　彩色眼底照相可见橙红色肿物病灶，有供养血管，扩张不明显。患者后行玻璃体切除硅油填充。

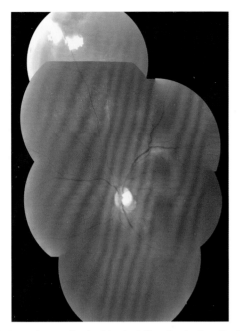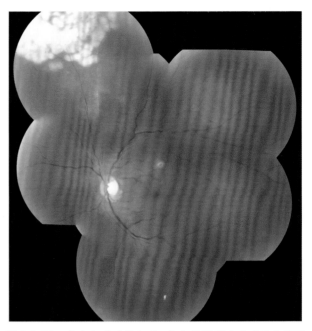

图 6-2-3A　女，61 岁，左眼视力下降 3 年，加重 1 月，外院曾诊断为葡萄膜炎、黄斑前膜等。我院眼底检查时发现鼻上方小的团块样橙红色病灶，伴硬性渗出。

图 6-2-3B　患者行玻璃体切除、黄斑前膜剥除及瘤体和周围视网膜激光治疗。

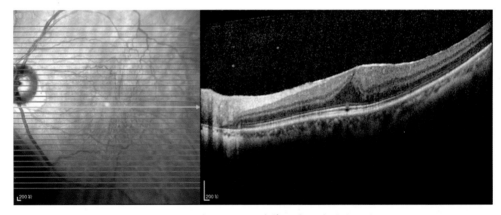

图 6-2-3C　术前 OCT 显示菲薄的黄斑前膜伴水肿。

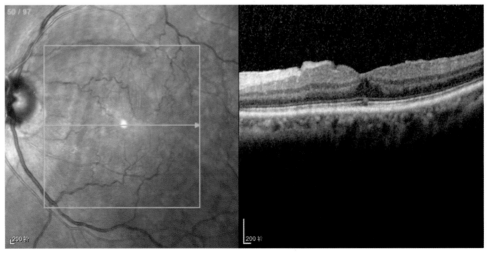

图 6-2-3D　术后 2 月 OCT 显示黄斑轻度水肿，此时视力恢复到 0.6。

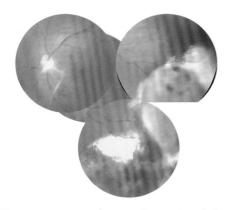 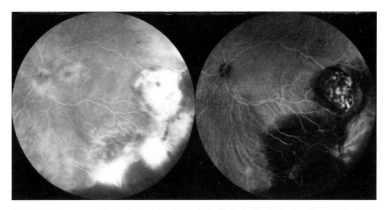

图 6-2-4A　女，44 岁，主诉左眼视力下降伴视物变形 2 年，发现左眼球内占位 9 个月。左眼视力 0.1，眼底见颞下方自视网膜向玻璃体突出的实性隆起，边界清楚，瘤体呈橘红色，其附近大量黄白色渗出伴出血，视盘及黄斑区视网膜前增生膜。

图 6-2-4B　FFA 晚期显示瘤体和下方血管荧光渗漏明显、黄斑区囊样荧光积存。ICGA 可清晰显示瘤体中的血管形态，瘤体供养和引流血管扩张不明显。

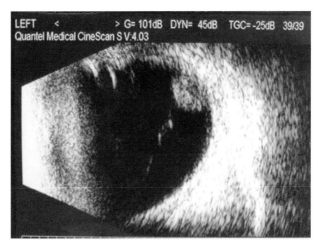

图 6-2-4C　眼 B 超检查见左眼颞下球壁半球形隆起，其前回声较强，基底部回声较弱。

第三节　视网膜海绵状血管瘤

视网膜海绵状血管瘤（carvernous hemangioma of the retina）是罕见的视网膜血管性错构瘤病，属于先天性血管畸形，常染色体显性遗传。1971 年 Gass 报告 3 例，并进一步明确其为一种独立的视网膜海绵状血管瘤病。患者均为青少年，单眼发病，累及双眼者少于 10%。部分合并有颅内和 / 或皮肤的海绵状血管瘤，称之为神经 - 眼 - 皮肤综合征（neuro-oculo-cutaneous syndrome）。

【临床表现】

视网膜海绵状血管瘤瘤体呈多囊状，无蒂，暗红色，大小不一的葡萄串外观，囊壁较薄，位于视网膜内层，亦可突出于视网膜表面，微隆起。有时可见囊腔内血浆血细胞分离的液平面，表明其内血流相对停滞。部分瘤体表面有白色的胶质纤维覆盖。严重时胶质纤维增生可造成牵拉性黄斑移位。少数病例合并视网膜下少量出血，甚至有玻璃体积血、前房积血。视网膜血管管径及走行大致正常，没有脂质渗出物。血管瘤常不发展，个别病例稍显增大。

如果血管瘤发生在黄斑之外,中心视力保持正常。累及黄斑者视力差,可引起失用性外斜。罕见的病例发生在视盘上,视野检查可见生理盲点扩大,但视力正常。

【辅助检查】

FFA 特征性表现为帽状荧光,无渗漏,是由于囊腔内上方血浆荧光素积存,而下方沉淀的血细胞遮蔽荧光所致。瘤体充盈非常缓慢且不完全,早期通常为弱荧光,往往从周边部开始充盈,中晚期可见一些血管瘤腔内呈现强荧光,晚期血管瘤出现雪片状荧光,荧光残留时间长。另外视网膜海绵状血瘤与视网膜循环系统相对独立,造影过程中无渗漏。

B 超显示眼内实性占位性病变,病变表面不平但边界清楚,无脉络膜凹陷征。

OCT 显示内层视网膜分叶状高回声,不规则,大小不一。

【病因和发病机制】

属先天性静脉畸形。病变主要位于视网膜内层,数个较大的静脉性血管腔,内皮细胞结构正常。血管瘤大者可影响视网膜全层,但无脂质渗出。瘤体表面膜形成是由于内界膜破裂后,视网膜神经胶质细胞从破裂处进入视网膜表面增生的结果。

【治疗和预后】

本病属静脉畸形,一般不需要治疗。亦有报告光凝或光动力治疗可成功地破坏瘤体,但要注意治疗的并发症。患者生命预后佳,但如果脑内有类似的血管病损,可以发生脑出血,个别患者可死亡。

眼底表现如图 6-3-1。

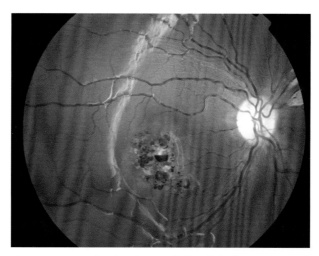

图 6-3-1　男,8 岁,右眼与颞下静脉分支相连的视网膜海绵状血管瘤,黄斑部视网膜内层有多个簇状薄壁紫红色轻度隆起的血管腔,表面有少许白色增生膜,部分囊腔可见血浆血细胞分离的液平面。

（戴荣平）